약의 이해

약의 이해

초판 발행 2011년 9월 5일

지은이 김정애 외 10인
펴낸이 이효수
펴낸곳 영남대학교출판부
출판등록 1975년 9월 5일 경산 제16-1호

주소 경북 경산시 대동 214-1
전화 053) 810-1801~3
FAX 053) 810-4722
홈페이지 book.yu.ac.kr

ISBN 978-89-7581-422-8 93510

값은 표지 뒷면에 있습니다.
잘못 만들어진 책은 바꾸어 드립니다.

약의 이해

김정애 · 장현욱 · 정태천 · 박필훈 · 나민균 ·
남두현 · 이응석 · 강원구 · 용철순 · 김종오 · 장영동

영남대학교출판부

머리말

세계보건기구가 발표한 '세계보건통계 2010'에 따르면 2008년 출생아를 기준으로 한 한국인의 기대수명은 평균 80세로, 한국 남자의 평균 기대수명은 76세였고, 여자는 83세로 나타났다. 오늘날 우리는 장수만을 바라는 것이 아니라 건강 장수가 목표인 것이다. 사실, 인간은 세상에 태어나서부터 죽을 때까지 끊임없이 외부 환경과 상호작용을 하며 살아가고 있기에 음식, 주거 등에서 웰빙 환경을 만들고자 노력하고 있다. 외부 환경에 대한 적응이 어려운 경우 신체에는 질환이 발생하게 되고 결국 약물의 복용이 필요하게 된다.

이 책은 건강한 삶을 영위하기 위한 목적으로 사용하고 있는 의약품에 대한 이해를 대학생의 교양 수준에서 설명하고자 하였다. 각 부문을 약학대학의 해당 전공교수가 집필함으로써 약의 이해와 관련된 기본적인 내용과 더불어 대학생이 갖추어야할 어느 정도의 깊이를 갖는 내용을 다루고자 노력하였다. 이 책의 구성은 의약품의 작용과 관련된 생체 현상을 인체 생리, 면역계, 화학물질의 대사 및 약물의 작용 등으로 나누어 설명하였으며, 후반부에는 실제 약물이 어떤 과정으로 탄생하며, 어떻게 사용해야 하는지에 대한 문제를 다루고자 하였다. 이 책의 내용을 간단히 소개하면 다음과 같다.

인간은 세상에 끊임없이 외부의 공격을 받지만, 인체의 면역계는 이러한 공격자의 침입을 방어 해주는 중요한 역할을 하여 생체의 항상성을 유지시켜준다. 이 책에서는 이와 같은 생체방어에 관여하는 면역담당세포와 면역기관, 그리고 항체의 기능에 대하여 설명하고 있으며, 수

백만 가지의 화학물질들에 둘러 쌓여 살아가고 있는 환경에서 약물을 비롯한 화학물질이 건강에 미치는 영향을 〈환경오염과 건강〉 및 〈약물의 대사〉 부분으로 나누어 살펴봄으로써 건강을 지키기 위한 지혜를 얻을 수 있을 것으로 여겨진다.

또한, 질병의 치료를 위해 인류는 천연물(天然物, natural products)을 이용해 왔고 오랜 세월 동안 축적된 경험을 바탕으로 의약이 발달되어 왔는데, 인류문명과 함께 발전된 약의 역사를 살펴보고, 현재 우리 생활에서 이용되고 있는 의약품에 대한 전반적인 이해를 돕고자 약효의 발현 과정을 소개한다. 이와 같은 의약품의 개발과정에서 실시되는 비임상시험과 임상시험의 항목에 대한 전반적인 내용을 다루고, 의약품을 체내 병소부위에 효과적으로 전달하여 약효는 증진시키지만 부작용을 낮출 수 있는 투여방법과 의약품의 부작용과 오 · 남용의 정의와 유래에 대하여 다루고 각각이 인체에 미치는 영향과 폐해 및 이에 대한 예방 대책에 대하여 다루고 있다.

저자들은 이 책을 통하여 인체의 건강과 질병의 근본 원인에 대한 이해를 높이고, 건강한 삶을 영위하는데 선택할 수 밖에 없는 약에 대하여 정확히 조명함으로써 개인과 사회가 건강한 삶을 영위하는데 도움이 되기를 바란다.

2011. 8. 저자 일동.

목차

목차

Chapter 01

인체의 기능

김정애

1. 인체의 기본구조

1) 세포

세포(cell)는 현미경하에서 관찰할 수 있는 1mm 이하의 크기로 생물체를 구성하는 가장 기본 단위이다. 먹고, 말하고, 생각하는 인간은 실제로 약 100조 (1014)개에 달하는 세포로 이루어진 세포집합체이다.

인체세포는 세포자신의 생명을 유지하기 위하여 다양한 활동을 하고 있다. 세포는 살아가기 위하여 세포막을 통해서 물질을 수송하여야 하며, 또한 에너지를 생성하거나 좀더 복잡한 화합물을 형성하기 위하여 물질대사를 하지 않으면 안 된다. 예를 들면, 체내로 흡수된 당(糖)은 세포막에 존재하는 능동수송 체계를 이용하여 세포내로 들어오게 되며, 이것은 곧 세포가 생존하는데 필요한 에너지를 만들기 위한 연료

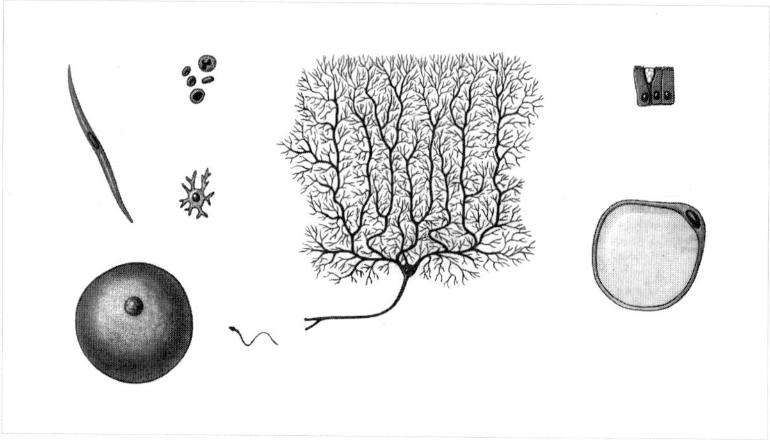

[그림 1] 인체 세포의 종류

로 사용되거나 (解糖과정), 다당류 혹은 당단백질을 만드는데 이용되기도 한다. 이러한 활동을 위한 정보는 염색체내에 DNA로 이루어진 수많은 유전자의 형태로 존재한다. 그 유전자가 RNA의 형태로 해독되어 단백질로 변환되면 세포 생존을 위해 특정한 역할을 수행하게 되는 것이다.

이런 기본 활동은 모든 세포가 공통으로 보유하고 있다. 그러나, 인체를 구성하는 약 100조개의 세포가 모두 똑같은 모양과 기능을 가진 것은 아니고 '분화' 라는 과정을 통하여 특정한 구조와 기능을 보유하고 있으며[그림 1 참조] 그 종류는 약 200 가지이다.

2) 조직, 기관, 기관계

인체 세포는 스스로 증식하는 능력이 있다. 세포증식이 제일 활발히 일어나는 때가 수정란에서 태아로 형성되는 과정이다. 수정란이란 하나의 세포인 난자가 정자세포를 만나 정자의 유전물질이 난자내로 삽입된 세포를 말하며, 하나의 세포인 수정란은 연속적으로 분열을 하여 세포의 수가 엄청나게 늘어난 배아를 형성하게 된다. 배아를 이루는 세포들은 외배엽, 중배엽, 외배엽의 세 층으로 배열을 하게 되는데[그림

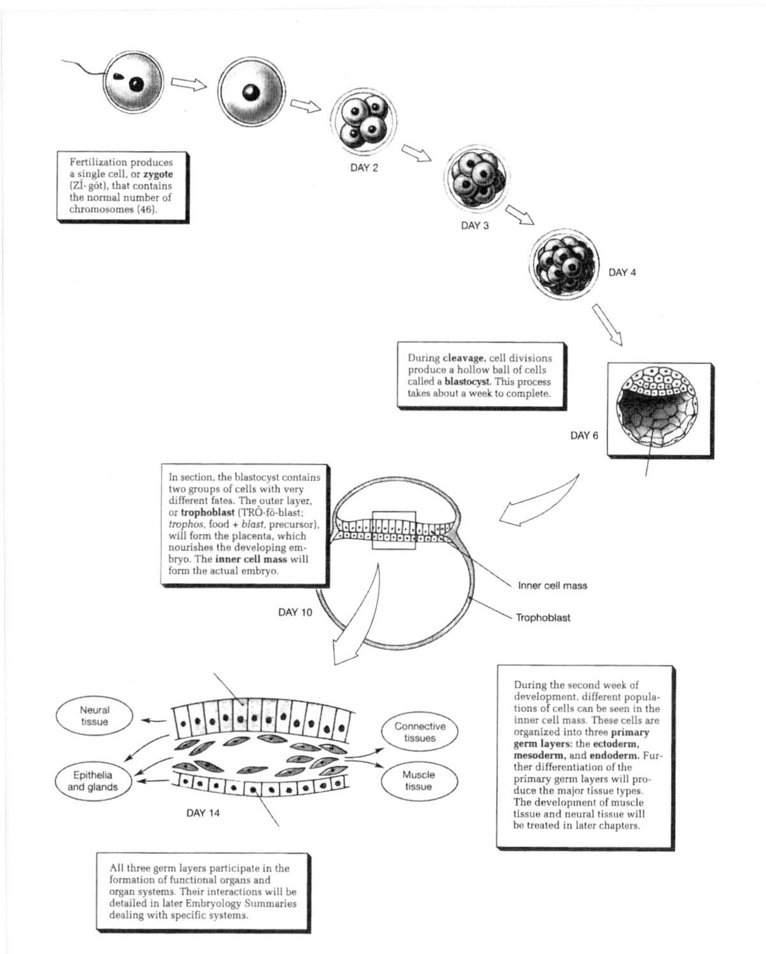

[그림 2] 발생단계에서 조직의 형성

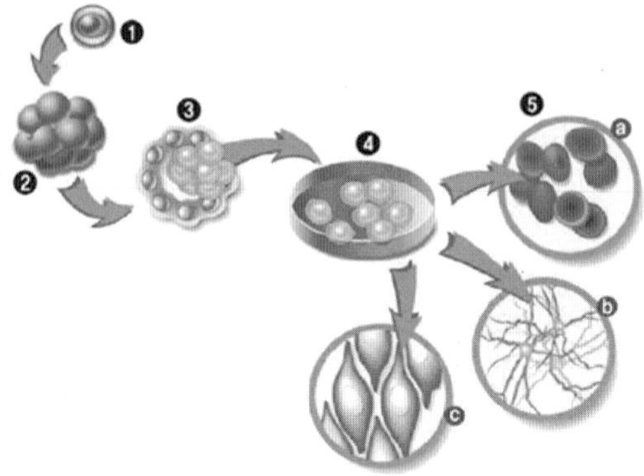

① 수정란 (배아),
② 5~7일 동안 배양한 배반포 단계의 배아,
③ 배반포 배아 내부에서 세포덩어리 추출,
④ 배아줄기세포로 배양,
⑤ 특정 조직의 세포로 분화 (a) 혈액세포, (b) 신경세포, (c) 근육세포 등.

[그림 3] 배아줄기세포 제작 및 그 활동

2], 이때의 세포는 우리 인체에서 볼 수 있는 약 200가지 종류의 세포 중 어느 것으로도 될 수 있는 가능성을 내포하고 있다. 이러한 능력을 보유한 세포를 배아줄기세포(stem cell)라고 부른다[그림 3]. 배아세포가 분화가 진행되면 신체에서 볼 수 있는 주요 조직형태를 갖추게 된다.

조직(tissue)이란 여러 종류의 세포들 중 같은 종류의 세포끼리 모여 이루어진 세포집합체를 말하며 조직은 근육, 신경, 상피, 결체(결합)조직의 4가지 기본 유형이 있다[표 1]. 두 가지 이상의 조직이 모여서 장기(臟器)를 구성하며, 장기들이 모여서 동일한 목적의 생리기능을 수행할 때 기관(organ)이라고 한다.

[표 1] 조직의 종류 및 분포

상피조직	외부로 노출된 표면을 덮음. 내부통로 혹은 공간의 내면 형성. 분비샘
결합조직	내부공간을 채움. 구조를 지탱함.
근육조직	활동을 위한 수축. 자세유지. 체온유지
신경조직	전기적 전도. 정보의 운반

예를 들면, 위(stomach)[그림 4]는 상피조직, 근육조직, 결합조직, 신경조직으로 구성된 기관이다. 즉, 위의 제일 안쪽에 있는 위점막(tunica mucosa)은 상피조직이며, 그 다음 층은 혈관과 신경이 간직된 점막 밑 조직(tunica submucosa)이라는 결합조직층이다. 바깥 층은 위 운동을 주관하는 평활근의 근육층(tunica muscularis)이며 가장 바깥 층은 소량의 결합조직과 상피로 덮힌 장막 (tunica serosa)이다.

각각의 기능을 가진 여러 개의 기관들이 모여 일정한 배열을 이루어 신체의 복잡한 기능을 달성하기 위해 협동적으로 움직일 때 이를 기관계(organ system)라고 한다. 예를 들어, 소화기계는 식도(esophagus), 위(stomach), 소장(small intestine) 및 대장(large intestine)등의 기관으

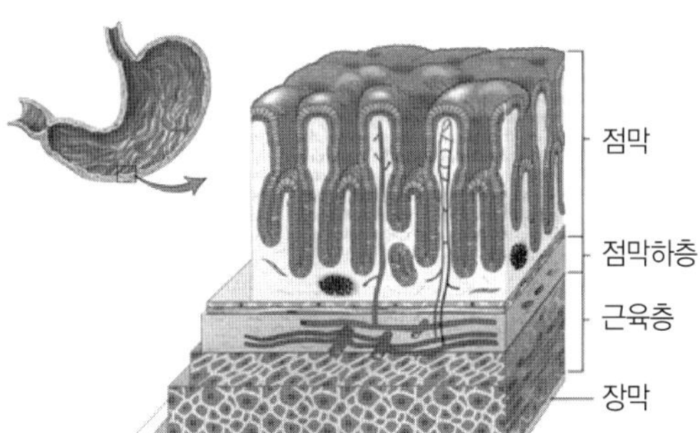

[그림 4] 위의 구조

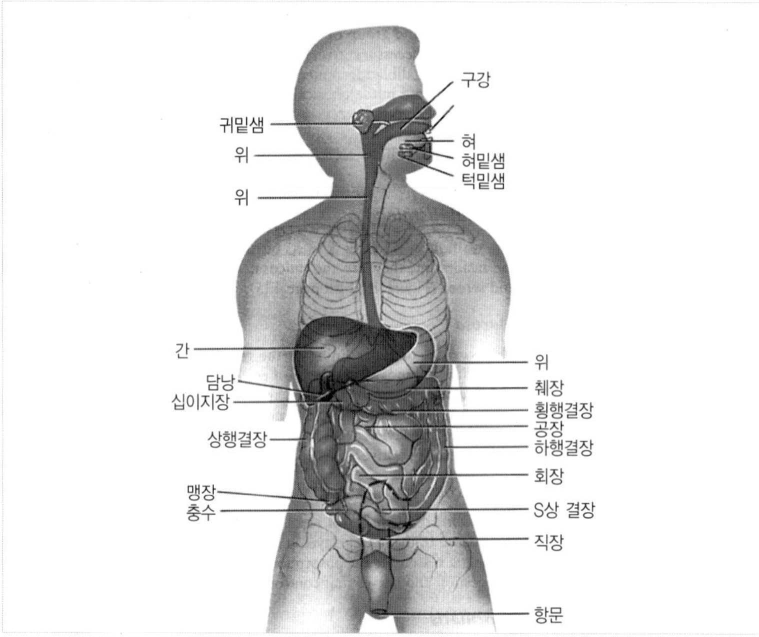

[그림 5] 소화기계

로 이루어지며[그림 5] 각 기관이 음식물을 삼키고, 분해하며, 영양소를 흡수하여, 궁극적으로 신체를 구성하는 각 세포에 에너지원을 제공하는 공통된 목표를 수행하고 있다.

인체는 표피계(integumentary system), 골격계(skeletal system), 근육계(muscular system), 신경계 (nervous system), 내분비계 (endocrine system), 심혈관계(cardiovascular system), 림프계(lymphatic system), 호흡기계(respiratory system), 소화기계(digestive system), 비뇨기계(urinary system), 생식기계(reproductive system)의 총 11개의 기관계로 구성되며[표 2], 생명의 영위는 인체를 구성하고 있는 각 기관계가 그 기능을 원활히 수행하여 협동적인 상호작용이 이루어 질 때 가능하다.

[표 2] 기관계의 구성과 기능

	구 성	기 능
1. 표피계 (integumentary system)	피부와 그 부속물 (털, 손톱, 땀샘, 피지샘)	신체보호, 체온조절, 노폐물 배출, 자극(온도, 압력, 통증 등)의 수용
2. 골격계 (skeletal system)	뼈, 연골, 관절	신체의 지탱 및 보호, 신체 움직임의 보조, 혈액세포생성, 미네랄(mineral)저장
3. 근육계 (muscular system)	골격근	운동, 자세유지, 체열발생
4. 신경계 (nervous system)	뇌, 척수, 말초신경, 감각기관 (눈, 귀)	신체 활동의 조절(환경의 변화를 감지하고 종합판단 하여 근육 수축과 분비샘을 통한 분비등으로 반응케 함)
5. 내분비계 (endocrine system)	hormone을 생성하는 분비샘과 조직	hormone을 통한 신체 활동의 조절
6. 순환기계 (circulatory system)	심장, 혈액, 혈관	혈액을 통한 영양물질과 산소의 공급
7. 림프계 (lymphatic system)	림프(lymph), 림프관, 림프조직(spleen, lymph nodes, tonsils, thymus land)	간질액중의 단백질과 혈장(plasma)의 심혈관계내로 이송, 위장관내 지방의 심혈관계내로 수송, 백혈구의 생성 및 성숙장소
8. 호흡기계 (respiratory system)	폐, 후두, 인두, 기관	산소공급, 이산화탄소 배출, 체액의 산염기 평형 조절
9. 소화기계 (digestive system)	위장관과 그 연계기관 (침샘, 간, 담낭, 췌장)	음식물의 분해, 흡수 및 배설
10. 비뇨기계 (urinary system)	신장, 요관, 방광, 요도	혈액의 부피 및 화학조성의 조절, 노폐물 배출, 전해질과 산-염기 평형조절
11. 생식기계 (reproductive system)	정소, 난소, 부속 기관	자손의 증식

인체의 모든 세포는 세포자신을 위한 작용 외에도 생물체 전체를 위하여 특별한 작용을 한다. 즉, 신경세포는 정보전달 작용을 하며, 근세포는 운동작용을 하고, 적혈구는 산소운반 작용을 한다. 그대신 생물체 자체도 세포에 영양분과 산소를 공급하며 세포로부터 만들어진 노폐물을 배출함으로써 세포의 생명유지에 관여하고 있다. 결국 건강한 인체

는 인체의 모든 구성단위의 활발한 작용에 의해 지지되며, 역으로 각 구성단위는 인체 전체의 건전한 기능에 의해 지지되는 긴밀한 상호 의존관계에 있다.

2. 항상성의 개념

인체를 구성하는 주된 물질은 수분이며 이를 체액이라 일컫는다. 총체액량은 성인 남자의 경우 체중의 60%, 수분이 다른 조직보다 적게 함유된 지방조직의 비율이 큰 여성과 비만자는 55%, 유아의 경우는 65%를 차지하고 있다. 체액의 2/3는 세포내액(intracellular fluid)으로 존재하며, 1/3은 세포외액(extracellular fluid)으로 존재한다. 세포외액의 1/4이 혈관내의 혈장으로 존재하며 세포외액의 대부분은 혈관외의 세포 사이에 간질액(interstitial fluid)으로 존재한다.

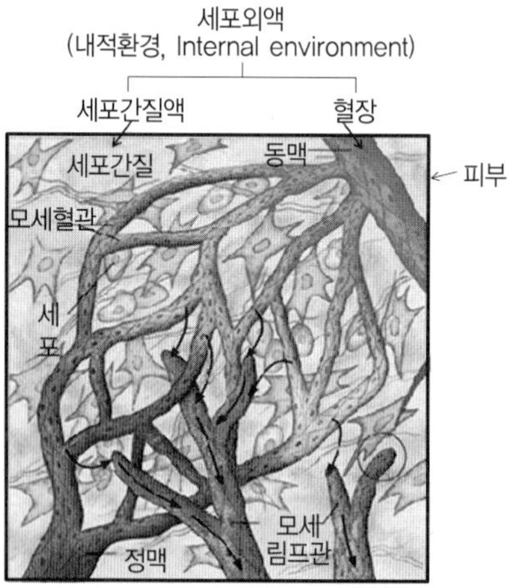

[그림 6] 내적 환경

인체를 구성하고 있는 모든 세포는 세포외액에 잠겨 있다고 할 수 있다. 세포외액은 단세포 생물이 직접 접하는 주위 환경 (external environment)에 비유 될 수 있고, 이런 의미에서 다세포생물에서 세포를 감싸고 있는 세포외액의 화학 성분, 삼투압, 수소이온농도 등의 물리 · 화학적 성상을 「내적환경 (internal environment)」이라 말하며 지금의 바닷물과 그 조성이 비슷하다[그림 6].

프랑스의 생리학자 Claud Bernard (1813~1878)가 내적 환경이란 용어를 처음 사용하였으며 "우리몸을 구성하고 있는 세포의 주위 환경, 즉 내적 환경(internal environment)은 외부 환경의 상태가 아무리 바뀌어도 항상 일정하게 유지된다"는 것을 확인하였다. 그후 1932년, 미국의 생리학자 월트 캐논(Walter Cannon, 1871~ 1945)이 「외부 환경의 변화에도 불구하고 결과적으로 내적 환경이 좁은 범위 내에서 일정하게 유지되는 것을 알아내고 이를 「항상성(homeostasis)」이란 용어로 표현하게 되었다.

단세포 생물의 생존이 주위 환경의 변화에 직접적인 영향을 받는 다면, 다세포 생물은 세포외액 특히 간질액의 여러 가지 상태에 의존하게 된다. 세포가 생명을 유지하고 고유한 기능을 수행하기 위해서는 내적 환경으로부터 생존에 필요한 영양분과 산소를 공급받고, 세포에서 만들어진 대사 종말 산물은 세포외액으로 배출해야 한다. 이렇게 변화된 환경은 모든 장기, 기관 등의 조화된 기능에 의해서 원상태로 되돌려 진다. 다시 말하면, 생명을 영위하는데 필요한 영양분과 수분은 소화기 계통을 통해서 섭취하고 대사과정에 필요한 산소의 섭취와 이산화탄소의 배출은 호흡기계를 통하며 그 외 노폐물은 비뇨기계를 통하여 배출함으로써 우리 몸을 구성하고 있는 세포의 주위환경인 내적 환경이 일정하게 유지되고 있다. 이와 같이 세포의 요구도가 적절하게 충족되고 기능성 활동이 부드럽게 이루어지고 있는 상태를 항상성이 유지되고 있는 상태라 한다. 즉, 항상성이란 동적 평형 상태 (dynamic state of equilibrium) 혹은 균형 (balance)상태인 것이다.

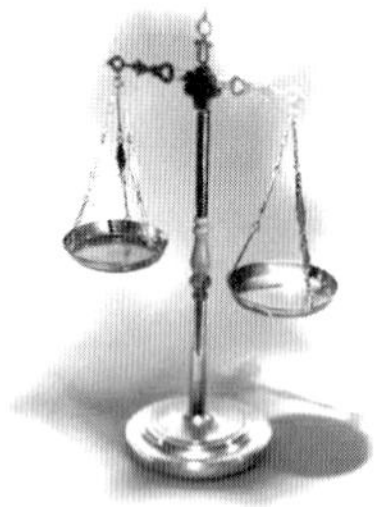

그렇다면, 신체의 항상성은 어떻게 유지되는가? 궁극적으로는 신체 모든 기관계가 협동적으로 작동함으로서 가능하다. 다시 말하면, 항상성은 세포의 생존에 필수적이며, 각 세포는 신체의 기관계를 구성하여 고유의 기능을 수행하여 내적 환경을 일정하게 유지하게 되는 상호의존적인 관계에 있다[그림 7].

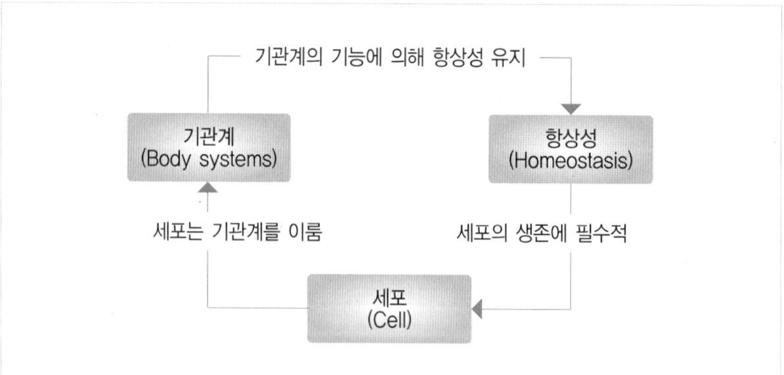

[그림 7] 세포와 기관계 및 항상성의 상호의존관계

이와 같이 생체 항상성을 유지하기 위해서는, 내적환경이 일정한 범위 값을 벗어나는 경우에 이를 조절하는 생체내 자가조절기구가 작동하여야 한다. 신체내 각 장기의 기능은 생체내 조절기구인 신경계 및 내분비계에 의해서 적절히 조절되어 궁극적으로 내적 환경의 항상성을 유지하기 위한 방향으로 작동되고 있다. 항상성 조절기구의 작동에는 적어도 3가지 요소 - 감각 수용기 (Sensory receptor), 조절 센터(Control center), 및 효과기 (Effector)가 필요하다[그림 8]. 조절 센터(Control center)는 설정값 (set point)을 결정하고 정보 (input)을 분석하여 적절한 반응을 결정한다. 감각 수용기 (Sensory receptor)는 환경의 변화를 체크 (monitor)하여 정보를 조절 센터(Control center)에 보내게 된다. 효과기 (Effector)는 조절 센터가 자극에 대한 반응을 유발할 수 있도록 수단을 제공한다.

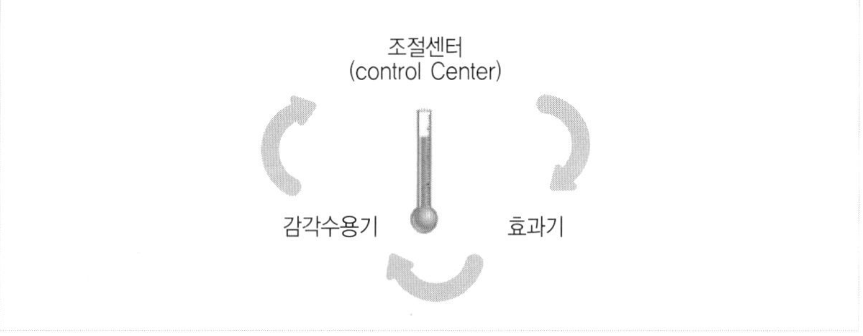

[그림 8] 생체내 자가 조절 기구의 구성 요소들

외부환경의 변화에 의해 내적 환경을 구성하는 인자인 세포외액의 화학 성분, 삼투압, 수소이온농도 등의 물리 · 화학적 성상이 일정범위를 벗어나 높아지게 되면 이 자체가 직 · 간접적으로 조절기구 (신경계와 내분비계)에 전달되고 조절기구의 작용에 의해 그 값이 낮아져 원상

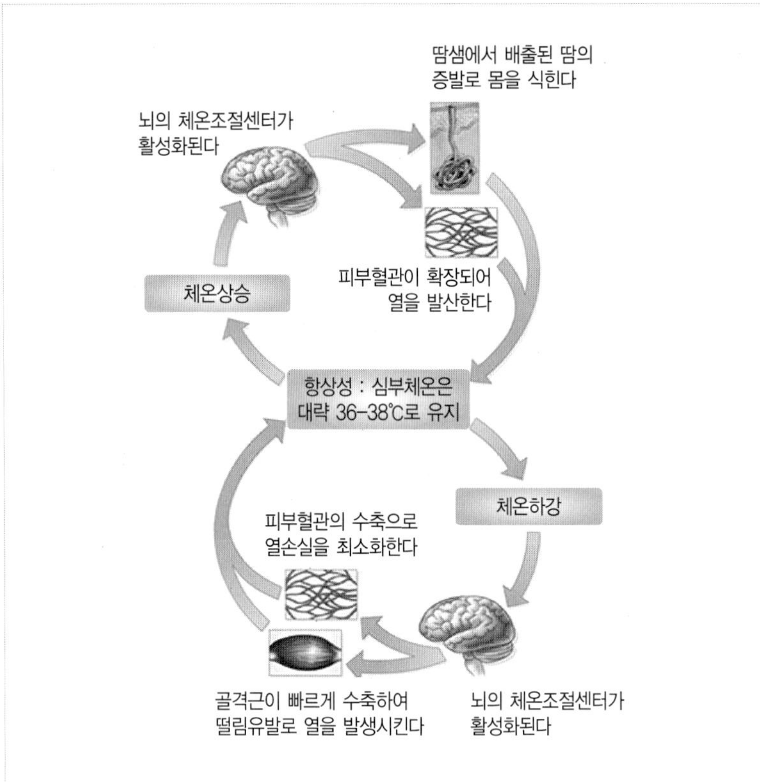

[그림 9] 체온 조절

태로 되돌아가게 되는 것을 말한다. 예를 들면, 체온의 경우 37℃ 값보다 올라가게 되면 뇌에 있는 체온감지기를 통해 조절기구인 신경계로 체온 변화가 전달된다. 이런 정보를 받아 뇌의 시상하부 (hypothalamus) 지역의 medial preoptic area에 있는 체온하강중추가 작동되어 땀샘으로부터 땀의 분비를 증가시켜 체온을 낮추게 된다. 반대로 37℃이하로 떨어지게 되면 posterior nucleus의 체온상승중추가 자극되어 체온을 올리게 된다[그림 9].

혈당의 조절도 같은 유형으로 이루어 지게 된다. 혈당은 혈액 100mL 중에 glucose의 양이 70-120mg의 범위에서 유지되고 있다. 당분 섭취 등에 의하여 혈당이 상승하게 되면 이 변화가 조절기구인 내분비계로 전달되어 췌장 랑게르한스섬의 세포가 인슐린을 분비하게되고 인슐린은 세포가 당을 섭취하도록 하여 혈당을 정상범위 내로 유지하게 된다[그림 10]. 이와 같이 자가조절기구에 의한 생체내 조절기전은 대부분 음성 되먹이 기전(negative feedback mechanism)의 원리로 이루어진다.

셰익스피어가 '신체 오감의 기능은 절묘하며 인간이야말로 천지를 응축한 미의 결정' 이라고 예찬하였듯이, 신체의 기능과 그 조절기구는 섬세하면서도 훌륭하게 설계되어 있어서 신체의 각 장기의 기능이 심하게 손상되지 않는 한, 자체조절작용에 의하여 원상태로 회복할 수 있는 능력이 있다.

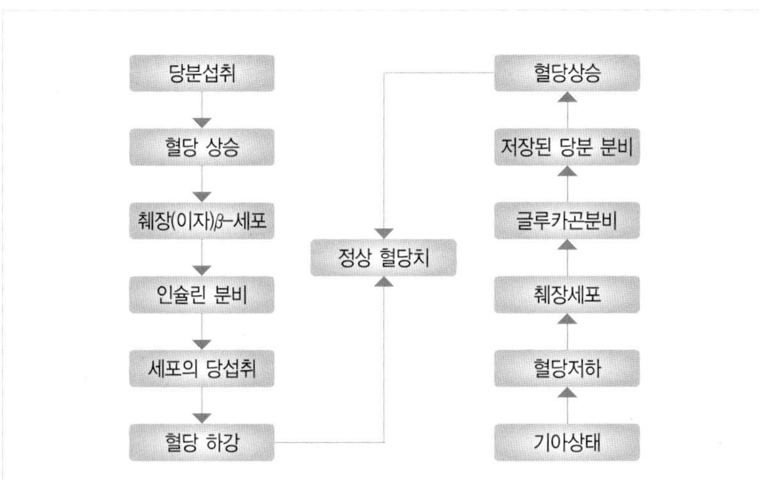

[그림 10] 혈당 조절

3. 병적상태

1) 정의

질병을 흔히 "정상 상태에서 벗어난 경우 (deviation from normal state)"로 정의하게 된다. 그러면 "정상상태"는 어떤 경우인가? "정상상태이다" 또는 "건강 (health)하다" 라고 하는 것은 각 개체의 키, 몸무게, 체온, 맥박, 혈압, 혈당치 등 신체상태를 나타내는 값이 좁은 범위 내에서 유지되고 있을 때 즉, 항상성을 유지 할 때를 의미한다. 따라서, 질병이란 곧 신체의 항상성이 깨어진 결과라고 말할 수 있다. 질병의 여부 또는 상태를 진단하는 목적으로 흔히 행하는 검사중의 하나인 혈액검사도 내적 환경의 항상성이 유지되고 있는지 조사하는 것이다. 혈액의 산도(pH), sodium, calcium,용존산소의 농도 등이 항상 일정한 범위 내의 값을 유지하고 있으며(표 3), 이 값에서 벗어나게 될 때를 항상성이

[표 3] 혈중성분의 공복시 농도

Measurement	Normal range
Arterial pH	7.35 - 7.45
Bicarbonate	24-28mEq/L
Sodium	135-145mEq/L
Calcium	4.5-5.5mEq/L
Oxygen content	17.2-22.0ml/100ml
Urea	12-35mg/100ml
Amino acids	3.3-5.1mg/100ml
Protein	6.5-8.0g/100ml
Total lipids	400-800mg/100ml
Glucose	75-110mg/100ml

깨어진 상태, 질병의 상태라고 판단하게 된다. 예를 들면, 공복 시 혈당의 농도가 126mg/100ml이상이 되거나, 당뇨병의 증상을 보이면서 공복이 아닌 평상시의 혈당이 200mg/100ml이상이 될 때를 당뇨병이라고 하게 된다.

항상성의 유지는 세포의 생존에 필수적이며 이는 곧 세포가 모여 이루어진 조직의 기능이 원활히 발휘될 때 가능하다. 조직을 이루는 세포에 문제가 발생할 때 질병이 발생하는 것이다. 일례를 들면, 정자의 운동성에 문제가 생기면 이는 불임의 원인이 되는 것이고, 관절염이나 당뇨병의 경우도 잘못 기능을 하는 면역세포가 우리 신체내의 세포 구성 단백질을 공격하여 파괴하기 때문에 발생되는 것이다.

시간과 장소의 제한을 무시하고 계속적으로 세포의 수가 비정상적으로 증가하면, 암이라는 질병이 되는 것이다. 반면, 성장이 끝난 성인의 장기에서 자가증식의 능력이 없는 세포가 손상되면 그 세포에 의해 이루어지던 생리기능에 장애가 일어나는 질병의 상태가 되는데, 그 대표적인 경우로 치매증의 퇴행성 신경질환이 있다.

2) 암 (癌, cancer)의 발생

생리적으로 모든 기능이 성숙된 성인의 각 장기는 고유한 크기를 유지하고 있으며 이는 장기를 구성하고 있는 세포들의 세포분열과 세포죽음(cell death) 사이의 균형에 의해서 세포의 숫자가 일정하게 유지되기 때문이다. 성인의 경우 세포분열에 의한 세포증식은 매우 제한적이며 세포손상으로 인한 세포죽음이 발생할 때 이를 복구하기 위한 경우 등에서 볼 수 있다. 인체를 구성하고 있는 각기 다른 종류의 모든 세포는 같은 양상으로 세포분열을 하는 것은 아니며 신경세포나 골격근세포는 분열을 하지 않는 반면 위장관계의 상피세포는 하루에 두 번 이상 세포분열을 하며, 간세포는 1년 내지 2년에 한번 정도 분열한다. 이와 같은 세포분열 속도나 양상의 차이는 각 세포가 가지고 있는 고유한 특성 (유전자 수준의 특별한 조절기전)과 환경변화에 의해서 결정된다. 예를 들면 급성 간 손상시에는 주위의 건강한 간세포가 1년 단위가 아니라 1~2일 이내에 왕성하게 분열하여 손상조직이 복구된다. 반면, 방사선 조사, DNA virus, 화학물질 또는 물리적 자극 (irritants)등의 여러 인자에 의해 세포의 성장 조절기전이 파괴되면 세포의 무제한적 증식이 일어나 조직의 이상성장 현상을 야기하게 되는데 이를 종양 (腫瘍)이라 한다.

종양은 양성과 악성으로 나누어지는데[그림 11], 양성종양이 커지면 주위조직을 압박하게 되는데 뇌조직의 경우는 압박만으로도 뇌기능의 마비에 의한 사망에 이르게 할 수 있다. 이러한 양성종양은 주위조직으로 퍼지지 않으며 주위조직과 확연히 구별되므로 외과적 수술로 쉽게 제거될 수 있다. 반면, 악성종양의 경우를 암(cancer)이라고 하는데, 세포증식이 매우 빠른 속도로 일어나며 주위 조직으로 침투하여 정상세포의 기능을 파괴하며 더 나아가 신체의 다른 부위로도 퍼지는 성질(전이, 轉移라고 함)이 있다. 암도 전이(轉移)를 하기 전에 조기에 발견하면 수술로 제거가 가능하나 전이가 일어난 후에는 여러 곳에 흩어져 있는 암을 수술로 제거하는 것은 불가능하다. 빠른 속도로 무제한적인 증식을 하는 암세포는 정상세포가 차지할 공간과 영양분을 빼앗아 정상세포를 파멸시키지만 정상세포가 갖는 기능은 수행할 수 없는 미성숙세포이기 때문에 신체 기능의 파괴로 결국 사망에 이르게 한다. 이러한 경우에 치료의 일환으로 비정상적으로 빠르게 자라는 암세포를 죽이는 화학 요법제를 사용하게 되는데 이러한 약제들은 또한 혈구세포나 위장관계의 상피세포 같이 증식 속도가 빠른 정상 세포까지 죽이는 부작용이 있다. 이와 같은 부작용을 없애고 암세포에 대해 선택적인 효과를 가지는 약제의 개발을 위해 면역학적으로 암세포 선택적인 항체를 이용하거나, 암세포 내에 증식을 억제하는 유전자를 도입하려는 시도 등 다방면에 걸친 연구가 진행되고 있다.

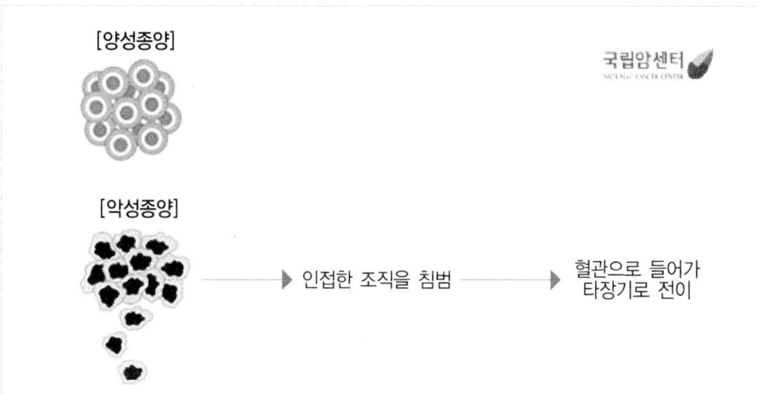

[그림 11] 양성종양과 악성종양

3) 치매 (Dementia)

분열능력이 없는 신경세포의 손상은 복구가 불가능하고 그에 따른 여러 가지 증상들을 나타내게 된다. 그 대표적인 질환으로 치매를 들 수 있다. 치매의 대표적 유형으로 알츠하이머(Alzheimer' s disease)형, 혈관성 및 Lowy body disease형 등이 있다. 이중 60% 이상을 차지하는 것

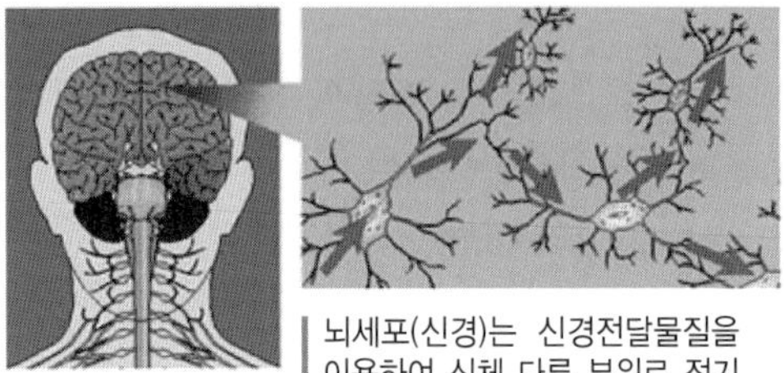

뇌세포(신경)는 신경전달물질을 이용하여 신체 다른 부위로 전기적 신호를 전달한다.

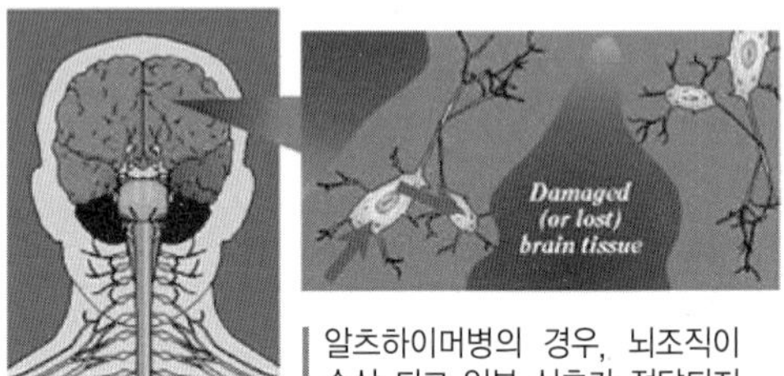

알츠하이머병의 경우, 뇌조직이 손상 되고 일부 신호가 전달되지 않아 증상이 유발된다.

[Brain Cross-Sections]

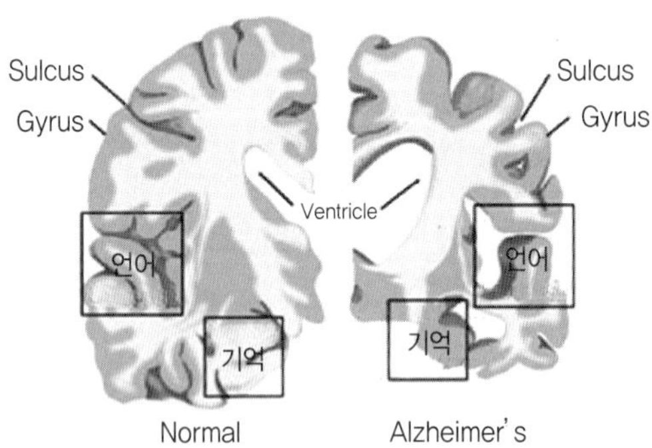

[그림 12] 정상인과 알츠하이머병 환자의 뇌조직 변화

이 알츠하이머형 치매이다. 이병은 초기에는 최근기억장애(recent memory distur bance)가 나타나고 점차 과거 기억의 회상도 어려워지고 가족들도 알아보지 못하게 된다. 뿐만 아니라 읽기, 쓰기도 못하게 되고 길을 잃고 배회하기도 하며 요실금 현상이 나타나며 결국에는 먹고, 입고, 자신을 돌보는 행위조차 불가능하게 된다.

우리 나라 농촌지역을 대상으로 한 조사에서는 60세 이상 노인의 치매유병율은 21.3%였고 이중 알츠하이머형 치매가 63.6%로 가장 많았으며 남자보다 여자에게서 더 발병율이 높은 것으로 조사되었다.

알츠하이머형 치매 환자의 10-15%는 가족적 발생을 보이는 유전성 성향을 보이며 고령으로 갈수록 치매의 유병율이 증가하는 양상을 보이고 있다. 또한 알츠하이머형 치매의 유병율이 문맹노인에서 가장 높고 고등교육을 받은 노인에서는 유병율이 가장 낮았다는 보고도 있다.

알츠하이머형 치매 환자의 사망후 뇌조직을 관찰하면 아세틸콜린(acetylcholine)을 분비하는 신경세포가 선택적으로 소실된 것이 공통적으로 나타난다. 그러나 병이 많이 진행된 경우는 그 외에도 여러 종류의 신경세포들이 소실되어 특히 기억과 언어 능력을 담당하는 뇌 부위가 위축되어 있는 것을 볼수 있다[그림 12]. 아직까지 신경세포의 소실 원인은 정확히 밝혀지지 않고 있으나 아포토시스(apoptosis)라는 특이한 형태의 세포죽음을 나타내는 것으로 알려지고 있다. 아포토시스는 세포가 미세융모의 소실, 세포표면의 수포형성(membrane blebbing), 염색질 응축, DNA단편화현상 등을 거쳐서 자멸체(apoptotic body)로 세포가 쪼개어져 곧 대식세포에 의해서 탐식되는 특이적인 세포사이며, 생체내 염증반응을 일으키지 않는 단일세포의 제거라는 점에서 아포토시스에 의한 세포사는, 유해인자에 의해서 세포막의 삼투기능이 소실되고, 리소좀 효소(lysosomal enzyme) 등을 방출하여 염증반응을 일으키는 세포괴사(necrotic cell death)와는 현저히 구별된다.

알츠하이머형 치매등의 신경질환의 치료는 아포토시스의 발생기전을 규명하여 이를 차단하므로서 가능 할 것으로 생각되어 최근에는 이에 대한 연구가 활발히 진행되고있다. 뿐만 아니라, 죽어서 그 수가 줄어들어서 유발된 질환은 똑 같은 세포로 대채하여 주면 최선의 치료책이 될 것이므로 인간 배아의 줄기세포를 이용하려는 시도도 이루어지고 있다. 즉, 증식능력이 있는 줄기세포를 인공적으로 많이 배양한 후 그 일부를 인체 내 필요 장기에 넣어주면 그 환경 내에서 분화하여 정상 기능을 하는 세포로 자리잡아서 질병의 치료 내지는 증상을 완화시킬 수 있기 때문이다.

Chapter

02 면역과 생체방어

장현욱

1. 면역학의 개념과 역사적 배경

지구상에는 원생동물에서부터 포유동물에 이르기까지 헤아릴 수 없을 정도의 동물이 생존하고 있다. 이들은 살아있는 동안 끊임없이 미생물의 감염, 조직의 손상, 자기세포의 돌연변이 등 수많은 위험에 노출되어 있다. 이러한 위험으로부터 자신을 보호하기 위하여 동물은 진화 과정에서 외래의 이물을 인식, 제거시키기 위한 정교한 기구를 발달시켜왔다. 우리 인간의 신체는 식세포 (phagocytic cell) 와 같이 비 특이적으로 이물을 식별하는 기구와 항체 (antibody)에 의한 특이적인 면역감시 기구에 의해 외부의 감염으로부터 보호를 받게 된다.

면역학은 1880년대의 병원미생물의 발견에 이어 예방법에서 출발하여 자연과학의 발달로 현상론적 단계에서 지금은 분자론적인 기구의 해석에 이를 종합적인 학문으로 확립되었다. 면역학의 발달로 과거에 생체방어의 의미로 사영된 "면역(Immune)" 이라는 개념도 크게 변하여 현재는 자기(self)와 비자기(non-self)를 인식하여 생명 유지를 위한 기본적인 기능뿐만 아니라 생체의 항상성을 유지하기 위하여 작용하는 기구라 생각하고 있다. 인류의 역사에서 인간은 수없이 많은 미생물등에 의해 감염되지만, 어떤 종의 전염병에서부터 회복된 사람은 그 병에 재차 감염되지 않는다는 사실을 알게된 후, 1796년 영국의 Jenner에 의해 천연두에 방법이 발견된 후 1979년에는 세계보건기구(WHO)는 지구상에서 천연두가 사라졌다고 보고하였다. 또한 1880년에 Pasteur는

[표 1] 면역학의 역사

1796	Jenner	천연두 백신의 발견
1880	Pasteur	약독 백신의 발견
1882	Metchnikoff	식세포의 발견 및 세포설 방어제창
1894	Pfeiffer	Pfeiffer 현사의 발견
1895	Bordet	세포성 용해반응(항체와 보체)의 발견
1900	Landsteiner	ABO식 혈액형 group 발견
1905	Pirquet, Schick	혈청병, anaphylaxy 반응 보고
1921	Prausnitz, Kuster	피내 anaphylaxy 반응 보고
1938	Tiselius, Kabat	γ-globulin 항체를 확인
1946	Oudin	gel내 침강반응의 개발
1948	Kabat, Morgan, Watkins	ABO식 혈액형 항원의 발견
1955	Jerne, Burnet	Clone 선택성 제창
1959	Porter, Edelman	항체 분자구조 밝힘
1966	Claman	T.B. 임파구의 확인
1966	Ishizaka	IgE의 발견
1969	Mitchison	helper T 세포 확인
1972	Geishon	억제성 T임파구 확인
1983	Tonekawa	면역유전자의 다양성 획득 기전 보고
1984	Hedrick, Davis	T임파구 수용체 유전자의 발견

미생물의 자연발생설을 부인한 후 병원미생물의 분리, 배양을 할 수 있었으며 19세기 말에서부터 Koch 등에 의해 많은 병원미생물이 발견되었다. Pasteur는 1880년 약독화 시킨 콜레라균을 주사한 닭은 콜레라균에 감염되어도 죽지 않으며, 그 닭은 다시 감염성의 콜레라균을 접종하여도 발령하지 않음을 발견하였다. Pasteur는 면역을 시킨 약독화된 균을 Jenner의 천연두 바이러스(virus)에 연관시커 백신(vaccine)이라고 명명하였다. 이화 같이 면역이라는 개념은 단지 질병으로부터 면하게 하는 것이 아니라, 재감염의 예방임을 밝힌 Pasteur는 백신 접종에 의한 탄저병, 광견병 등의 예방에도 성공하였다 (면역학의 역사는 [표 1]을 참고). 비슷한 시기에 Bordet는 병원미생물 뿐만 아니라, 자연계에 존재하는 물질, 즉 적혈구를 다른 동물에 비경구적으로 투여했을 때 생체의 면역계는 외래의 이물 (foreign substance)에 대해 병원미생물에 대한 반응과 동일한 반응이 일어남을 밝혔다. 그 후 1900년에는 Landsteiner는 사람의 적혈구표면상에 개개인에 특이한 물질이 혈청(Serum)중에 존재하며, 다른 사람의 적혈구를 응집시키는 물질이 존재함을 발견하여 사람의 주요 혈액형인 ABO식을 보고하였다. 즉 A형인 사람의 혈청중에는 항 B형 항체가, B형인 사람의 혈청중에는 항 A항체가 존재함이 알려져, 그 후 수혈의 원칙이 확립되어 외과 수술시 수혈을 가능케 하였다.

이와 같이 항체의 관여를 주로 하는 반응을 액성면역(humoral immunity)라고 부른다. 1882년 Metchnikoff는 식세포가 병원세균을 처리하는 식작용(phagocytosis)을 발견하였으며, 거의 같은 시기에 Koch는 결핵균을 감염시킨 실험동물에 결핵균 추출물에 피내주사하면 약 2일 후에 특유한 피부반응을 일으키는 현상을 보고하여, 현재의 결핵진단에 이용되는 튜베르크린 반응이 그 실 예이다. 1940년대에 이르러 Landsteiner 등은 이 반응이 항체에 의한 것이 아니고 면역 담당세포에

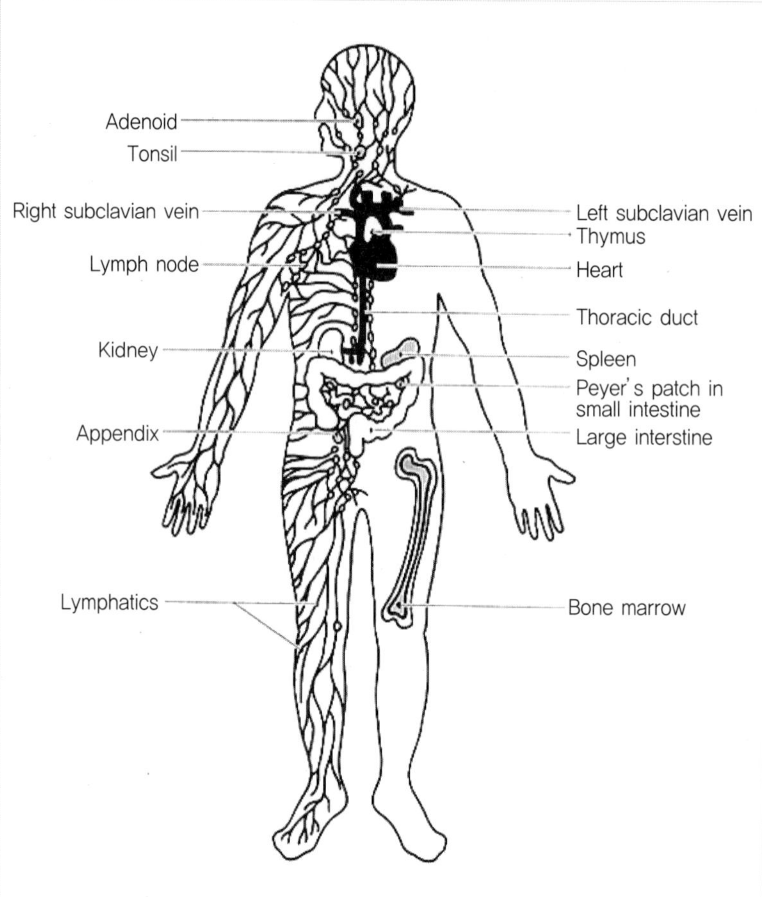

[그림 1] 사람의 면역 기관

의해 일어남을 확인하였다. 이와 같이 면역 담당 세포가 주된 반응을 세포성 면역(cellular immunity)이라고 한다. 1950년대에 들어와서 항체생산에 대한 가설이 제창 되였으며, Claman 등에 의해 면역반응에 있어서 각종의 임파구의 협동작용을 발견하였다.

이상의 간단한 역사적 배경에서 보듯, 면역학은 병원미생물의 감염과 동일한 미생물에 의해 재차 감염으로부터 벗어나는 현상에 시작되었지만, 지금은 미생물에 의한 감염의 방어 개념에서부터 적혈구 응집반응, 용혈반응, 알러지, 염증반응, 이식반응, 자기 면역질환, 암 면역 등 생물학에 있어서 중요한 분야를 차지하고 있다. 면역의 주요한 특징으로는 (1)자기와 비자기의 구별 (2)하나하나에 대응하는 항원(antigen)에 대해 특이성을 나타내며(specificity) (3)한 개체의 면역계는 거의 무수한 다른 항원(10^{12}~10^{15})에 대하여 각기 다른 항체를 생산한다(diversity of antibodies) (4)또한 면역계는 외부의 자극에 대하여 유연한 적응성(adaptivene)을 나타낸다. (5)기억력(memory)기능을 가지고 있다.

2. 면역현상

개체는 신체를 구성하고 있는 자기성분과 비자기 성분을 구별하여, 이물을 체내에 들어오지 못하게 하며 또한 들어온 이물을 제거하는 기구를 갖고 있다. 제 1기구는 물리학적 방어 기구이며, 다음은 세포성 방어계, 제 3기구는 액체성 방어계로 구성되며, 이들 방어기구는 서로 밀접한 관계를 유지하여 생체를 방어 담당하고 있다. 생체의 면역 기구는 비장, 흉선, 임파절, 호흡기, 피부등에 존재하는 각종의 세포로 되어 있으며, 이들은 작용에 따라 비특이적인 반응에 관여하는 면역 작용세포와 특이적인 반응에 관여하는 세포로 나눌 수 있다. 비특이적인 면역작용을 나타내는 세포는 단핵세포(Monocyte), 다형핵백혈구 (호중구, 호염기구, 호산구)등이 있으며, 특이적인 면역작용을 나타내는 세포는 림프구(lymphocyte)가 있다.

[표 2] 자연면역과 획득면역

생체 방어계	자연 면역	획득 면역
물리, 화확적 방어계	피부,점막, 섬모, 점액, 효소, 위산	-
세포성 방어계	식세포, NK세포	식세포, T림프구, K세포
액체성 방어계	인터페론, 보체	항체, B 림프구

3. 항원-항체 반응

항원(antigen)은 면역반응에 관련된 물질로서 생체에 들어와서 항체(antibody) 생산을 유발시키거나, 임파구를 증식시켜, 적당한 조건 하에서 대응하는 항체나 림프구와 특이적으로 반응하는 물질이라고 정의되고 있다. 예를 들면 미생물과 같이 생체내 들어오면 이물로서 쉽게 인식될 수 있는 항원과, 혈액과 같이 개체에 따라서 항원으로 될 수 없는 경우도 있으며, 또한 동일 개체내의 성분이 항체와 반응하는 자기 항원도 존재한다. 그리고 항체 생산을 촉진시키지 않는 항원을 hapten이라고 하며, 이 지구 상 에는 무수히 많은 항원이 존재한다. 항원을 자기 성분과 같은가 아니냐 하는 것은 신체의 면역계에 의해 구별되며, 비교적 분자량이 큰 단백질, 탄수화물 등이 대표적인 항원으로서 잘 알려져 있다[그림 2]. 항체는 항원이 생체내 들어오면, 그 항원과 특이적으로 반응하는 물질로서, 만들어진 항체는 혈액뿐만 아니라, 땀이나 점액, 분비액 등에도 분포하고 있어 생체 방어를 담당한다. 항체는 항원의 종류에 따라 이종항체, 동종항체, 자기항체로 분류된다. 동종 항체의 대표적인 예로서 사람의 ABO식 혈액형 물질에 대한 혈구 응집소를 들 수 있으며, 자기 항체는 대응하는 항원이 자기 몸 속에 있는 성분이다. 근본적으로

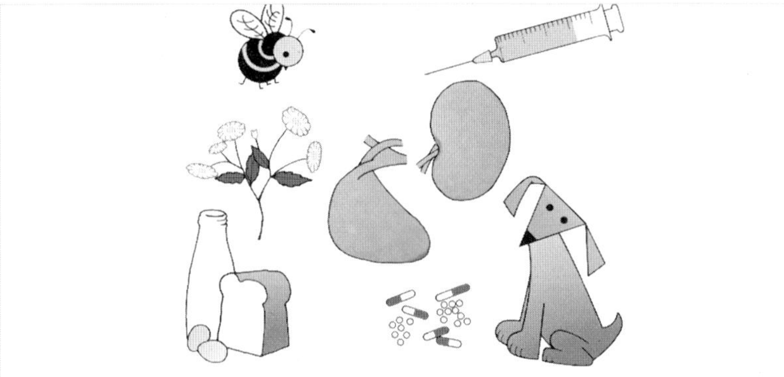

[그림 2] 항원의 종류

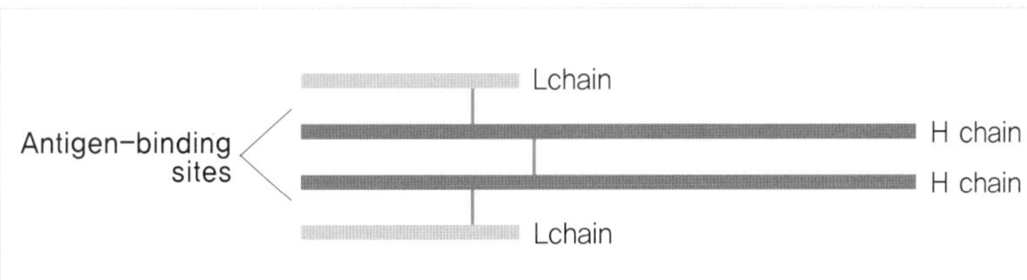

[그림 3] 면역글로브린의 기본 구조

개체는 자기성분에 대하여 항원성이 나타나지 않도록 면역관용(immune tolerance)이 성립되어 있지만, 때로는 자기 항원이 어떤 원인에 의해 변성(약물이나 감염) 이 되었을 때 자기 성분임에도 불구하고 이물로 인식되어 항체가 생성되어 일으키는 질병을 자기면역질환(auto-immune disease)이라 부른다. 항체 (면역글로브린, Immunoglobulin, Ig)는 5종류로 즉, IgG, IgM, IgA, IgE, IgD로 분류되며 이들은 각각의 분자량, 전하상태, 아미노산 배열이 다르나 기본적으로 [그림 3]과 같은 구조를 가지고 있다.

각 면역글로브린(Ig)의 생물학적 활성을 보면 다음과 같다.

혈청중에 가장 많은 Ig로서 생체에 침입한 미생물을 방어하는데 중요한 역할을 하며, Ig중 유일하게 태반을 통할 수 있기 때문에 태아의 감염예방에 중요한 역할을 한다.

IgA - IgA는 외 분비액중의 주된 Ig로서 수액, 타액, 모유 등 분비액중에 존재하며, 소화기, 호흡기, 생식비뇨기등에 있는 림프조직에서 고농도로 생산되어 호흡기, 장관 등의 감염 예방에 중요한 역할을 한다.

IgM - Ig중 생체내에서 제일 먼저 만들어지는 항체로서 혈액응집에 관여하며 세균감염 방어에 중요한 역할을 한다.

IgE - 정상 혈청중에 가장 낮은 농도로 존재하며 (총 면역글로브린의 0.004%), 비만세포(mast cell)나 호염기구등의 세포표면에 결합하여 히스타민 (histamine)등을 분비시켜 알러지, 천식등의 질환을 일으킨다. 그러나 IgE는 기생충 감염 시 농도가 증가하기 때문에 기생충 감염 방어에 중요한 역할을 한다.

4. 면역 (immunity)

면역의 목적은 병원성 미생물에 대한 유익한 면역 반응을 일으켜 이들로부터 방어적 역할을 하는데 있으며, 면역은 자연적으로도 인위적으로도 일어나기 때문에 면역되는 방법에 따라 수동면역과 능동면역으로 나눌 수 있다.

1) 수동면역 (passive immunity)

사람이나 동물에서 만들어진 항체가 다른 사람에게 옮겨져서 방어력을 얻는 면역이다. 그러나 수동면역에 의해 얻은 항체는 항원과 결합하여 소비되거나, 일반적인 경로로 대사 되어 서서히 소실되기 때문에 짧은 시간 동안만 지속된다. 수동면역에는 태아가 모체로부터 태반을 통하여 면역력을 받거나 생후에 모유를 통하여 항체를 얻는 자연수동면역과 면역혈청, 즉 γ-globulin이나 anti-toxin의 인공제제를 인체 내에 투입하여 잠정적으로 질병에 대한 방어를 할 수 있도록 하는 인공수동면역 있다. 수동면역에 있어서 자연수동면역과 인공수동면역 나눌 수 있다. 우선 자연스런 면역으로서는 태반을 통한 항체의 이행을 들 수 있다. IgG는 태생기에 태반을 통하여 이행되므로, 신생아는 어머니에게서부터 받은 IgG를 대량 가지고 있다. 이것은 신생아에 일어날 수 있는 풍진, 수두 등의 감염으로부터 방어적 역할을 한다. 수동적으로 주어진 IgG는 서서히 소실되어 생후 6개월 정도에서 방위력은 없어지지만, 다행히 이 시기에 신생아에게 자기 자신의 면역글로브린의 생산을 개시하여 항원에 대항한다. 또 다른 자연스런 수동면역의 예로서는, 모유에 의한 IgA의 공급을 들 수 있다. 모유 특히 사람의 초유에는 고농도의 IgA를 함유하고 있기 때문에 인공 분유에 비하여 모유가 신생아의 감염 예방에 중요하다는 것을 쉽게 알 수 있다. 다음은 인위적인 수동면역으로서 감마글로브린(γ- globulin) 요법을 들 수 있다. B형 간염 바이러스 표면항원(HBsAg)이 양성인 어머니에게서 태어난 신생아에게 B형 간염 면역글로불린(Hepatitis B immunoglobulin)을 주사하는 것이 한 예라 할 수 있다. 이것은 다른 사람이나 동물에서 얻은 면역글로브린을 주사하여 인위적으로 얻은 수동면역인데, 이것은 일반사람의 면역글로브린을 합쳐서 주사하기 때문에 A형 간염 바이러스, 풍진바이러스 등에 대한 예방효과를 나타낸다. 그 다음 수동면역에 의한 예로서 항독소 투여에 의한 면역을 들 수 있다. 때로는 미생물 자체로서가 아니라, 독소에 의하여 디프테리아나 파상풍등의 질병이 일어날 수 있다. 면역이 안된 사람은 이러한 질병으로부터 보호하기 위하여 항독소를 근육 주사를 하게 되면 이들 독소에 대한 항체를 함유한 혈청이 생기게 된다. 근년에, 항독소를 면역화된 말에서 얻어 독소에 대한 고농도의 항체를 함유한 말의 혈청을 주사하였으나, 때때로 말의 혈청이 환자에게 이물질로 인식되어 원하지 않은 과민반응을 일으킬 수 있기 때문에 최근에는 사람의 항혈청을 이용하는 방법이 있다. 수동면역은 수동자의 면역반응을 자극하지 않는 이점과 즉시 효과를 나타내는 이점이 있으나, 그 효력이 짧다는 단점도 있다. 따라서 수동면역은 감염원에 접촉되었거나 접촉될 가능성이 있을 때, 또한 능동적인 백신에 대한 면역반응의 시간이 없는 경우나, 면역부전환자가 유행선 질환에 접촉할 위험이 있을 경우등에 좋은 면역법이 될 수 있다.

수동면역을 통하여 예방이 되는 질환은 다음과 같다.

- 사람의 정상적인 면역글로브린 ………………… A형 간염, 풍진 등
- 사람의 특이적인 면역글로브린 ………………… 파상풍, 광견병, 수두 등
- 동물의 정상적인 면역글로브린 ………………… 디프테리아 등

2) 능동면역 (active immunity)

능동면역은 개체가 항원 자극에 대해서 자기 자신의 면역을 획득하여 성립된다. 이 경우 미생물등에 의해 자연히 얻어지거나 예방 접종에

의해 인위적으로 얻어질 수 있다. 이 경우 중요한 항원성을 가지고 있으면서 병원성은 없어야 한다. 백신(vaccine)은 살아 있는 미생물이나 죽은 미생물 혹은 독소로부터 만들 수 있다. 능동면역에 사용되는 백신에 대하여 간단히 설명한다. 그리고 능동면역에는 각종 질환에 이환 된 후 형성되는 면역 자연능동면역과 예방접종을 통하여 생균백신, 사균백신, 순화독소(toxoid)를 체내에 접종하여 인위적으로 얻어지는 인공능동면역이 있다. 능동 면역은 자신의 면역계에서 생산하는 방어 수단으로 수동 면역에 비해서 지속 기간이 길다. 한번 질병에 걸리면 장기간 또는 평생 그 질병에 다시 걸리지 않게 되는 것은 인체가 그 질병에 대해 능동 면역을 획득하였기 때문이다.

생균 백신

생균 백신을 투여하기 위해서는 먼저 병원미생물에 대한 위험성을 적게 시켜 약독화 시킬 필요가 있다. 생균 백신은 체내에서 미생물이 계속 증식하여 개체의 면역계를 계속 자극하기 때문에 추가 면역의 필요성이 없게 된다. 그러나 면역 부전증의 환자에게는 새로운 감염의 위험성이 있기 때문에 생균 백신에 의한 면역은 피해야 한다.

사균 백신

사균 백신은 안전하지만 생균 백신에 비해 그 효과가 떨어지므로 추가 면역이 필요하다.

Toxoid

파상풍이나 디프테리아 등의 질환에는 국소에 증식한 미생물이 심장이나 신경계에 치명적인 독소를 생산하므로 포르마린 (formalin)이라는 시약으로 독소를 불활성화시켜 (toxoid라 함) 사용되며, 이것은 병원성은 없으나 항원성이 있기 때문에 주사하여 능동적으로 면역시킬 수 있다. 다음 이들 백신을 이용하여 능동면역 시키는 질병은 다음과 같다.

생균백신
MMR(Measles홍역, Mumps 유행성이하선염, Rubella 풍진), 수두, 천연두, BCG, 경구용 장티푸스

사균백신
백일해, 콜레라, 일본뇌염, 광견병, 티프스, 인플루엔자, A형 간염, B형 간염

Toxoid
세균의 체외독소를 변질시켜 독성을 약하게 만든 것으로 디프테리아, 파상풍

임신중의 예방접종

살아 있는 바이러스는 태반을 통하여 태아에 감염되어 기형이나 사산아 등을 유발시킬 수 있기 때문에 임신중에는 생균 백신에 의한 예방접종은 원칙적으로 금지되어 있다. 만약 임신중의 여성이 해외 여행이나 필요에 의해 예방 접종을 해야 할 경우 특히 주위를 요하며, 가능한 임신중에는 예방 접종을 피하는 것이 좋다.

다음 사람은 꼭 예방 접종을 피하는 것이 좋다.

(1) 임신 여성
(2) 면역 억제 상태에 있는 환자
(3) 알러지성 환자
(4) 건강상태가 좋지 않은 사람

5. AIDS(Acquired Immune Deficiency syndrome) 후천성 면역부전 증후군

1) 배경

1980년대 AIDS 의 보고에 의해 전 세계는 놀라게 되었다. 이것은 곧 면역학에 있어서 새로운 시대에 접하게 되는 계기가 되었음을 말할 필요가 없이 중요한 과제로 등장하게 되었다. 그 이전에도 후천적 면역부전에 대한 보고가 있었으나 AIDS와는 의미가 달랐다. 예를 들면 장기이식이나 종양치료, 자가면역 질환등에는 정도의 차이가 있어도 면역억제 반응이 나타나기 때문이다. 그러나 1981년도 미국에서 과거 한번도 면역억제 요법을 받은 적이 없는 젊은 사람이 놀랍게도 후천성면역부전의 증후가 나타난 것을 알게 되었다. 그러나 이 사람은 외견상 건강하였지만, 동성연애자임이 밝혀졌다. 1983년 병원체의 실체가 확인되어 현재에 AIDS를 일으키는 바이러스를 HIV (Human Immunodeficiency Virus)라고 부르게 되었다. 최초의 보고에 의한 환자는 동성연애자였지만 현재는 반드시 성적인 접촉에 의해서 일어나는 것임이 아님이 역학 조사결과 알게 되었다. 지금까지의 역학조사 결과 AIDS에 걸리기 쉬운 경우로서는

(1) 동성연애자
(2) 이성간의 혼잡한 성행위
(3) 마약 상습자
(4) 수혈이나 혈액 제제의 의한 감염
(5) AIDS에 감염된 어머니로부터 태어난 아이
(6) AIDS환자로부터 장기이식을 받은 경우 등에서 높은 비율로 나타남을 보고하고 있다.

그렇다면 AIDS는 어디서 어떻게 발병하였을까 하는 의문에 대한 해답은 아직 충분히 해명되지 않고 있다. 처음에는 카리브해의 하이티라는 일설이 있었으나. 지금은 발병원이 중앙아프리카라는 것이 알려졌다. 하이티인과의 관련은 카리브해에 정착하여 살던 아프리카 이민에 의한 것이라 추정하고 있다. 미국에서 동성연애자의 여행객들이 성 교섭에 의해 바이러스에 감염되었다. 동성연애자의 상대로서 하이티인과 접촉한 사람이 미국에 되돌아와서 동성연애자 사이에 퍼지게 되었다는 것이다. 1981년 이후 미국 전역에 새로운 AIDS 환자의 숫자가 증가하게 되었으며, 그 이후에 지구상의 거의 모든 곳에서 AIDS 환자가 보고되었다.

세계적으로 보았을 때 동성연애자의 발병율이 가장 높아 1987년 AIDS 환자중 미국이 65%, 영국이 88% 증례가 보고되어 동성연애의 위험성을 경고한 바 있다. 지금은 마약 상습자 사이에 놀랍도록 AIDS 바이러스가 유행하고 있기 때문에 장래에는 숫자의 변화가 예상된다.

2) HIV에 의한 질환

지금까지의 역학적인 조사에 의한 AIDS환자의 숫자는 임상적으로 AIDS증상이 나타난 경우에 한하기 때문에, 실제 지금은 AIDS에 걸렸다는 증거가 없어도 보균인 경우가 많기 때문에 보고된 숫자보다 수 십배 이상의 AIDS 환자가 존재하고 있다고 생각할 수 있다. HIV에 감염된 사람은 그 증상이 곧 나타나던가 아니면 평생 보균상태로 증상이 없이 살아가는 경우도 있을 가능성도 있다. 다른 감염증과 같이 개체가 HIV에 감염되면 면역계가 반응하여 특이적인 항체를 만들기 때문에 빠른 시간내에 판정이 가능하다. 개체가 처음에 HIV에 감염되면 혈중에 HIV

항체가 출현하기 전에 때로는 급성감염증세를 나타내는 경우도 있다. 이것은 혈청반응이 양성으로 전환될 때의 질환으로 알려져 증상은 가벼운 인프렌자 감기와 같은 증상에서 중증의 수막염이나 뇌염증상을 나타내는 경우도 있다. 그러나 대부분 환자의 경우 이 두 증상을 나타내게 된다. 이런 경우 감염 후 2-3개월 후 증상이 나타날 수도 있으며 아니면 수년 때로는 수 십년 내에도 증상이 나타나지 않을 수 있다.

3) HIV와 T세포와의 관계

T 림프구(T lymphocyte)은 기능적으로 4종류로 분류할 수 있다. 즉, Th, Ts, Tc, TD이며 이들 중 Th (helper T cell)는 개체에 침입한 바이러스나 세균 등 외래 항원을 공격하여 항체생산에 중요한 역할을 함이 알려졌는데, 이 Th세포 표면에는 CD4라는 단백질을 통하여 T 세포를 공격한다. Th에 부착한 HIV는 세포내에 침입하여 HIV의 유전물질은 복제를 시작하여 수없이 많은 자기 분신을 만들어서 계속적으로 감염을 일으킨다. 따라서 HIV에 감염된 T세포는 정상적인 면역담당 세포들에 의해 생체의 이물로 인식되어 파괴될 것이므로, Th세포의 수는 감소하게 될 것이며 또한 Th의 기능도 저하하게 되므로 결국은 면역계 전반에 대한 기능 저하로 감염 증상이 일어나게 된다. 감염증상으로서는 원충에 의한 폐렴증상, 결핵균에 의한 감염, 수막염, 단순 헤르페스감염증, 희귀성 살모레라균 혈증, 림프종 등의 증상이 나타나 결국 죽음에 이르게 된다.

지금은 전 세계적으로 AIDS에 안전한 곳이 없을 정도로 환자가 계속적으로 증가되고 있다. 그렇다면 이 많은 환자들에 대하여 일반인은 어떻게 대하면 좋을까 하는 문제이다. 어떤 원인에 의해서 AIDS 환자라는 사실을 알게 되면 본인 뿐 만이 아니라 주위의 모든 사람으로부터 경계의 대상이 되기 때문에 환자 자신은 더욱 심한 정신적인 위축감으로 지내게 될 것이다. 다음과 같은 환자인 경우는 즉, 환자 자신이 대인 기피증인 경우, 말기의 환자, 결핵등의 합병증을 나타내는 환자, 대량의 출혈이나 설사, 분비물을 내는 환자인 경우는 예외적으로 일반인과 격리하여 치료를 해야할 것이다. 일반적으로 HIV보균자가 사용하는 식기등은 공동으로 사용하여도 HIV에 의한 감염의 보고는 없다. 따라서 HIV의 강력한 감염을 저지하기 위해서는 다음과 같은 사실을 꼭 알아야 한다.

(1) HIV는 성적인 접촉에 의해 전염된다.
(2) HIV는 혈액과 혈액의 접촉에 의해 전염된다.
(3) HIV는 감염된 어머니로부터 출생된 태아에 전염되는 경우가 있다.
(4) HIV는 이와 같은 것 이외에 일상적인 우연의 접촉으로 감염되지 않는다.

4) AIDS 치료

현재 전 세계적으로 수많은 연구비를 투자하여 AIDS 치료약의 개발, 백신의 등에 박차를 가하고 있지만 지금까지는 결정적인 치료약이나 백신개발이 되고 있지 않은 실정이다. 최근 사용되고 있는 AZT라는 약이 치료제로 사용되고 있으나 아직 그 효과는 미약하며 또한 부작용으로 사용이 제한되고 있으며, 백신 개발에도 상당한 기간이 요할 것 같으므로, 개개인 스스로가 정상적인 생활을 함으로서, 어느 정도 까지 AIDS 확산을 예방할 수 있을 것이다. 20세기의 페스트라 불리는 AIDS는 금후 10년 이내에 치료약이나 백신의 개발이 되지 않으면 수천만의 환자가 발생하므로 전 인류에게 무서운 미래가 닥쳐올지도 모른다.

Chapter 03

화학물질과 건강

정태천

1. 생태계와 환경오염

1) 사람이 생태계에 미치는 영향

자연환경은 크게 지권(lithosphere), 수권(hydrosphere), 기권(atmosphere) 및 생물권(biosphere)의 4가지로 분류하고, 여기에 사람들이 집단을 이루어 지구의 자연환경에 많은 영향을 주게 되므로 인류권(anthroposphere)을 따로 구분한다. [표 1]에서와 같이 물질은 생태계 내에서 이들 권역을 상호 이동하고 있으며, 인류권만이 생태계를 구성하는 여러 권역에 유해물질을 다량 배출하여 생태계에 대한 교란을 유발하고 있다. 특히 이렇게 인류권에서 산업활동이나 일상생활을 통하여 배출되는 물질들은 결국 물질들의 상호 이동에 따라, 생태계를 구성하는 생명체를 비롯한 각 권역을 오염시키고, 결국에는 그 피해가 인류권에 그대로 돌아오게 되는 악순환이 계속된다. 따라서 이러한 환경 내

[표 1] 생태계에서의 인류권의 영향

물질발생원 산물	기권	수권	생물권	지권	인류권
기권		H_2O	O_2	H_2S, 입자	SO_2, CO_2
수권	H_2O		{CH_2O}	광물질	오염물질
생물권	O_2, CO_2	H_2O		광물질, 영양소	비료
지권	H_2O	H_2O	유기물		위해성 폐기물
인류권	O_2, N_2	H_2O	식품	광물질	

에서 건강한 삶을 영위하기 위해서는 인류권에서 배출하는 여러가지 오염물질의 양을 감소시키는 다각적인 노력도 필요하고, 각종 환경오염물질에 대한 정확한 독성 정보에 대하여 숙지를 하여야만 이들 환경오염물질에 필연적으로 노출되면서 삶을 영위해야하는 현대인들이 건강을 지키는 길이라 생각된다. 본 단원에서는 건강장해와 관련이 있는 이들 환경오염물질에 대하여 일반인이나 대학생으로서 갖추어야할 정보를 제공하고자 한다.

일반적으로 생태계(ecosystem)는 다음의 비생물적 환경, 생산자, 소비자, 그리고 분해자로 구성된다.

비생물적 환경(abiotic environment) - 대기, 물, 토양

생산자(producer) - 무기물, 유기물을 합성하는 독립영양 개체로서 광합성을 하는 녹색식물.

소비자(consumer) - 생물 또는 유기물을 섭취하는 동물 즉 1차소비자(채식동물 herbivores), 2차소비자(육식동물 carnivores), 그리고 고등소비자(사람 등)로 구분하고, 생산자-채식동물-육식동물로 이어지는 먹이사슬(food chain)을 형성.

분해자(decomposer) - 토양 또는 수중의 세균 등 미생물로, 사망한 생물체나 동물의 배설물 등의 유기물질을 분해하여 생산자가 이용할 수 있는 무기질을 생성 (생분해, biodegradation).

2) 영양염류의 환경 내 순환과 건강장해

모든 생명체는 생명유지를 위해 각종 영양소들을 요구한다. 특히 앞서 언급한 생태계 구성요소 중 일차생산자인 식물성 plankton의 증식에는 많은 영양원들이 요구되며, 그 중에서도 질소화합물과 인산염의 양이 일차생산자의 증식에 제한요소가 되는 경우가 많다. 이러한 일차생산자의 증식이 원활하게 이루어져야만 먹이사슬의 상위에 속하는 소비자의 번식을 위한 영양분을 공급하게 되므로, 특정 환경 내에서 일차생산자의 정상적인 번식은 전체 생태계의 유지에 필수적이다. 그러나 이러한 일차생산자의 정상적인 번식이 인류권의 활동에 의하여 영향을 받게 되면 결국에는 인류의 건강에 영향을 받게 된다.

질소(N)는 생체 내에서 중요한 생리기능을 담당하는 각종 단백질이나 효소 등을 구성하는 기본 단위인 아미노산에 함유되어 있을 뿐만 아니라, chlorophyll(엽록소) 등에도 포함되어 있는 중요한 원소이며, 보통 무기염의 형태로 식물에 흡수되거나, 공기 중의 질소를 고정할 수 있는 미생물의 작용에 의해 생물체에 흡수된 것이 자연계에서 반복 순환된다.

인(P)은 생명체가 생명현상을 유지하기 위하여 탄수화물의 섭취, 분해를 통해 생산하는 adenosine triphosphate(ATP)의 구성성분일 뿐만 아니라, 유전정보를 가지고 있는 핵산(nucleic acid)의 주요 성분으로 생명현상에 필수불가결한 물질이다. P는 해수 1㎥ 중에는 평균 70㎎ 정도 함유되어 있으며, 수중의 P는 빛투과층에서 식물 속으로 쉽게 흡수되고 다시 동물에 포식되어 동물로 이행하게 된다. 식물이나 동물의 사체 또는 배설물에 포함되는 P는 수중에 서식하는 미생물들이 이용하게 되고 일부는 용존 인산이 된다.

여기에서 일차생산자의 과다한 번식이 문제가 되는 부영양화(eutrophication)를 기억해 두면 좋겠다. 특정 수계 환경의 균형은 환경 내에 서식하고 있는 미생물이나 어류 등의 광합성과 호흡의 균형에 의존하며 유지되고 있는데, 이러한 환경에 인류권의 산업활동이나 가정생활 하수 등의 유입으로 인하여 수역에 과잉상태의 유기물과 무기 영양염류 등이 유입되면 세균의 증식과 조류의 번식이 왕성하게 일어나게 된다. 일반적으로 조류의 증식에는 탄소(C), 수소(H), 산소(O), 황(S), 칼륨(K), 칼슘(Ca), 마그네슘(Mg), N, P를 비롯하여, 기타 여러가지 미량 영양소가 필요하며, 특히 앞서 언급한 N, P와 같은 영양소가 조류의 번식에 가장 제한을 받고 있는 제한인자인 경우가 많다. 즉, 정상적인 환경 내에서는 N, P와 같은 물질의 출입이 극히 제한적이어서 조류의 번식이 이들 물질의 존재량에 의해 제한을 받으며 생태계가 평형을 유지하고 있다. 그러나 근래 많은 하천이나 호수 또는 해역에 농업폐수, 공업폐수, 축산폐수를 비롯하여 가정 생활하수 등의 유입이 증가하면서 이들 영양염류 농도가 증가되어 조류와 그 밖의 식물들이 과잉으로 번식하고, 그 결과 이들이 용존산소를 모두 소비하게 되면서 용존산소가 감소하여 어패류는 폐사하고, 수질상태는 혐기적으로 진행되어 악취를 발생시키는 부영양화 현상이 많은 곳에서 발생되고 있다. 특히 우리나라의 경우 축산폐수와 같은 고농도의 유기물을 함유하는 폐수가 주로 영세 축산농가에서 아무런 처리과정 없이 하천으로 유입되고 있을 뿐만 아니라, 가정 생활하수도 처리율이 약 40% 정도 밖에 되지 않기 때문에 매년 여름철에는 적조, 녹조 등과 같은 현상의 발생이 증가 추세에 있어 그 대책이 시급하다.

3) 환경오염물질과 생태계

환경오염물질(environmental pollutants)에는 일산화탄소, 유황산화물 등의 유해가스, 카드뮴, 비소, 수은화합물 등의 중금속류, 계면활성제, polychlorinated biphenyl(PCB), 농약과 같은 인위적 합성물질로 구분할 수 있다. 환경오염물질이 생태계의 균형을 파괴하는 경로는 크게 비생물학적 환경과 생물학적 환경으로 구분하여 생각할 수 있다.

먼저 비생물학적 환경 내에서 문제가 될 수 있는 물질들의 특성은 ① 화학적으로 안정하거나 ② 미생물에 의한 생분해를 받기 어렵다거나 ③ 그 방출량이 산화, 환원, 가수분해, 광분해 등에 의한 자연적인 처리량 이상이거나 한 경우로, 환경 내에서 분해가 잘 일어나지 않게 되므로, 대기, 물, 토양 등의 비생물학적 환경 내에 축적될 수 있고, 축적된 오염물질들은 아래에 설명하는 먹이사슬을 통하여 최종소비자인 사람에게 축적이 된다.

생물체는 생존에 필요한 영양원을 서식하고 있는 환경에서 선택적으로 취하고 농축하여 이용하는 기능을 가지고 있다. 이렇게 생물이 어느 물질을 지속적으로 흡수하여 배설량보다 흡수량이 많아 그 생활환경의 매체 중 농도보다 높은 농도로 함유하고 있는 경우를 생물농축(bioconcentration, bioaccumulation)이라고 한다. 환경오염물질 중에는 영양물질과 화학물질이 흡사하거나 혹은 지용성이 커서 지질 이중막(lipid bilayer)으로 구성되어 있는 생체막을 통과하기 쉬운 성질을 가지고 있는 경우 쉽게 생체에 들어가 농축 또는 축적된다. 특히 생체막 조직의 일반적인 성질은 지용성이 높은 물질일수록 투과성이 높아진다. 이러한 예로서 잉어 또는 숭어를 사육한 실험에서 PCB가 수중농도의 1,200~1,800배나 축적되는 것을 들 수 있다.

생물농축을 이해하기 위해서는 농축계수라는 용어를 알아둘 필요가 있다. 농축계수(concentration factor)는 생물농축의 정도를 표시하는 지표로 사용되는데, 어떤 원소의 환경매체 내 농도(C_A)와 그 환경 내에 서식하는 생물체 내 농도(C_B)의 비(C_B/C_A)로 나타낸다. 수생생물에서는 식물성 plankton(생산자)→동물성 plankton(1차 소비자)→소형어류(2차 소비자)→대형어류(3차 소비자)라는 먹이사슬 관계가 형성되어 있고, 생태계의 구성원이며, 식물연쇄의 말단에 위치하고 있는 사람에 있어서도 이와 같이 생물농축되는 오염물질의 현저한 체내 축적이 일어날 수 있다. 실제로 Colborn등이 저술한 도둑맞은 미래(Our Stolen Future)에 PCB의 생물농축의 예를 잘 설명하였는데, PCB는 수계환경의 저질 및 수중에 잔류하는 것을 식물성 plankton이 250배, 동물성 plankton이 500배, 이들을 섭취하는 갑각류에는 45,000배, 또 이들을 섭취하는 빙어와 호수송어에는 각각 836,000배와 2,800,000배, 그리고 최종소비자인 갈매기에는 25,000,000배까지 농축이 된다는 것을 보여주고 있어, 생물농축에 의한 환경오염물질의 건강장해는 환경 내의 농도는 매우 낮지만 사람에서는 엄청날 수 있음을 보여주었다.

2. 물의 오염과 건강

1) 물과 건강장해

물은 생명체의 생명현상을 유지하기 위한 기본 단위인 세포 내에서의 모든 효소 반응에 필수적이다. 또한 사람은 일상생활을 위해서 조리, 세탁, 목욕, 청소, 화장실 등에서 사용하는 가정용수 뿐만 아니라, 냉방

용수, 영업용수, 공공용수, 농업용수 및 공업용수 등 다양한 용도로 다량의 물을 사용하고 있다. 현재의 산업사회에서는 생활이나 문화의 수준이 향상됨에 따라 물의 사용량은 증가추세에 있으며, 이상적인 도시활동을 영위하기 위해서는 1인당 1일 250ℓ 이상이 필요하다고 한다. 인구의 증가나 도시집중, 또는 산업활동의 증가에 따라 폐수의 양도 급증하게 되고 오염물질도 다양하게 되어 수계의 오염이 악화되고 있다. 일반적으로 오염물질이 생태계 내의 자정작용에 의하여 처리되어 수질이 유지된다면 수질오염에 의한 문제는 발생하지 않지만, 현대 산업사회의 발달은 수계의 자정작용만으로는 한계에 도달하게 되고, 결국에 가서는 생태계 전체에 나쁜 영향이나 장해를 일으킬 가능성도 생각할 수 있다.

그래서 사람들의 건강보호나 생활환경의 보존을 위하여 수질기준을 설정해서 청결한 물을 확보하기 위한 노력을 기울일 필요가 있다. 여기에서는 물에 의한 건강장해에 대한 내용을 다루고자 한다.

물을 매개로 하여 일어나는 건강장해는 두 가지 경우로 나눌 수 있다. 하나는 미생물에 기인한 것이며, 또 다른 것은 화학물질에 기인한 것이다.

1.1 병원성 미생물

물에 의해서 전염되는 병원성 미생물에는 소화기계 질환의 원인이 되는 세균(콜레라, 이질, 장티프스, 파라티푸스 등으로 모두 법정전염병 제1군으로 분류되고 있다)과 원생동물(아메바성 이질 등)을 비롯하여 전염성 간염 virus 등이 있다. 또 기생충이나 위장염을 일으키는 조류도 물을 매개해서 침입하는 경우가 있다. 물에 의해 전염되는 전염병에 대해서는 다음의 두 용어를 알아두는 것이 좋겠다. 먼저 수열증(水熱症,

water sickness)은 오염된 수도수에 의해 소화기계 전염병이 발생하기 전에 앞서서 이보다 수배의 설사환자가 발생하는 것을 말한다. 그리고 Mills-Reinke 현상이란 자연수를 여과하여 급수한 결과, 장티프스 및 기타 경구전염병이 감소되고, 일반사망율도 감소되는 것을, 이를 발견한 사람들의 이름을 따서 말하는 것이다. 지금 생각하면 별로 대단한 발견이 아닐지도 모르지만 상수도의 개념이 없이 자연수를 그대로 마시던 당시에는 획기적인 발견이었다.

최근에 수계 감염 전염병으로 주목 받았던 병원성 원충으로 Crypto-sporidium이 있어 이를 소개하면 다음과 같다. Cryptosporidium은 음료수에 기인하는 병원성 원충으로, 1993년 미국 위스콘신주 밀워키에서 40만명이 발병하고 그 중 100여명이 사망한 사건이 발생하였고, 일본에서도 1996년 수도수 오염에 의해 약 8,000명의 감염자가 발생하였다. Cryptosporidium은 인축공통의 감염증을 유발하는데, 감염된 사람이나 동물의 분변 중에는 oocyst(낭포체)가 경구감염이 되고, 낭포체 안에 있던 자포자가 소장에서 나와 무성생식으로 증식한 후 다시 낭포체의 형태로 분변을 통해 배설되어 감염원이 된다. 증상은 비교적 가벼워 설사, 복통, 발열, 구토 정도로서 1~2 주간내에 자연 치유되어 소실되나, 면역력이 저하된 사람에서는 사망의 원인이 되는 경우도 있다. 한편 낭포체는 난상의 껍질이 둘러 싸여진 형태로 배설되기 때문에 염소에 대한 저항성이 매우 강하여 대장균보다 24만배 강하다고 알려져 있고, Cryptosporidium의 불활성화에는 염소보다 오존이 유효하여 살균효과가 높다. 그러나 우리나라의 수돗물 소독은 염소처리를 통한 살균을 하고 있어, 이 병원성 원충이 상수원에 오염된다면 우리나라에서도 심각한 건강장해를 끼칠 수 있다고 판단된다. 그러나 Cryptosporidium은 열에 매우 약한 특성을 갖고 있기 때문에, 물을 끓여 먹으면 살균이 가능하므로 수도물을 끓여 먹는 것이 바람직하다고 판단된다.

Virus 중에도 물을 매개로 하여 감염되는 것이 있는데, 분변으로 배설되어 물을 오염시키는 Entero virus 및 A형 간염 virus가 대표적인 예이다. 특히 A형 간염 virus는 상수도의 일반적인 염소 소독으로는 불활성화되지 않는다. A형 간염은 한때는 유행성 간염이라 불리어졌으며 경구적으로 감염된다.

1.2 화학물질

화학물질로는 살충제, 제초제 등의 농약, 공장폐수에 함유하고 있는 각종 유기·무기 화학물질과 광산이나 토양 중에 함유되어 있는 유해금속에 의한 건강장해도 생각할 수 있다. 유기인제 농약에 의한 급성·만성중독과 비소(Arsenic, As), 납(Lead, Pb), 카드뮴(Cadmium, Cd), 수은(Mercury, Hg) 등의 금속에 의한 중독이나 도금폐수 중의 시안(CN)에 의한 중독 등이 알려져 있다. 또 불소(Fluoride, F)의 과잉에 의한 반상치(mottled teeth), 요오드(Iodine, I)의 결핍에 의한 갑상선 비대증이나 과량으로 인한 안구돌출성 갑상선종(Basedow's disease) 등도 있다.

질산염(NO_3^-)을 함유한 물을 위액의 pH가 성인보다 높은 유아가 섭취할 경우 위내의 혐기성 세균(nitrate-reducing bacteria)에 의해 아질산염(NO_2^-)으로 환원되어 흡수되면 hemoglobin중의 철(Fe^{2+})을 산화(Fe^{3+})하여 산소운반능이 없는 methemoglobin을 생성하는 methemoglobin혈증을 일으킨다고 알려져 있다. Hemoglobin의 기능은 폐를 통하여 교환된 산소를 말초의 조직세포로 운반하여 세포들의 호흡을 통한 생명유지 작용을 하는데, 산소운반능이 없어지므로 말초조직세포들에 산소의 원활한 전달이 이루어지지 못하게 각 조직에 치명적인 손상을 입히게 된다.

2) 먹는물

2.1 정수기술

깨끗한 물을 먹는 것은 건강한 삶의 유지에 기본이 된다. 상수원의 비교적 깨끗한 물도 건강에 영향을 줄 수 있는 물질들이 존재하기 때문에 정수과정을 통하여 가정에서 먹을 수 있는 물을 생산하게 되는데, 물안에 존재하는 부유물질이나 세균, 용해성 물질 및 기타의 유해물질 등을 제거하는 것을 정수처리라고 하며, 보통 침전, 여과, 살균의 3단계를 거친다. 여기에서는 정수처리에 많이 사용되고 있는 중요한 처리과정의 일부를 소개하고자 한다.

가. 폭기처리(airation) : 물에 공기를 지속적으로 충분히 주입하여, 냄새나는 물질, 이산화탄소, 암모니아, 황화수소(H_2S) 등의 가스상 물질을 주입한 공기와 함께 제거하며, 물 맛에 영향을 주는 철을 불용성 화합물로 만들어 침전 제거하는 방법이다.

나. 여과전 염소처리 : 우리나라에서는 염소처리를 통하여 먹는물의 살균을 실시하는데, 물에 염소를 주입하면 살균력을 띠게 된다. 염소의 산화작용으로 인하여 세균, 조류, 냄새나는 물질, 착색물질, 암모니아, 철, 망간, 페놀 등을 제거하게 되는 것이다. 페놀화합물을 염소처리하면, 산화분해에 의한 제거와 함께 염소화에 의한 클로로페놀류가 생성되는데, 클로로페놀류는 페놀보다 냄새가 강하고, 물에 악취가 나는 원인이 된다. 1991년에 발생한 낙동강 페놀 오염사건이 대표적인 예이다. 공장폐수 중의 페놀이 대량으로 상수원지로 유입된 것을 염소처리를 하게 되어, 수많은 가정에 피해를 본 사건이었다. 수중에 각종 유기물이

존재할 때에도 염소처리에 의해서 염소화 및 산화 반응을 일으키며 다양한 유기염소화합물을 생성되는데, 그 중에서도 자주 검출되고 비교적 검출량이 많은 것에는 트리할로메탄(trihalomethane, 일반식 CHX_3, X=Cl, Br) 등이 있고 변이원성, 발암성 등의 독성으로 인해 주목되고 있다.

다. 연화처리 : 연수와 경수를 구분하는 차이는 물 안에 용해되어 있는 칼슘(Ca)과 마그네슘(Mg) 염의 농도이다. 우리나라의 수질은 석회암 지대와 같은 일부의 지역을 제외하고는 대부분 연수이기 때문에 큰 문제가 되지는 않지만, 만일 Ca이나 Mg 염의 농도가 높다면 침전이나 이온교환 등의 방법으로 이들을 제거하여야만 한다. 침전법은 경수 중의 Ca, Mg을 불용성 염으로 제거하는 방법이다. Ca과 Mg을 다량으로 함유하는 경수를 보일러용수로 사용할 때는 철관에 boiler scale이 생겨 열전도를 나쁘게 하며, 때로는 보일러관이 터지는 등의 사고의 원인이 되기도 한다. 또한, 비누의 지방산과 결합하여 Ca염을 형성하기 때문에 물에 녹기 어려우며, 사람의 피부를 거칠게 하거나 설사를 일으키는 경우도 있으므로 연수로 바꾸지 않으면 안된다.

라. 오존처리 : 오존(O_3)은 염소보다 강한 산화력을 가지고 있기 때문에 산화제로서 강력할 뿐 아니라, 염소와 같이 염소화 반응에 의한 트리할로메탄류의 생성을 수반하는 일이 없기 때문에, 목적에 따라서는 염소보다도 뛰어난 특징이 있다. 이 때문에 물의 이상한 냄새나 맛의 처리(탈취), 착색물질의 처리(표백), 페놀류의 산화분해에 의한 제거 등에 사용된다. 그러나 오존을 이용하여 물을 정수할 경우에는 오존 발생장치가 필요하고, 대량의 물을 정수하기에는 경비가 상당히 드는 문제점 뿐만 아니라 오존이 강한 산화력을 가지고 있어 물 안에서 건강에 유해

한 활성산소가 생길 수 있다는 심리적 요인 때문에 실제 오존을 수도물 정수에 사용하는 나라는 많지 않다.

마. 활성탄 처리 : 활성탄은 유기물을 흡착하는 성질이 매우 뛰어나기 때문에 생물학적 혹은 물리 · 화학적 방법으로 분리할 수 없는 미량의 유기물, 무기물의 제거, 물의 이상한 냄새와 맛, 착색물질 및 합성세제 등의 제거에 이용되고 있다.

바. 황산동 처리 : 황산동은 진핵생물(eukaryote)의 번식을 억제하는 성질이 있어 수원지의 조류 번식을 막기 위한 방법으로서 사용된다. 수원지에 물을 오랜 동안 가두어 둘 때, 조류가 과잉으로 번식하면 조류가 생산하는 독성물질들에 의한 건강장해가 생길 수도 있고, 정수장의 여과지가 막히는 등의 사고가 날 수 있는데, 황산동은 조류의 광합성을 억제하여 탄소동화를 못하게 하므로써 조류의 번식을 막는다.

2.2 먹는물 수질기준과 그 의의

우리나라에서는 사람이 마시기에 적합한 먹는 물을 수도물 수질기준과 먹는 샘물 수질기준으로 규제하고 있다. 수도물의 수질시험은 원수, 정수과정 및 급수말단에서의 수질을 조사하여 식용에 적합한가를 판단하기 위해서 실시한다. 또한 이상성분 검사를 위해서 특수시험을 하는데 이것은 음용수의 오염의 유무와 오염원을 규명하기 위한 것이다. 우리나라는 약 50종의 수질 기준을 마련하여 시험하고 있는데, 미국과 같은 선진국에 비하여 그 수가 많지는 않다. 그렇지만 이들 항목에 대해서만이라도 검사가 제대로 되어 먹는물의 수질을 유지하면 비교적 깨끗한 물을 먹을 수가 있다. 그러나 우리나라에서 문제가 되는 것은 정수장에서는 깨끗한 물을 생산하더라도 실제 물을 소비하는 가정에 도달하기까지의 수송관에 이상이 생길 경우 토양 중에 오염된 오염물질이 수도물에 오염될 수가 있다. 그리고 한가지 염두에 둘 것은 수질기준에 대한 검사를 매일 지속적으로 시행하는 것이 아니고, 일정 간격을 두고 정기적으로 시행하게 되므로 언제라도 수도물에 의한 건강장해가 발생할 수 있다는 점이다. 여기에서는 우리나라 먹는물 수질기준 중에서 중요하게 다루어지고 있는 몇 가지에 대하여 간단하게 소개하고자 한다.

가. 병원미생물의 추정항목 : 물을 매개로 전염병과 식중독의 발생이 빈번하게 일어나기 때문에 먹는물에 병원성 미생물이 존재하는지의 여부를 검사하는 것은 다른 어떤 검사보다도 중요한 항목이다. 먹는물에서 병원성 미생물을 직접 검출하는 시험을 수행한다면 보다 정확히 병원성 미생물의 오염여부를 판단할 수가 있지만 실제로는 각각의 병원성 미생물의 증식 조건이 다르기 때문에 너무나 힘든 일이다. 따라서 병원성 미생물의 오염여부를 추정하기 위하여 장내에 서식하고 있는 미생물을 검출하는 방법을 사용하고 있는데, 이는 분뇨오염이 있으면 장내 미생물들이 검출되므로 이를 근거로 병원성 미생물의 오염 가능성이 있음을 추정하는 것이다. 우리나라에서는 장내 미생물로써 대장균군 검사 및 일반세균수 검사를 한다.

나. 유독물질 : 유독물질로 검사를 하는 항목에는 시안(CN)이 있다, CN은 자연수에는 거의 함유되지 않으나 광산폐수나 공장폐수의 혼입 등에 기인하여 오염이 되며, 조직을 구성하는 세포의 호흡에 관여하는 cytochrome oxidase를 억제하여 세포에 치명적인 독성을 유발한다. 수은(Hg)도 자연수에서는 거의 검출되지 않으며, 수은광이 있는 지방의

지하수나 광산지역, 공장폐수, 농약 및 의약품제조 폐수 등에서도 유래된다.

다. 특정물질 : 중금속(구리, 철, 망간, 아연, 6가크롬, 카드뮴, 비소, 불소, 경도 등)은 대부분 지질에 의존하는 것이지만 공장폐수의 혼입에 의해서 증가하는 것도 있다. 유기화합물로는 유기 할로겐 화합물, 살충제와 같은 농약류, 휘발성 유기화합물, 음이온계면활성제 등이 규제되고 있다. 유기 할로겐 화합물인 테트라클로로에틸렌(tetrachloro ethylene), 트리클로로에틸렌(trichloroethylene), 1,1,1-트리클로로에탄(1,1,1-trichloroethane) 등은 공업용 세정제나 드라이크리닝용 세제 등으로 널리 사용되는 물질로, 발암성이 문제가 되는 물질들이다. 농약 중에서는 다이아지논(diazinon), 파라치온(parathion), 말라치온(malathion), 페니트로치온(fenitrothion), 카바릴(carbaryl) 등의 살충제가 규제되고 있으며, 기타 석유화합물에서 유래하는 BTEX(benzene, toluene, ethyl benzene, xylene)를 규제 대상에 포함시키고 있다. 페놀은 앞서 언급한 바와 같이 공장폐수에 기인하며 염소화에 의해 악취의 원인이 된다. 음이온계 계면활성제는 가정에서 사용하는 합성세제로서, 생활하수에 다량 함유되어 있기 때문에 기준항목에 포함되어 있으며, 기준은 자체의 독성보다는 계면활성제의 특징이 거품을 내는 성질이 있어 거품을 내는 농도에 맞추어 기준이 설정되어 있다.

라. 물리적 성질 : 탁도, 색도, 냄새, 맛 및 수소이온농도 등이 포함되며, 먹는물 수질기준들 중에서 비교적 측정이 쉬운 항목이어서 매일 측정하는 항목들이다.

2.3 수질오염의 판정지표

위에서는 먹는물에 대한 수질기준을 소개하였는데, 먹는물 뿐만 아니라 산업활동을 통해 공장에서 배출되는 폐수와 가정 생활하수 등에 의해 일반적인 수환경에 각종 유기 및 무기물질들이 오염되게 된다. 따라서 이러한 수질오염의 정도를 측정하기 위하여 여러가지 지표들을 사용하게 되는데, 각 지표들의 의미를 파악하는 것이 중요하다. 수질오염의 판정지표에는 이화학적인 지표와 지표생물을 이용하는 것이 있는데, 여기에서는 이화학적인 지표들 중에서 중요한 것들을 몇 가지 소개하고자 한다.

가. 수소이온농도(hydrogen ion concentration: pH) : 물 안에 존재하는 수소이온의 농도를 의미하며, 보통은 중성 근처이나, 오염이 될 때에는 정상치를 벗어날 수 있다.

나. 부유물질(suspended solid: SS) : 물에 녹지 않고 부유하거나 현탁되어 있는 물질을 의미하며, 주로 토양 입자, 각종의 무기 및 유기의 불용해성 물질들이다. 이러한 물질은 물이 탁해지는 원인이 되어, 태양빛이 물속으로 투과하는 것을 방해해서 수생생물의 광합성을 저해하며, 어류의 아가미에 부착되어 호흡을 못하여 죽게 하는 원인이 된다.

다. 용존산소(dissolved oxygen: DO) : 물속에 용해되어 존재하는 산소를 말하며, 엽록체를 갖고 있는 플랑크톤 및 식물의 탄소동화작용을 위해서는 공기 중의 산소가 물에 용해되어서 공급되어야 한다. 수질오염이 발생된 경우 물 속에 오염된 유기 물질을 생물분해하여 수중 생물이 번식하면서 수중의 용존산소가 소비되기 때문에 그 수치가 감소한다.

라. 생물화학적 산소 요구량(biochemical oxygen demand, BOD): BOD는 수질측정에서 가장 기본이 되면서 또한 가장 중요한 지표로 사용이 되고 있다. 언론매체를 통하여 일산생활에 가장 빈번히 접하는 수질오염의 지표이다. BOD는 물 속에 존재하여 산화를 받는 오염 물질 중에서 주로 유기물질이 생물화학적으로 산화되기 위하여 소비되는 산소의 양을 물의 단위용적당으로 나타내는 것으로, 그 단위는 mg/l 로 표시한다. BOD는 주로 대상이 되는 물 안의 유기물질에 의한 오염 상황을 직접적으로 표현하므로 하천수 오염의 중요한 지표로 이용되고 있다. 그 이유는 수질 오염의 원인으로 유해성의 금속과 난분해성의 화학합성물질 등에 의한 오염인 경우를 제외한다면, BOD로서 측정되는 유기물질에 의한 오염이라는데 있다. BOD는 그 환경 내에 서식하는 유기물 분해 미생물들이 실제로 물속에 오염된 유기물을 분해하면서 번식할 때 소비하는 물속의 용존산소의 양을 측정하여 표시하게 되므로 물속의 유기물 오염을 모두 측정하는 것은 아니고, 미생물에 의한 분해를 보는 것이므로 다음에 언급하는 화학적 산소요구량과는 약간 다르다는 것을 인식할 필요가 있다. 산소의 소비는 2단계로 일어나게 되는데, 우선 제 1단계에서는 탄소화합물의 산화가 일어나며, 일반적으로 20℃에서 7~10일 정도를 요한다(cBOD, carbonaceous BOD). 제 2단계에서는 질소화합물의 산화가 일어나며, 약 100일이 소요된다(nBOD, nitro genous BOD). 수질오염 지표인 BOD는 산소를 충분히 함유된 물을 가한 시료를 20℃에서 5일간 유지하며, 시험 개시 시와 시험종료 시의 용존산소(DO)를 측정해서 그 차로 나타내며, 제 1단계 BOD의 약 70%에 해당된다(BOD 5). 이 수치가 실제 언론매체에서 사용하는 BOD 값으로, 이를 표준 BOD라고 부른다.

마. 화학적 산소 요구량(chemical oxygen demand: COD) : COD는 특히 호소나 해역에 대한 환경기준에서 유기물질에 의한 오염의 지표로서 사용되고 있다. BOD는 생물화학적으로 이용될 수 있는 유기물들에 대해서만 측정이 되는 값이기 때문에 시험대상이 되는 물 시료에 미생물의 번식에 독성을 미칠 수 있는 물질들이 함께 존재할 때에는 정확한 BOD 값을 구하기가 어렵다. COD는 BOD의 측정이 방해되는 물질을 함유한 산업 폐수 등에 관해서도 적용되는 장점이 있어 실제 BOD와 함께 수질오염의 지표로 널리 사용되고 있다. COD는 수 중의 피산화물을 과망간산칼륨(KMnO4)이나 중크롬산칼륨(K2Cr2O7) 등의 강력한 산화제로 산화시킬 때 소비되는 산화제에 대응하는 산소량으로 나타낸다. 따라서 BOD는 최소한 5일간의 측정 기간이 요구되지만 COD는 검사 당일에 결과가 나오는 등 측정이 신속 간편하며, 미생물의 생존에 부적당한 경우에도 오염된 유기물을 측정하기 위해 BOD의 대용으로서 사용된다. 한 가지 염두에 둘 것은 미생물이 이용할 수 있는 유기물이 검수에 있느냐와 미생물의 번식에 영향을 줄 수 있는 유기물이 검수에 있느냐 등 검수 중에 존재하는 유기물의 종류에 따라서 COD와 BOD에 차이가 있을 수 있으므로 양자 간에는 일정한 관계가 성립하지 않는다는 점이다.

3. 환경오염물질 각론

1) 중금속

일반적으로 금속 화합물 중에는 생물의 생리기능에 필수적인 것들도 많으며, 10여종의 금속은 생체에 있어서 영양상 불가결한 소위 필수

금속(essential metal)이라고 불리고 있다. 필수금속이라 하더라도 필요량을 초과해서 다량이 생체에 흡수되면 심한 독성을 나타낸다. 그러나 보통 환경에 오염되어 사람의 건강에 장해를 유발하게 되는 중금속들은 산업활동에 따라 배출되는 공장폐수나, 특정 금속광산에서 침출되는 침출수의 형태로 오염이 되는 것들로 정상적인 생명현상에 영향을 줄 수 있는 것들이 대부분이다. 여기에서는 환경오염으로 매우 심각한 건강장해가 야기되는 중금속들에 대해서만 몇 가지 예를 들었고, 실제 환경오염에 따른 건강장해 사고를 몇 가지 소개하였다.

3.1 카드뮴 (Cd, cadmium)

전극, 도금, 페인트, 플라스틱 색소 및 건전지 등의 제조에 다양하게 이용되는 수질오염물질 또는 노동환경에서 발생되는 대표적 오염물질이다. 생체 내로의 유입은 Cd이 오염된 식품을 통해 소화기계로 흡수되는 경우와 경기도 흡수가 주요 경로이다. Cd 흡수 시에 가장 특징적인 생체 내 반응은 아연(Zn), 수은(Hg)의 경우와 마찬가지로 metallothionein(MT)이라는 중금속 결합 단백질을 크게 유도한다는 것이다. 혈중에서는 주로 albumin과 결합하고 있고, 소량만이 중금속 결합 단백질인 MT와 결합하여 존재하지만, 조직 중의 간 및 신장에 축적된 Cd의 대부분은 MT와 결합한 상태로 존재하고 있다. MT 단백질의 특징은 말(馬)의 MT-1B의 경우, 61개의 아미노산 중 20개가 cysteine이라는 점이다. Cysteine은 구조에 -SH 구조를 가지고 있어 세포 내에서 생성되는 독성 대사체들이나 중금속에 결합할 수 있는 성질이 있어 Cd가 흡수되었을 때, 바로 결합을 하여 독성이 나타나는 것을 막을 수 있다. 따라서 MT 단백질은 Cd의 독성을 감소시키는 성질을 갖게 되므로 생체의 방어수단으로 작용할 수 있다. 한편, Ca의 장관흡수를 촉진하는 vitamin

D의 활성화가 Cd에 의해서 저해되어 Cd 중독 시 골병변을 일으킨다. 또한 Cd은 장관에서 철의 흡수를 방해하여 빈혈 및 정소(精巢)의 출혈과 괴사가 일어나며, 생쥐에서 최기형성이 있고 직업적 노출에 의하여 폐나 전립선 등에 암을 유발할 수도 있는 것으로 알려져 있다.

이따이-이따이병은 대표적인 Cd의 환경오염에 의한 중독증이다. 2차 세계대전 전후로 일본 후쿠 지방에서 주로 발병하였던 사건인데, 오염된 토양에서 생산한 쌀을 섭취한 사람들에서 발생하였고, 환자들은 대부분 갱년기 이후의 다산한 부인들이었다. 그 증상은 허리, 등, 어깨, 그 밖의 관절부위의 통증을 수반하며, 관절이 운동할 때마다 극심한 통증을 수반하기 때문에 독특한 오리걸음을 나타낸다. 장기간에 걸쳐 증상이 더욱 악화되면 보행불능이 되고, 골절이 쉽게 일어나게 되며, 골격변형이나 사지굴곡이 일어난다. 체위를 변환할 때의 격심한 통증(bone pain)으로 환자는 'itai-itai(아프다-아프다)' 라고 호소하여 이것이 그대로 병명이 되었다. 병리학적으로는 뼈의 칼슘이 혈액중으로 빠져나와 뼈가 약하게 되는 골연화증(osteomalacia, 骨軟化症)이며, 골다공증(osteoporosis, 骨多孔症)의 합병이 흔히 발견된다. 특히, 비타민 D 결핍과 같은 영양학적인 문제가 있는 경우는 더 심각하다.

3.2 크롬 (Cr, chromium)

1920년경 섬유 염색의 매염제(mordant, 염색이 쉽게 되도록 하는 보조제)로 많이 사용이 되었고, 그 후 시멘트, 스테인레스 및 크레용 제조 공장에서 사용되어 왔던 중금속으로 보통 3가 또는 6가 형태로 존재한다. 쥐에게 극소량의 삼염화크롬($CrCl_3$)을 투여하였을 경우 가장 축적량이 높은 장기는 난소와 비장이며, 다음이 간장과 신장이고, 폐, 심장, 췌장과 뇌 등에는 축적량이 매우 적다. 사람의 부검 예에서 Cr 농도가 가장 높은 장기는 폐이며, 이러한 사실로 미루어 보아 대기 중에서 Cr의 흡입 경로가 있을 것으로 판단된다.

만성독성으로는 특히 산화력이 강한 Cr^{6+} 화합물이 피부 또는 점막에 직접 접촉할 때 조직에 대한 부식작용이 매우 커서 접촉 부위에 궤양(chronic ulceration)을 발생시킬 뿐만 아니라, 피부염, 천공성 궤양, allergy성 습진, 결막염, 비염 또는 무통성인 비중격천공(perforation of nasal septum; 鼻中隔穿孔) 등이 작업환경에서 장기 노출될 때 야기된다. 이러한 심각한 증상은 일상생활에서의 노출로는 일어나지 않고, 주로 직업적으로 Cr을 취급하는 노동자들에게서 지속적인 고농도의 노출에 의해 발생하는 것으로 판단된다.

3.3 납 (Pb, lead)

Pb는 1924년부터 1970년대까지 자동차의 anti-knocking제로서 사용하였던 tetraethyl lead가 대기 중에 방출되었고, 지금도 이들이 미세먼지와 함께 대기, 토양 및 수 환경을 오염시키고 있다. 또한, 상수도관의 납용접으로 인해 음용수에도 납으로 오염되는 경우도 많다. 가솔린 연료에 Pb를 첨가하는 것은 Pb에 의한 심각한 건강장해가 보고되면서 금지가 되었는데, 전에는 Pb을 자동차 연료에 첨가하는 것이 일상적이었다. 일례로 아직도 주유소에 가면, 'unleaded' 란 단어를 적어 놓았는데, 이는 전에는 얼마나 Pb을 많이 사용하였는지를 보여주는 것으로 생각된다.

체내에 저류된 Pb의 약 90%는 뼈에 축적되며, 뇌 조직 중의 Pb는 비교적 낮은 농도이지만, 특히 소아의 경우에는 혈액-뇌 관문(blood-brain barrier, BBB)의 미성숙으로 인해 성인에 비해 비교적 높은 농도로 분포되어 소아의 경우 뇌손상의 위험성이 성인에 비하여 커진다. 뼈

조직 내에 축적된 Pb는 혈중으로 용출된 후 태반-혈액 관문(placenta-blood barrier)을 통과할 수 있어, 태아에 이행될 수 있으므로 Pb에 심하게 노출된 모체는 특히 주의하여야 한다.

무기 납화합물은 주로 혈액, 신경계, 소화기 및 신장에 심한 장해를 주며, 가장 일반적으로 나타나는 증상은 빈혈이다. 일상생활에서는 Pb에 노출될 기회는 많지 않지만, 작업환경이 Pb로 오염되었을 경우, 비교적 조기에 빈혈이 일어나며, 보통은 경증이며 자각증상이 없는 경우가 많다. 빈혈의 원인은 적혈구의 수명단축과 heme 생합성의 저해에 기인한다. 폐에서 교환된 산소를 말초의 조직세포로 수송하는데 필요한 단백질이 hemoglobin인데, hemoglobin이 산소운반능을 갖기 위해서는 heme이라는 물질을 활성부위에 가지고 있어야만 한다. Heme 합성과정의 여러 대사경로 중에서 δ-aminolevulinic acid(ALA) 2분자를 축합시켜서 porphobilinogen을 만드는 ALA dehydratase(ALA 탈수효소, ALAD)와 protoporphyrin IX에 철을 삽입해서 heme을 완성시키는 heme 합성효소(heme synthase)의 활성이 Pb에 의해 심하게 저해가 되기 때문에 hemoglobin의 작용에 필요한 heme의 합성이 힘들어져 빈혈이 일어난다. 신경계의 영향으로서는 소아에 많은 연뇌증(lead encephalopathy; 鉛腦症)이 있다. 앞서 언급한 바와 같이 성인에서는 혈액-뇌 관문이 발 발달되어 Pb이 뇌로 이행되는 양이 극히 적지만 소아에서는 Pb이 혈액을 통해 뇌 조직으로 많이 이동될 수 있다. 뇌에서 Pb은 뇌혈관벽 투과성 항진에 의한 뇌부종과 뇌압상승에 의한 두통, 구토, 경련, 기면상태(lethargy), 식욕부진, 현기증, 의식불명 및 혼수가 관찰되며, 더욱 진전되면 사망하게 된다. 치명율이 60~70%나 되고 치유 후에도 간질발작(epilepsy), 정신박약, 장님 등 시신경장해와 지능지수 감소 등 후유증이 남는 경우가 많다. 일상 생활에서 Pb의 노출이 의심되는 것 중 하나가, Pb가 들어 있는 어린이 장난감들이라고 본다면 소아에서의 신경장해를 피하기 위해서는 장난감의 선택도 중요한 문제가 될 수 있다고 생각된다. 최근 납으로 만든 반지나 목걸이 등의 장난감으로 인한 사고의 예가 언론을 통하여 보고된 적도 있다.

3.4 수은 (Hg, mercury)

수은 화합물은 의료, 농업, 공업에 이르기까지 용도가 매우 넓으며 대량으로 생산하여 사용되고 있다. 예전에는 쌀농사를 할 때 수은을 함유하는 농약을 많이 사용한 적이 있다. 또한 수은은 항진균 작용 때문에 실내 페인트에 첨가하여 사용하기도 하였는데, 이 때 페인트에 함유된 수은의 일부가 공기 중으로 방출되기도 하여 건강 장해를 유발하기도 하며, 치과 영역에서 다용하고 있는 아말감(dental amalgam)에도 50%가 휘발성의 금속 수은으로 포함되어 있어 아말감을 사용하고 있는 치과 영역에서도 문제가 될 수 있으며, 금 채취장에서 사용되고 있는 수은이 하천이나 해역을 오염시키는 등 갖가지 형태로 우리들의 생활환경을 오염시키고 있다. 수은은 상온에서 유일하게 액체인 금속이며, 경구적으로 섭취하더라도 소화관에서는 약 0.01%의 극미량으로 흡수되므로 심각한 독성을 나타내지는 않는다. 그러나 Hg에 methyl 기나 ethyl 기 등이 결합하여 유기수은의 형태가 되면 흡수도 잘 일어나고, 간과 신장에 심하게 축적이 될 뿐만 아니라, 혈액-뇌 관문을 비교적 용이하게 통과해서 뇌에 축적이 된다는 것이 특징이다. Methyl Hg에 의한 중독증상은 연구 초기에 작업환경에서 methyl-Hg 노출로 일어난 증례를 보고한 사람의 이름을 붙여 Hunter - Russel 증후군이라 부른다. 중독 시 처음에는 입술주변이나 사지말단의 지각이상으로 시작되어, 운동실조, 보행실조, 구음장해(構音障害), 신경무력증, 허약감, 피로감, 집중력 감소, 청력장해, 진전(tremor), 정신장해 등 신경계장해가 주로 일어난다.

1956년 일본 니이가타현에서 발생한 Minamata 병은 공장에서 배출된 폐수 중의 메칠수은으로 오염된 어패류를 그 지역 사람들이 장기간에 걸쳐 다량 섭취하여 발생한 사건이다. 또한 참치와 같은 대형어류에도 수은이 고농도로 검출되고 있고, 그 대부분이 메칠수은이라는 점에서 그 유래나 안전성에 대해 세계적으로 커다란 관심사가 되고 있다. 회를 좋아하는 일본이나 한국인이 체내 수은함량이 높다는 보고도 주목할만 하다. 수은을 많이 취급하는 노동자이거나, 또는 수은에 오염된 어패류 등을 많이 섭취할수록 체내 노출량도 증가하여 건강장해를 유발하게 되며, 수은의 사용을 적극적으로 제한해야 될 필요가 있으므로 우리나라에서도 벼농사용 유기 수은제나 기타 농약으로 유기 수은의 사용을 전면적으로 금지하고 있다.

3.5 비소 (As, arsenic)

As 화합물은 수은과 마찬가지로 그리스, 로마시대부터 건선(psoriasis) 치료제로 사용되었고, 농약, 공업용품 등 많은 용도로 쓰인다. 자연계에는 보통 3가(arsenite) 및 5가(arsenate)의 원소로서 As_2O_3 및 As_2O_5의 형태로 각각 존재한다. 모발 중 As량은 0.2~0.8 ppm 정도이고, 손톱에서는 0.08~0.6 ppm정도이다. 무기 As 화합물에 의한 급성중독은 사고, 자살 또는 집단학살 등의 목적으로 대량을 경구 섭취하였을 때 일어나는 예가 많다. 예를 들면, 1900년 영국에서 포도당 중의 비소오염으로 인하여 As가 오염된 맥주를 마시고 약 6000명의 중독환자가 발생하였던 적이 있었고 그 중 약70명이 사망하였다. 1955년 일본 오카야마현에서는 조제분유 중에 첨가하는 유질 안정제인 인산나트륨 중에 비소가 혼입되어, 이 오염된 분유를 먹은 유아들에서 중독자가 약

12,000명 정도 발생하였고, 그 중 131명이 사망하는 사고가 있었다. As의 독성은 위의 격통, 구토 및 설사 등의 소화관 장해 증상이 일어나며, 뇨량 감소나 무뇨증 등의 신장장해 증상이 일어나서 죽음에 이르는 경우가 많다.

만성중독은 흡수경로에 따라 다소의 차이는 있으나, 피부의 각질화(손톱의 흰색선)와 색소침착 등의 증상이 나타나며, 피부암이 생긴다. 중금속이 발암성이 있다는 사실은 매우 흥미있는 독성작용이라고 생각된다. 그 외에 다발성 신경염 등 말초신경 장해나 빈혈, 그리고 심혈관계나 간 장해에 의한 증상 등 많은 장기에서 영향을 볼 수 있다. As 화합물은 피부암 뿐 아니라 폐암도 발생시킨다는 것이 역학적으로도 알려져 있으며 간암의 원인물질로서 간주되고 있다.

2) 유기오염물질

3.6 PCB (polychlorinated biphenyl)

Biphenyl은 benzene 고리 두개가 연결되어 있는 구조를 가지고 있고 여기에 염소가 결합할 수 있는 장소는 전부 10곳이 있다. 그리고 상업화 되어 있는 PCB의 경우 3~6개의 염소가 결합된 것이 혼합되어 있어 이름을 단일 물질명을 쓰지 않고 'polychlorinated' 라는 용어를 사용한다. 염소가 많이 붙을수록 휘발성은 작으나, 염소수가 적은 것은 어느 정도 휘발성을 가지고 있어 PCB를 사용한 완제품의 창고나 또는 작업장에서 지속적인 노출이 문제가 될 수 있다. 그 외에 PCB는 점착성, 신축성도 뛰어나고 전기절연성이 높다. 이와 같이 화학적으로 매우 안정하고 물리적으로도 뛰어난 특징이 있으므로 공업용으로 널리 이용되었다. 가열용 매체로서 식품공업에서 쓰이는 양도 적지 않았다. 유증사건은 가열용 매체로 사용한 PCB가 식용유 중으로 새어 나와 미강유(米糠油)가 오염되어 발생한 사건이다. PCB가 문제가 되는 것은 매우 안정하고, 지방친화성이 커서 체내에 쉽게 흡수가 되고, 또한 체내에서는 거의 대사를 받지 않아 계속해서 축적이 되는 성질 때문이다. 자연계에서도 거의 분해되지 않고, 토양에 오염이 되었다가, 휘발되어 대기를 다고 이동하고, 또 다시 눈이나 비와 함께 토양이나 수계에 순환이 되기 때문에. PCB 사용과 전혀 관계가 없는 그린랜드의 오지에까지 PCB가 검출된다. 또한 그 지역의 생물들에서도 생물농축에 의하여 고차소비자로 갈수록 조직 중의 농도가 크게 증가하여, 결국은 사람들에게도 많은 양이 노출될 수 있는 위험성이 매우 크다. PCB도 뒤에 언급하였지만 내분비계를 교란하는 물질로 알려져 있어 생태계 파괴의 한 요인이 되고 있다.

PCB의 독성이 문제시 된 것은 일본에서 발생한 유증사건 이후부터이었다. 1968년 일본에서 발생한 카네미 유증사건이 바로 그 것이다. 이 사건은 식용유(미강유, rice oil)를 가열 탈취하는 공정에서 열매체로 열교환 파이프 내에 들어 있던 PCB(Kanechlor 400)가 파이프에 생긴 미세공으로부터 식용유로 유출되어 시판 제품 중에 혼입되어 이를 소비한 사람들에게서 질환이 발생한 것이다. 처음에는 비소나 기타 중금속 또는 농약 등을 원인물질로 의심하고 조사가 시작되었으나, 역학조사 및 원인식품의 화학분석을 통하여 PCB가 원인물질임이 확인되었다.

원인기름 중에는 총 염소량이 0.12% 정도였다고 보고되어 있는 것을 생각하면 얼마나 적은 양으로도 심각한 장해를 주는지를 판단할 수 있을 것이다. 환자 수는 1978년말까지 약 2000명에 이르렀고 사망자 수도 50여명 정도였다.

PCB의 급성 중독증상은 염소좌창(chloracne)이라 불리는 증상으로, 주로 얼굴과 가슴 등에 부스럼이 발생한다. PCB 제조자나 제품 취급업자들에게도 발생되어 직업병으로 인식되게 되었다. 이것이 낭종으로 되는데, 그 내부에는 각질이 들어 차게 된다. 또한 피부건조에 의한 각화가 심하게 나타난다. 또한 장기간에 걸친 색소침착이 생기게 되는데, 이는 피부만이 아니라 손톱도 검게 된다. 전신증상으로는 몸이 나른해지고 수족이 저리고 식욕이 없어지는 증상이 나타난다. 면역계에도 독성을 나타내는데, 이 때에는 면역능 저하로 인한 2차 감염이 쉽게 나타난다. 특이한 증상으로는 유증 환자인 임산부에서 태어난 신생아의 경우 전신이 검은색을 띠게 된다. 그러나 기형아의 예는 없었으며, 성장하면서 전신에 나타난 검은색이 점차 소실된다.

3.7 플라스틱 단량체

석유화학공업이 발달함에 따라 식품의 용기, 포장재, 건재 및 도료나 갖가지 가정용품, 완구, 의류, 실내용품 등의 소재로 플라스틱 제품들이 쓰이고 있다. 이들 합성 고분자 화합물에는 기능성을 향상시키기 위하여 다시 착색제, 가소제, 산화방지제, 안정제, 항균제, 항곰팡이제 또는 방염제 등을 첨가하여 각종 용도에 쓰이고 있다. 플라스틱은 아래에 기술한 여러 종류의 단량체 원료를 중합시켜 제조하는 것으로 플라스틱 자체는 단량체의 중합체(polymer)이므로 건강장해에 대한 면은 그렇게 위험하다고는 할 수 없으나, 이 단량체들을 취급하고 있는 제조공장의 노동자들은 작업장에서 노출의 가능성이 매우 높을 수가 있다. 그리고 이 단량체들은 독성이 매우 심각하여 그 독성의 종류를 기억해 둘 필요가 있다. 여기에는 널리 사용되는 플라스틱 원료들의 독성에 대하여 간단히 기술하였다.

가. Vinyl chloride : Poly 염화 vinyl 생산공장에서 이 물질에 노출이 되어 직업병으로써 골연화증이 발생한다. 이것은 염화 vinyl의 중합 반응조를 청소하는 사람들에게서 주로 나타나는 질환이다. 순환기계에 대한 질환 보고도 있으며, 간 혈관종을 유발하고, 발암성이 있는 물질이다.

나. Vinylidene chloride : 이 물질의 polymer는 poly 염화 vinyl보다 수증기의 투과가 좋다는 특성이 있어서 가정에서 많이 사용하고 있는 랩(wrap)의 원료로 사용이 되고 있으며, 신선한 식품의 포장으로 널리 사용되고 있다. 염화 vinylidene은 마취작용이 있으며, 간 장해를 일으킨다. 발암성도 의심이 되고 있다. 또 피부나 점막에도 자극을 주므로 특히 눈에 들어가지 않도록 주의해야 한다.

다. Styrene : 염화 vinyl과 더불어 대표적인 플라스틱의 원료이다. Styrene은 중합체인 plastic제품만이 아니라 monomer의 상태로 바로 분무하여 붙인 유리섬유를 이용해서 boat, 욕조 및 수조를 만드는데 쓰이고 있다. 따라서 styrene monomer에 의한 노출의 영향은 다른 monomer보다 한층 크다고 할 수 있다. Styrene의 dimer와 trimer는 뇌하수체 호르몬의 합성을 저해하는 작용이 있어 내분비계 장애물질로 분류되어 있다. 이 물질 자체는 발암성이 없으나, 대사체인 styrene oxide는 발암성이 있다.

3.8 가소제 (Plasticizer)

가소제란 플라스틱의 원료로 플라스틱을 제조하게 되면 재질이 딱딱해 지게 되는데, 여기에 첨가하여 플라스틱의 재질을 유연하게 만들기 위해 사용하는 물질을 말한다. 특히 poly 염화 vinyl에 유연성을 주기 위하여 많이 사용하고 있으며, 최고 60%를 포함하는 것도 있다. 플라스틱 제품 자체에는 식품을 오래 보관하여도 플라스틱 단량체로의 분해가 잘 일어나지 않기 때문에 건강장해의 위험성은 크지 않다고 보아도 되지만, 가소제의 경우는 플라스틱에 중합체 형태가 아니고 그대로 첨가해 주는 물질이기 때문에 식품의 보관, 가열 또는 조리과정 중에 식품 중으로 용출될 가능성이 매우 크다고 할 수 있다. 가장 널리 쓰이는 가소제로는 diethyl hexyl phthalate(DEHP)와 dibutylphthalate(DBP)가 있다. 이들은 모두 phthalic acid의 ester 형태의 구조를 가지고 있고, 지방친화성이 크고 물에 녹기 어려우며 휘발성은 작다.

이 들을 실험동물에 투여하면 최기형성이 나타난다. 그리고 내분비계를 교란시키는 물질로 분류되어 있는데, 주로 여성 호르몬인 estrogen 수용체(receptor)에 결합하여 마치 estrogen처럼 작용을 하는 특성이 있다. 가소제는 식품의 포장이나 의료기구에도 플라스틱이 널리 이용되고 있으므로 그 용출이 문제로 되고 있다. 그리고 식품들에 이 화합물이 검출이 되는 것으로 보아 건강 장해를 각별히 주의해야 할 것으로 여겨지며, 식품의 보관에 있어서 이러한 가소제들이 첨가된 플라스틱 제품의 사용을 자제해야 할 것으로 판단된다.

4. 내분비계 장애물질 (내분비계 교란물질, 환경호르몬, endocrine disruptors)

내분비계 장애물질이란 내분비계의 정상적인 기능을 방해하는 화학물질로서, 환경 중 배출된 화학물질이 사람을 비롯하여 생태계의 생명체 체내에 유입되어 마치 호르몬처럼 작용한다고 하여 환경호르몬으로도 불린다. 호르몬의 합성과정에서 부터 방출, 수송, 수용체와의 상호작용, 호르몬의 세포내 작용 및 배설에 이르기까지 호르몬의 작용 가운데 어느 한 과정이라도 영향을 줄 수 있는 물질이면, 정상적인 호르몬의 기능인 생체의 항상성 유지에 영향을 받게 되므로 내분비계 장애물질로 분류할 수 있다. 내분비계 장애물질로는 현재까지 수백 종이 알려져 있는데 대부분 산업용 화학물질이며, 그밖에 에스트로젠 기능약물, 식물에서 생산되는 식물성 에스트로젠(phytoestrogen) 등이 포함된다. 이들 내분비계 장애물질은 생태계 및 인간의 생식기능저하, 기형, 성장장애, 면역기능 장애 및 암 등을 유발하는 물질로 추정되고 있으며, 생태계 및 인간의 호르몬계에 영향을 미쳐 전세계적으로 생물종에 위협이 될 수 있다는 경각심을 일으켜 오존층 파괴 및 지구온난화 문제와 함께 세계 3대 환경문제로 등장하였다. 따라서 아직 규명되지 않은 많은 물질들이 내분비계를 교란하는지의 여부에 관한 연구가 필요한 시점이며, 지금까지의 연구 정보는 매우 제한적이라는 것을 인식할 필요가 있다.

1) 내분비계 장애물질의 특성

내분비계 장애물질은 일반적으로 합성화학물질로서 물질의 종류에 따라 저해호르몬의 종류 및 저해방법이 각각 다르다. 그리고 수많은 화학물질 중 명확하게 내분비계 장애물질로 밝혀진 것은 극히 일부분이며, 대부분의 물질이 잠재적 위험성이 있는 것으로만 알려져 있다. 생체 내에 합성되는 호르몬과 비교하여 내분비계 장애물질의 특성은, 첫째 생체 호르몬과는 달리 쉽게 분해되지 않고 안정하고, 둘째 환경 중 및 생체 내에 잔존하며 심지어 수년간 지속되기도 하며, 셋째 인체 등 생물체의 지방 및 조직에 농축되는 성질이 있다.

내분비계 장애와 관련하여 연구결과 및 그 사례가 보고된 대표적 물질로는 의약품으로 수십년간 사용이 되었던 DES, 식품이나 음료수 캔의 코팅물질 등에 사용되는 비스페놀A와 과거 농약이나 변압기 절연유로 사용되었으나 현재 사용이 금지된 DDT와 PCB, 소각장에 주로 발생되는 다이옥신류, 합성세제 원료인 알킬페놀, 플라스틱 가소제로 이용되는 프탈레이트 에스테르 및 그밖에 스티로폴의 성분인 스티렌 다량체, 선박 및 어구의 코팅제로 사용한 유기주석화합물 등이 내분비계 장애물질로 의심을 받고 있다.

2) 생태계에 미치는 영향

사람은 내분비계 장애물질에 대한 정보를 얻을 수 있기 때문에 일부

[표 2] 내분비계 장애로 의심되는 야생생물에 대한 주요 보고사례

생물		장소	영향	추정되는 원인물질
패류	고동	일본 해안	웅성화, 개체수 감소	유기주석화합물
어류	고동	영국 하천	자성화, 개체수 감소	노닐페놀
	잉어	영국 하천	자웅동체화	노닐페놀
	연어	미국 오대호	갑상선 비대형성, 개체수 감소	불명
파충류	악어	미국 플로리다주 호수	음경왜소화, 알의 부화율 저하, 개체수 감소	호수에 유입된 DDT 등 유기염소계 농약
조류	갈매기	미국 오대호	자성화, 갑상선종양	DDT, PCB류
	미국 가마우지	미국 미시간호	알의 부화율 저하	DDT, PCB류
포유류	바다표범	네덜란드	개체수 감소, 면역기능 저하	PCBs
	흰돌고래	네덜란드	개체수 감소, 면역기능 저하	PCBs
	아메리카 표범	미국	정류정소, 정자수 감소	불명
	양	호주 (1940년대)	다발성 사산, 기형발생	클로버 유래의 식물성 에스트로겐

러 이들의 노출을 회피할 수 있는 노력을 할 수 있지만 생태계의 파충류, 어류, 조류 및 포유류 등의 야생동물들에게는 매우 심각한 영향을 주어 개체수 감소 및 성(性)의 혼란 등을 야기하는 것으로 알려져 있으며, 생물종의 번식에 막대한 타격을 입힐 수 있다. 사람을 포함한 생태계에 대해 나타날 수 있는 내분비계 장애물질의 대표적인 영향으로는, 호르몬 분비의 불균형, 생식능 저하 및 생식기관 위축과 기형, 생장저해, 암유발, 면역기능 저해 및 뇌 호르몬 조절 부전에 의한 행동장애 등을 들 수 있다. 직접적인 인과관계의 규명이 어렵기는 하지만 지난 수십 년 간의 생태계에 대한 관찰 결과를 살펴보면 내분비계 장애물질의 각종 영향이 이미 생태계에서는 일어나고 있음을 알 수 있다. 내분비계 장애로 의심되는 야생생물에 대한 주요 보고사례를 정리하면 [표 2]와 같다.

3) 인간에 미치는 영향

현재까지 내분비계 장애물질의 인간에 대하여 영향을 줄 수 있는 양에 대해서는 정확히 밝혀져 있지 않지만, 내분비계 장애물질이 차세대에 미치는 영향을 예측할 수 있는 사건으로는 1962년 발생한 thalidomide 사고와 1938년에 합성되어 수백만명의 임신부들이 복용하였던 합성 에스트로젠인 DES(diethylstilbestrol)에 의한 사고를 들 수 있다. Thalidomide는 유럽과 호주 등지에서 임신부를 위한 진정제와 오심 치료제로 사용이 되었던 약이었는데, 생산이 취소될 때까지 무려 46개국에서 약 8000명의 2세들에게 심각한 기형을 초래하였다. 어떤 아이들은 어깨에 바로 손이 달린 채로 태어났고, 어떤 아이들은 다리가 없거나 아예 사지가 없이 태어난 경우도 있었다. 의학적으로 이런 경우를 '무지증(phocomelia)' 이라 부르는데, 'phoco' 는 '바다표범' 을, 'melia' 는 '사지' 를 뜻하는 그리스어에서 유래된 것이다. 이는 손이나 발이 마치 바다표범처럼 몸에서 바로 지느러미가 나와 있는 모양을 의미한다.

출생 전 thalidomide에 노출된 아이들 중 사지의 기형은 없더라도 심장과 다른 기관의 기형, 뇌손상, 귀머거리, 자폐증 및 간질 등의 증상이 공통적으로 나타났다. 이 약물은 최근 다시 주목을 받아 한센병(나병)환자의 피부증상에 사용되기 시작하였다.

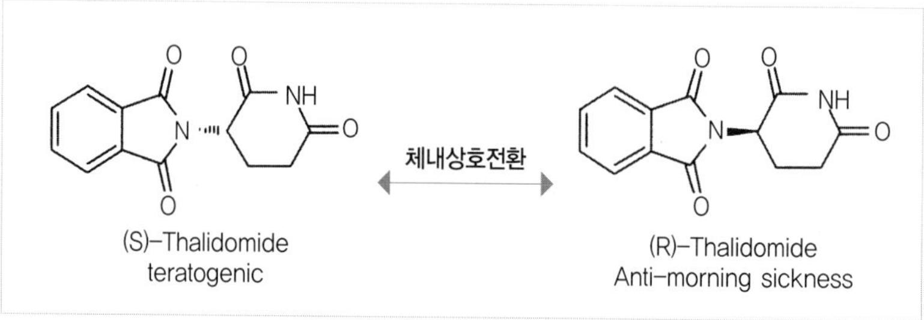

[그림 1] Thalidomide의 구조와 성질

DES는 에스트로젠 처럼 작용하는 약물로 유산과 조산을 하는 임신부들이 에스트로젠 부족 때문이라는 것 때문에 유산방지제로 처방이 되어 약 500만명의 임신부들이 복용하였던 약물이다. 나중에는 정상적인 임신부 뿐만 아니라 출산 후 모유생산의 억제, 홍조와 기타 생리 때 나타나는 증상들, 여드름, 전립선암, 어린이의 임질 등에도 의사들이 처방을 하게 되었다. 또한 어떤 병원에서는 피임약으로도 처방을 하였고, 심지어 농가에서는 가축들의 살을 빨리 찌우게 하기 위하여 닭과 소에게 먹이거나 귀나 목에 이식을 하기도 하였다. DES를 복용한 임산부에서는 영향이 나타나진 않았으나 이들의 2세에게서 생식능이 감소되었고, 딸의 경우 자궁기형, 불임, 면역기능 이상이 증가하는 사례가 발생했다. 남아에 있어서도 생식계에 영향을 주어 정류고환 및 고환 발육부전 등의 비율이 상당히 높게 나타났다고 한다.

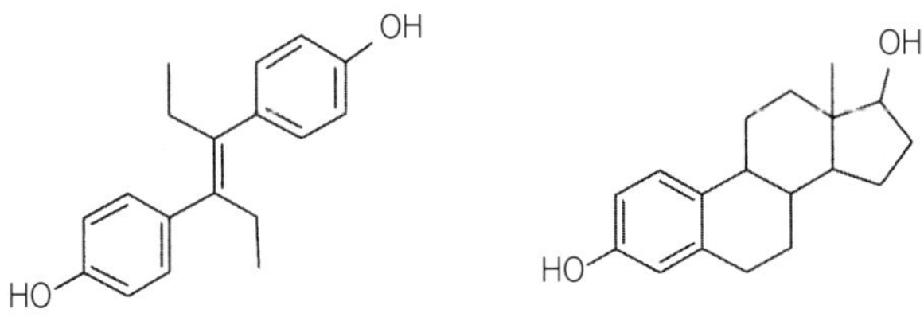

[그림 2] Diethylstilbesterol과 estradiol

덴마크에서는 1992년에 과거 50년 동안 남자들의 정자수가 반감되었다는 보고가 있었으며, 일본에서 최근 Tokyo 대학 의학부 조사에 따르면 20대 남성 34명의 정액을 조사한 결과 정자의 농도와 운동성에서 WHO의 기준을 충족시킨 사람은 1명에 불과했다. 내분비계 장애물질은 이와 같이 정자수의 급격한 감소 이외에도 정소종양(고환암)이나 요도하열과 같은 기형의 증가를 유발시키며, 여성의 유방암의 증가도 이와 관련된 것으로 보는 경향이 있다. 내분비계 장애물질에 대한 인체노출 정도를 연구하기 위해 최근에 가장 주목되는 물질로는 소각장 등에서 배출되는 다이옥신류가 있다. 쓰레기 처리 소각장에 가까울수록 그 지역 주변의 모유나 낙농장 젖소의 우유에서 다이옥신이 고농도로 함유되어 있다는 사실이 1998년 4월에 일본에서 발표되어 사회적으로 커다란 파문을 일으켰다. 내분비계 장애물질 가운데 기존 연구를 토대로 가장 많이 알려진 외인성 에스트로젠의 잠재적 인체영향을 살펴보면, 여성의 경우에는 유방 및 생식기관의 암, 자궁내막증(endometriosis), 자궁섬유종(uterine fibroid), 유방의 섬유세포 질환, 골반염증성 질환(pelvic inflammatory disease) 등이 유발되고, 남성의 경우에는 정자수 감소, 정액 감소, 정자 운동성 감소, 기형정자 발생 증가, 생식기 기형, 정소암, 전립선질환, 기타 생식에 관련된 조직의 이상 등이 나타난다. 이렇게 내분비계 장애불질에 의해 사람도 안전하지는 않으며, 이러한 물질에 세대를 통해 지속적으로 노출된다면, 결국 우리의 미래는 도둑을 맞게 되는 것이다.

4) 내분비계 장애물질의 작용기전

호르몬이 체내에서 작용하기 위해서는 보통 합성, 방출, 목적장기 내 세포로의 수송, 수용체 결합, 신호전달 및 유전자 발현 활성화 등의 과정을 거쳐 이루어진다. 내분비계 장애물질은 이러한 과정 중의 어느 단계를 저해 또는 교란함으로써 장애를 나타낸다. 호르몬은 크게 스테로이드 호르몬과 단백질 호르몬으로 나눌 수 있는데, 분자량이 적은 스테로이드 호르몬은 직접 세포 내에서 수용체와 결합하여 작용을 나타내며, 수용성인 단백질 호르몬은 세포막의 수용체와 결합하여 신호를 2차 메신저에 전달함으로써 작용을 나타낸다.

지금까지 알려진 바에 따르면, 수용체 결합과정에서의 내분비계 장애물질의 작용은 호르몬 유사(mimics), 호르몬 봉쇄(blocking), 그리고 촉발(trigger)작용 등으로 나눌 수 있다. 호르몬 유사작용이란 호르몬 수용체와 결합하여 내분비계 장애물질이 마치 정상 호르몬과 유사하게 작용하는 것으로서 대표적인 예가 합 성에스트로젠인 DES(diethylstilbe strol)이다. 이러한 유사물질은 정상 호르몬보다 강하거나 약한 신호를 전달함으로써 내분비계의 교란작용을 유발할 수 있다. 호르몬 봉쇄작용이란 호르몬 수용체 결합부위를 봉쇄함으로써 정상 호르몬이 수용체에 접근하는 것을 막아 내분비계가 기능을 발휘하지 못하도록 하는 것이다. 대표적인 예로서 DDE(DDT의 분해산물)의 경우 정소의 안드로젠 호르몬의 기능을 봉쇄하는 것으로 보고되고 있다. 촉발작용은 내분비계 장애물질이 수용체와 반응함으로써 정상적인 호르몬작용에서는 나타나지 않는 생체 내에 해로운 엉뚱한 대사작용을 유발하는 것이다. 이러한 영향으로는 암과 같은 비정상적 생장, 대사작용의 이상, 불필요하거나 해로운 물질의 합성 등을 들 수 있다. 다이옥신 또는 다이옥신 유사물질 등은 이와 같은 작용기전으로 영향을 나타낸다[표 3].

[표 3] 내분비계의 작용과정 및 내분비계 장애물질의 작용 예

호르몬 작용단계	내분비장애물질의 작용예
1. 호르몬 합성단계	스티렌다이머, 트리머 : 뇌하수체에서 호르몬 합성을 저해
2. 내분비선으로부터의 호르몬 방출단계	
3. 표적장기의 세포로 혈액을 통해 수송	
4. 호르몬수용체의 인식, 결합 및 활성화	유사작용(mimics) : DES, PCB, 노닐페놀, 비스페놀 A, 프탈레이트 에스테르 등 봉쇄작용(blocking) : DDE, vinclozolin(농약의 일종)
5. DNA의 조절부위에 결합하여 유전적발현 또는 세포분열을 조절하는 신호 발생	촉발작용(trigger) : 다이옥신류, 유기주석화합물

5) 생활환경의 관리

원천적으로는 내분비계 장애물질을 정확히 판단하여 그 위해성이

입증되면, 이들을 생산하지 못하도록 하거나, 생태계에 이미 노출된 내분비계 장애물질의 처리기술 등이 개발되어야만 하지만, 그리 쉬운 일은 아니다. 내분비계 장애물질에 대응하기 위한 일차적인 방안은 우리 인간 및 환경에의 노출을 최소한 줄이는 것으로 다음과 같은 사항을 일상생활에서 주의하면 내분비계 장애물질의 위험을 어느 정도 피할 수 있지 않을까 생각된다.

5.1 음식물 및 용기

· 지방질이 많은 육류보다는 곡류, 채소, 과일이 풍부한 식단을 선택한다.
· 전자렌지에 플라스틱 또는 랩으로 음식을 씌워 데우는 일을 삼간다.
· 과일이나 야채는 흐르는 물에 깨끗이 씻고 되도록 껍질을 벗겨서 섭취한다.
· 1회용 식품용기의 사용을 자제한다.

5.2 생활주변 관리

· 금연한다.
· 파리, 모기 등 해충 구제를 위한 살충제의 과도한 사용을 억제한다.
· 주거지 주변의 정원이나 텃밭에 농약 살포를 자제한다.
· 플라스틱 제품을 어린이가 입에 대지 않도록 주의한다.
· 폐건전지, 파손된 수은온도계, 형광등 등과 같은 유해폐기물을 적절한 방법으로 처리한다.
· 세척력이 지나치게 강한 세제의 사용을 자제한다.
· 손의 청결을 유지한다.

5.3 소비자로서의 선택

· 치아 치료 시 아말감 사용을 억제한다.
· 내분비계 장애물질(노닐페놀류)이 함유된 세제의 사용을 자제한다.
· PVC 함유 어린이용 장난감 구매를 자제하고, 가능한 한 목재 또는 천연 소재로 된 장난감을 선택한다.

5. 화학물질의 대사

질병의 치료를 목적으로 하는 약물을 비롯하여 우리의 주위에 존재하는 다양한 화학물질들을 체내 구성 물질과 대비하여 체외물질(xenobiotic, exogenous compound)이라 한다. 약물을 비롯한 체외물질은 유사한 기작을 통하여 체내에 흡수되는데, 특히 약물의 경우 흡수된 후 혈액을 타고 목표부위로 이동하여 일정시간 약효를 나타내다가 배설이 되어 약효가 사라지거나 배설된다. 이는 흡수된 약물이 간을 비롯한 여러 조직에 분포되어 있는 약물대사효소에 의하여 대사(metabolism, biotransformation)가 되면서 생성되는 대사체(metabolite)가 배설이 쉬운 화학구조로 변화되기 때문에 일어나는 현상이다. 따라서 약물의 작용을 이해하기 위해서는 체내에서 일어나는 대사과정에 대한 이해가 필수적이다. 여기에서는 우리가 일상생활에서 불가피하게 노출이 되는 약물을 비롯한 체외물질들이 체내로 들어왔을 때 일어나는 대사과정에 대하여 기술하고자 한다. 일반적으로 대사라고 하는 것은 탄수화물, 단백질 및 지질과 같은 영양원을 분해하여 에너지를 생산하거나, 또는 이들 거대분자들을 합성하는 과정을 의미하지만, 여기에서는 약물과 같은 체외물질이 체내에서 화학구조가 변화하는 현상에 국한하여 의미한다는 것을 기억하면 좋겠다.

1) 약물의 대사

생체막은 지질 이중막(lipid bilayer)으로 구성되어 있기 때문에 지방친화성이 큰 물질들은 쉽게 생체막을 통과하여 체내에 흡수가 될 수 있다. 반대로 수용성(또는 친수성, hydrophilicity)이 큰 물질은 생체막을 쉽게 통과하지 못하는 성질을 가지고 있다. 대사는 예외도 있지만 일반적으로 지방친화성이 큰 물질을 친수성이 큰 물질로 전환시키는 과정이라고 이해하면 된다. 따라서 질병을 치료할 목적으로 약물을 복용하여 약효를 나타내기 위해서는 우선 흡수되는 과정이 필요하고, 흡수된 약물은 약효가 발휘되는 조직을 비롯하여 체내 각 조직에 분포가 되며, 대사과정을 거쳐 친수성이 큰 물질로 전환되어 약효가 소실되고, 최종적으로는 대변이나 소변을 통하여 배설이 일어나게 된다.

2) 대사의 중요성

체내에 흡수된 약물이 대사와 배설이 없다면 평생 체내에 머물러 있게 되어 심각한 부작용을 유발할 것이라는 것은 쉽게 예상할 수 있다. 실제로 앞서 언급하였던 많은 환경오염물질들 중에서 건강장해를 유발하는 물질들은 지방친화성이 크고 체내에서는 거의 대사가 일어나지 않아 지속적으로 축적이 되는 성질을 가진 물질들이다. 다음의 네 가지 측면에서 대사과정이 매우 중요하다.

첫째, 약물작용의 소실이다. 대부분의 경우 약물은 그 자체가 약효를 갖고, 대사후 생성되는 대사체는 약효가 없어진다. 우리가 약물을 복용할 때, 하루 세번 씩과 같이 주기적으로 복용하도록 하는 것은 약효를 나타내는 부위에 일정농도 이상의 약물이 존재하여야만 약효를 기대할 수 있는데, 체내의 대사과정에 의하여 계속적으로 약물의 대사가 일어나게 되므로 약효를 유지하기 위해서는 정기적인 약물의 복용이 필요한 것이다. 약물작용의 소실의 예는 대부분의 약물들이 해당하고, 여기에서는 뒤에 acetaminophen(Tylenol)에 대하여 설명하였다.

둘째, 전구약물(prodrug)의 활성화이다. 일부 약물의 경우 자체는 약효가 없고, 오히려 대사 후에 생성되는 대사체가 약효를 나타내는 경우가 있다. 이러한 경우에는 만일 체내에 대사과정이 없다면 약물의 효과를 기대할 수 없게 된다. 전구약물의 활성화의 예로는 sulfa 제의 효시인 prontosil이 있다.

셋째, 독성물질(toxicant)의 활성화이다. 약물대사는 일반적으로 독성물질을 무독화(detoxication)시키는 것이 중요한 역할이지만, 경우에 따라서는 물질 자체는 독성이 없는데 대사 후에 독성을 나타내는 대사체가 생성되는 경우가 있다. 독성물질의 활성화를 예로 들면, 뒤에 설명하는 acetaminophen과 사염화탄소가 있다.

네째, 이차발암물질의 활성화이다. 발암물질은 크게 일차발암물질(primary carcinogen, direct carcinogen)과 이차발암물질(secondary carcinogen, indirect carcinogen, procarcinogen)로 구분한다. 일차발암물질은 그 자체가 발암성을 띠는 물질을 의미하고, 이차발암물질은 자체는 발암성이 없고 대사 후에 생성된 대사체가 발암성을 띠는 물질을 의미한다. 따라서 이차발암물질이 체내에 흡수되어 발암성을 띠려면 대사과정이 필수적으로 요구된다. 이차발암물질의 활성화의 예는 benzo[a]pyrene이나 aflatoxin B1 등이 있고, 뒤에 자세히 설명하였다.

3) Phase I 및 Phase II 대사

체내에서 일어나는 약물의 대사반응은 크게 제1상 반응(phase I reaction)과 제2상 반응(phase II reaction)으로 구분한다. 약물의 대사는 체액 내에서 저절로 일어날 수도 있지만 대부분의 경우 대사효소들이 관여하여 일어나게 된다.

제1상 반응은 가수분해(hydrolysis), 환원(reduction) 및 산화(oxidation) 반응을 통하여 친수성이 약한 관능기(functional group)를 도입하는 반응이며, 이 반응의 결과로 약물의 약효가 소실되고, 친수성이 약하게 증가하게 된다. 제1상 반응을 통하여 대사된 약물은 그 자체나 대사체가 배설이 되기도 하고, 경우에 따라서는 제2상 반응의 기질이 되어 계속해서 제2상 반응을 겪기도 한다.

제2상 반응은 친수성이 매우 큰 물질(예, glucuronic acid, sulfate, 아미노산, glutathione 등)을 약물에 붙여, 약물의 친수성을 크게 증가시켜 배설이 쉽게 되도록 하는 반응을 의미한다. 큰 분자를 붙이는 반응이 해당하여, 제2상 반응을 포합(conjugation) 반응이라고도 말한다.

제1상 및 제2상 반응에 대한 좋은 예는 acetaminophen(Tylenol)을 들 수 있다. Acetaminophen은 우리가 많이 사용하는 통증치료약으로, 제1상 및 제2상 반응이 모두 일어나 배설이 되는 예이다. Acetaminophen은 성인이 1회 1000 mg을 복용하는 비교적 안전한 약물이지만, 과량을 복용하게 되면 간독성과 신장독성이 나타나는 물질로, 이는 제1상 및 제2상 반응이 관여하여 나타난다. 즉, 제2상 반응인 glucuronic acid나 sulfate의 포합이 먼저 일어나면, 대사체는 친수성이 매우 커져 쉽게 배설이 된다. 그러나 제1상 반응이 먼저 일어나고 이어서 제2상 반응인 glutathione 포합이 일어나는 경우에는 약용량에서는 세포 내의

glutathione이란 물질이 반응성이 큰 제1상 반응 산물과 결합하여 배설을 시키지만, glutathione이 고갈이 될 정도로 과량의 acetaminophen을 복용했을 때에는 세포 내에서 정상적인 생리기능을 하는 단백질들에 제1상 반응의 산물이 결합을 함으로써 간 및 신장에서 독성을 유발하게 되는 것이다.

Glutathione은 아미노산 중 glutamic acid, cysteine 및 glycine이 결합된 물질로, cysteine이 -SH 기를 갖고 있어 반응성이 큰 물질과 결합하는 성질을 갖고 있다. 이러한 성질에 기인하여 체내에서 생성되는 독성 대사체들에 대하여 1차적으로 생체가 방어를 하는 매우 중요한 물질이란 사실을 기억하면 좋겠다.

4) 약물대사효소의 분포

약물을 비롯한 체외물질의 대사에 관련된 효소를 약물대사효소(drug metabolizing enzyme)라 한다. 앞서 언급한 제1상 반응에 관여하는 효소는 매우 많은 것들이 있지만 본 장에서 언급한 것으로는 cytochrome P450(P450), epoxide hydrolase(EH), prostaglandin H synthase(PHS), alcohol dehydrogenase(ADH) 및 aldehyde dehydrogenase(ALDH)가 있고, 제2상 반응의 경우 위에 언급한 각종 포합관련 효소들이 있다. 이러한 효소들을 모두 약물대사효소라 부르며, 체내의 각 조직에 다양하게 분포가 되어 있고, 그 종류도 매우 많다.

특히 척추동물의 경우 다양한 약물대사효소가 여러 조직에 분포되어 있지만, 그 중에서도 가장 많은 분포를 보이는 장기는 간(liver)이다. 간은 우리 몸에 존재하는 약물대사 기능의 90% 이상을 보유하는 곳으로 독성물질의 해독 및 약물의 대사에 가장 중요한 기관으로 생각하면 된다.

간이 약물의 대사에 절대적인 기관이기는 하지만, 간 이외의 각 기관이나 조직에 분포되어 있는 약물대사효소들도 분포되어 있는 조직의 세포로 흡수되는 물질의 대사에 상당히 중요한 역할을 할 수 있다. 간 이외에 약물대사효소의 중요성이 큰 곳으로 피부(skin), 폐(lung), 비강점막(nasal mucosa), 눈(eye) 및 위장관(gastrointestinal tract, GI tract) 등이 있다. 비록 간에 비하여 발현되는 약물대사효소의 종류 및 양이 매우 적지만 이 곳을 통하여 흡수가 되는 약물의 대사에 직접 관여하게 되므로 매우 중요하다. 예를 몇 가지 들면 마약의 일종인 cocaine을 코로 흡입하여 사용하게 될 경우 비강점막에 분포된 약물대사효소에 의하여 cocaine이 독성 대사체로 전환되어 비강점막의 괴사를 유발한다. 또한 보통 약물의 복용형태가 캡슐이나 정제와 같이 경구적으로 체내에 유입되는 경우 그 흡수가 대부분 위장관을 통하여 일어나는데, 특히 소장점막을 구성하고 있는 세포들에는 약물대사효소들이 상당량 발현되고 있어 목표 부위로 약물이 이동하기 전에 흡수과정에서 상당량이 대사과정을 겪게 된다.

5) 초회통과효과 (first pass effect)

경구적으로 체내로 들어온 약물을 예로 들면, 약효를 나타내기 위해서는 먼저 위장관에서 흡수가 일어나야 하고 흡수된 약물은 간문맥(hepatic portal vein)을 경유하여 간으로 이동하고, 다시 심장으로 가서 혈행을 타고 전신순환을 하게 되어 실제 약효를 발휘하는 조직으로 이동하게 되는 과정을 겪는다. 따라서 약물대사효소들의 발현이 많은 위장관과 간을 먼저 거치게 되므로 흡수된 약물들 중에서 상당량은 실제 약효를 발휘해야 하는 부위에 도달하기 전에 대사가 되어 약효를 소실하게 된다. 초회통과효과란 이와 같이 약물이 실제 약효를 발휘할 부위에 도달하기 전에 위장관이나 간을 통과하면서 대사과정을 거치게 되는 것을 의미한다.

6) Acetaminophen의 간독성과 대사

Acetaminophen은 앞서 언급한 바와 같이 약용량에서는 매우 안전한 약물이지만 과량을 복용하면 간에 심한 괴사(necrosis)를 유발한다. Acetaminophen의 간독성을 이해하기 위해서는 간의 해부학적인 구조를 알아둘 필요가 있다. 간은 생체를 구성하는 여러 조직들과 비교하여

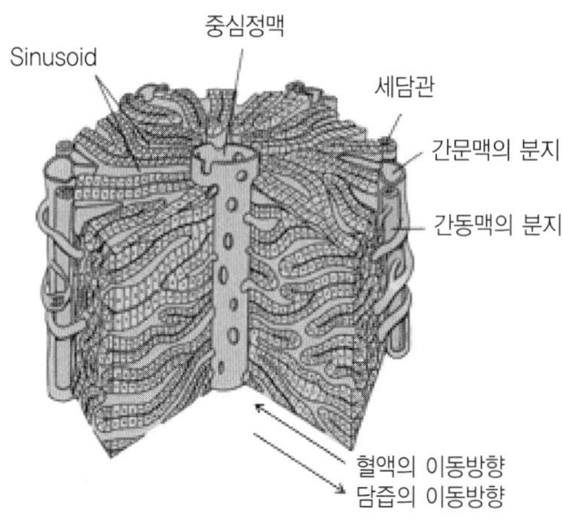

[그림 3] 간소엽의 구조

매우 특색이 있는 구조로 이루어져 있다. 간을 구성하는 기본단위를 간소엽(hepatic lobule)이라고 부르는데, 간은 이러한 간소엽이 약 50,000-100,000개 정도가 모여 이루어진 기관이다. 간소엽을 횡단하여 현미경으로 살펴보면, 6각형 모양을 하고 있고 소엽의 중심에는 중심정맥(central vein)이 위치하고 6각의 각각에는 간문맥의 분지, 간동맥의 분지, 그리고 세담관이 한 쌍으로 구성되어 있다. 간문맥은 위장관을 통하여 흡수되는 영양소, 약물, 독성물질들이 간으로 이동하는 통로의 역할을 하고, 간동맥은 심장에서 직접 간세포들에 산소를 공급하는 역할을 하고, 세담관은 간세포들이 합성하여 분비하는 담즙을 위장관으로 보내는 통로로써의 역할을 한다. 약물의 대사 및 간의 기능을 담당하는 간실질세포(hepatic parenchymal cell, hepatocyte)들은 중심정맥을 중심으로 방사상으로 위치하고 있고, 그 사이에 sinusoid(유동, 類洞)라는 공간이 있어 이 공간으로 혈액이 중심정맥쪽으로 흐르게 된다.

중심정맥에서 보면 간소엽은 크게 3부분으로 구분을 할 수 있는데, 중심정맥에 가까운 쪽을 zone 3, 중간 부분을 zone 2, 그리고 간문맥, 간동맥 및 담관의 분지가 있는 가장 바깥쪽을 zone 1으로 편의상 구분한다. 이것은 같은 소엽내의 간세포라 하더라도, 약물대사효소의 발현양상이 차이가 있어, 간독성 물질에 의해 괴사가 유발될 때에 독성물질의 대사양식에 따라 서로 다른 부위에서 독성이 유발되기 때문이다. 그 좋은 예가 유기용매로 많이 쓰이고 있는 사염화탄소와 진통제인 acetaminophen이다. Acetaminophen과 사염화탄소는 둘 다 자체는 독성이 없지만 대사후에 생성되는 대사체가 간괴사를 유발하는 물질인데, 주로 중심정맥 부위의 간세포들 즉, zone 3 부위의 간세포들에 괴사가 나타나는 특징이 있다. 이를 중심엽성 괴사(centrilobular necrosis)라 부르는데, 이는 acetaminophen이나 사염화탄소를 독성대사체로 활성화시키는 약물대사효소가 이 부위의 간세포에서 많이 발현되고 있다는 증거이다.

7) Benzo(a)pyrene의 발암성과 대사활성화

Benzo[a]pyrene은 자동차 연료 내에 존재하는 탄화수소류가 불완전 연소되면서 고온에서 많은 양이 발생하며, 고기류를 태워서 먹을 때에도 생기고, 담배연기 중에도 존재하는 발암물질이다. 그 구조는 benzene 고리가 5개가 연결되어 있어 지방친화성이 대단히 크고, 그래서 일단 체내에 흡수가 되면 축적되는 성질이 크고 배설이 쉽지 않은 물질이다. 문제는 발암성인데 이 물질은 자체는 발암성이 없고, 체내 약물대사효소에 의해 몇 단계의 대사가 진행되면 발암성 대사체로 전환이 된다. 약물대사효소에 의해 발암성이 없는 물질이 발암성 물질로 전환되는 것을 가장 잘 나타내 주는 예가 되므로 여기에 설명하기로 한다.

Benzo[a]pyrene의 대사에 관여하는 약물대사효소는 모두 제1상 반응에 속한 효소들로, cytochrome P450(P450), epoxide hydrolase(EH) 및 prostaglandin H synthase(PHS)가 관여한다. P450 효소는 주로 산소(O)를 기질에 붙여주는 산화효소로 작용하고, EH는 화학적으로 대단히 불안정한 epoxide를 dihydrodiol 형태로 무독화시키는 효소이다. 일련의 이들 효소의 작용으로 benzo[a]pyrene이 benzo[a]pyrene-7,8-dihydrodiol-9,10-epoxide로 대사되면 이 대사체가 궁극적으로 발암성을 띠게 되는데, 주로 DNA에 결합을 하여 발암성이 나타나게 되며, 주로 피부 및 폐암을 유발하는 것으로 알려져 있다. 약물대사효소는 주로 간에 존재하므로 간암이 유발되는 것으로 예측할 수 있는데, 실제로 폐암이나 피부암이 유발되는 것은 또 다른 활성화 효소인 PHS가 간 보다는 피부나 폐에 많이 발현되고 있고, 그 밖에 지질과산화나 또 다른 효소들에 의해 폐암이나 피부암이 유발되는 것이다. 이러한 예로 역시 간암을 유발하는 물질로 알려진 aflatoxin B1이 있다. 이 물질은 메주 등에 서식하는 Aspergillus 속의 곰팡이가 생산하는 독소인데, 이 역시 자체는 발암성이 없고, 대사 후에 발암성을 띠게 되며, 대사에는 P450과 PHS가 관여한다. P450은 aflatoxin B1의 간암유발에 핵심적인 역할을 하게 되며, PHS는 신장암 유발에 중요한 역할을 하는 것으로 알려져 있다.

8) 술의 대사

술은 인류가 생긴 이래, 여러 가지 필요에 의해 여러 목적으로 사용하여 온 물질이다. 술은 ethanol이 주 성분으로 ethanol의 독성도 결국 약물대사효소에 의한 것으로 이해하면 된다. Ethanol의 대사에는 alcohol dehydrogenase(ADH)와 aldehyde dehydrogenase(ALDH)가 관여하는데, 유독 동양사람들에 있어서는 술을 먹을 때 얼굴이 빨갛게 달아 오르는 사람들이 많은데, 약물대사효소의 개인차에 기인하는 현상이기 때문에 여기에서 그 기작에 대하여 설명하고자 한다.

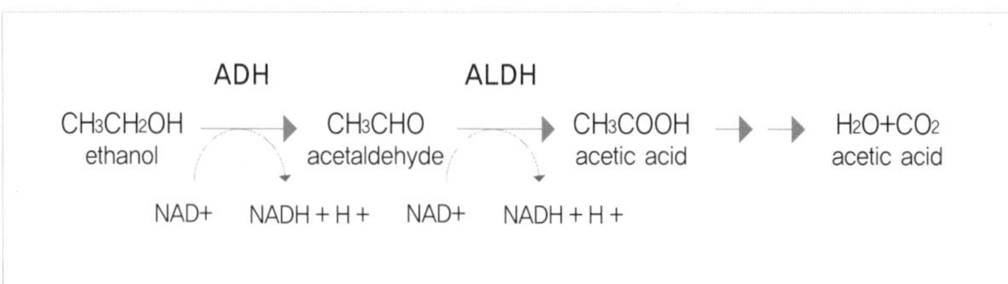

[그림 4] 술의 대사 과정

Ethanol의 대사는 먼저 ADH에 의해 acetaldehyde가 되고, 다시 ALDH에 의하여 초산(acetic acid)으로 전환된 다음, 몇 단계의 대사를 더 거쳐 최종적으로는 물과 이산화탄소로 분해가 된다. 여기에서 ADH는 두개의 polypeptide가 결합되어 효소로써의 작용을 하게 되는데, ADH를 구성하는 subunit로는 α(alpha), β(beta), γ(gamma), π(pi) 및 χ(chi)의 다섯 가지가 있고, βsubunit는 β1, β2 및 β3로 구분되고, γsubunit는 γ1 및 γ2로 구분되어 총 8가지의 subunit가 존재하며, ADH로써의 역할을 위해서는 같은 subunit나 다른 subunit가 각각 2개가 결합하여야만 한다. 이들의 조합이 여러 개가 존재할 수 있는데, 어떻게 조합이 되느냐에 따라 ethanol을 acetaldehyde로 대사시키는 속도에 있어 큰 차이를 보이게 된다. 그 중 β2 subunit 두개 또는 β2 subunit 한 개와 다른 subunit 한 개로 되어 있는 ADH는 특별히 다른 조합에 비하여 ethanol을 acetaldehyde로 대사시키는 속도가 매우 빠른 특징이 있는데, 동양 사람들의 약 85%가 이러한 형태의 ADH를 소유하고 있어 ethanol이 체내에 흡수될 때, 빠른 속도로 acetaldehyde로 전환을 시킨다. 이러한 ADH를 다른 형태와 구분하여 atypical ADH(비정형 ADH)라고도 부른다. 서양인들은 이러한 특이한 ADH를 갖는 빈도가 매우 적다.

Acetaldehyde로 전환되면 ALDH에 의하여 초산으로 계속 대사가 일어나 술이 깨지만 동양인들의 약 절반 정도는 유전적으로 ALDH의 활성이 매우 적어 acetaldehyde를 더 대사시키지 못하게 되는 현상이 벌어지는데, 결국 ethanol의 독성은 acetaldehyde 때문에 일어나게 되는 것이다. 반면, 서양인들에 있어서 ALDH의 유전적 결함의 빈도가 매우 적다. Acetaldehyde는 말초 혈관을 확장시켜, 얼굴을 비롯한 피부에 발적현상을 유발하게 되고, 또한 오심, 구토, 두통 등의 증상이 나타나게 하며, 이러한 현상을 flushing syndrome이라 부른다. 따라서 동양인들에 있어 술을 마실 때, 얼굴이 붉어 지고 두통 및 구토를 호소하게 되는 것은 ethanol의 대사에 관련된 ADH 및 ALDH 모두가 문제가 되어 나타나게 되는 것이다.

여기에서 술의 대사와 관련하여 몇 가지 더 알아둘 것은 다음과 같다. 먼저 알콜 중독자 치료제로 사용하는 약물인 disulfiram(Antabuse)이다. Disulfiram은 ethanol 대사 중 ALDH를 선택적으로 억제하는 약물이다. 따라서 술을 조금만 마셔도 disulfiram을 복용하게 되면 flushing syndrome을 유발하게 되어 물리적으로 술을 못 먹게 만드는 약물이다. 다음에 기억해 둘 것은 methanol과 ethylene glycol이다. methanol은 술인줄 알고 마시다가 실명을 하게 되는 물질이고, ethylene glycol은 자동차의 부동액으로 사용하는 물질인데, 이 두 물질에 의한 중독사고가 심심치 않게 일어나게 되는데, 중독자들의 치료 목적으로 술을 먹이게 된다. 이것은 이 두 물질도 자체가 독성을 일으키는 것이 아니고 대사 후에 독성을 나타내는데, 대사에는 역시 술과 마찬가지로 ADH가 관여하기 때문이다. 그런데 이 두 물질 보다는 ethanol이 ADH에 대한 친화성이 크므로 이들에 의해 중독이 되었을 때 술을 먹이게 되면 이들의 대사활성화가 억제되므로 중독증상을 피할 수 있는 것이다.

9) Torsades de Pointes(심실부정맥)와 약물상호작용

약물을 복용할 때 주의하여야 할 점은 약물들 간의 상호작용이다. 이는 주로 약물대사효소에 의한 대사 때문에 일어나는 현상으로, 두 약물을 동시에 복용할 때 한 약물의 대사로 인하여 다른 약물의 대사에 이상이 생길 때 대사 되지 못한 약물에 의한 부작용이 유발될 수 있다. 또는 두 약물 중 한 약물이 다른 약물의 대사에 관련된 약물대사효소의 발현을 유도(induction)시키면 다른 약물의 대사가 정상 상태보다 빨리 진행이 되므로 소기의 치료효과를 거둘 수가 없게 된다. 따라서 여러 약물을 동시에 복용하게 되는 경우에는 약물상호작용에 대한 정보를 약사를 통하여 지도를 받는 것이 바람직하다. 여기에서는 약물상호작용의 한 예를 항히스타민제의 일종인 terfenadine(Seldane)을 예로 설명하였다.

Terfenadine은 항히스타민제 중 졸립지 않은 약물로 국내에서는 몇 년전까지지도 시판이 되었던 약물이다. 항히스타민제를 복용할 때 보통 잠이 오는 부작용을 경험하게 되는데, 이는 항히스타민제가 약효부위에 작용할 뿐만 아니라 뇌로 이행하여 뇌에 있는 히스타민 수용체와 상호작용하여 졸린 현상이 나타나게 되는 것이다. Terfenadine은 자체는 약효가 없고 체내에서 약물대사효소에 의하여 대사가 되어야만 약효를 발휘하는 전구약물(prodrug)의 일종으로 약효를 발휘하는 대사체는 뇌로 이행하는 성질이 없어 졸린 현상이 나타나지 않는 것이다. 문제는 이 약물 자체는 상관이 없지만 항진균제의 일종인 ketoconazole, itraconazole 및 erythromycin과 같은 약물을 동시에 복용할 때 나타나는데, 이러한 약물은 terfenadine을 약효를 나타내는 대사체로 대사시키는 약물대사효소를 억제하는 성질이 있다. 그 결과 대사가 일어나지 않으므로 terfenadine의 약효인 항히스타민 작용은 나타나지 않게 되고, 오히려 대사되지 못한 원약물의 혈중 농도가 높은 상태로 계속 유지가 된다. 그리하여 Terfenadine 자체에 의해 심근의 수축에 관련된 기구가 오히려 영향을 받아 심장의 부정맥이 나타나는 심각한 부작용을 초래하게 된다.

위의 예 외에도 많은 경우에 여러 약물을 동시에 복용할 때 약물들

간의 상호작용에 의하여 예기치 못한 부작용이 나타날 수 있으므로 꼭 전문약사의 복약지도를 받아야만 이러한 부작용을 사전에 방지할 수 있다.

10) 유전적 다형성(genetic polymorphism)과 약물대사

지금까지 계속 약물의 대사에 관련된 약물대사효소를 설명하였는데, 마지막으로 다루고자 하는 내용은 약물대사효소의 유전적 다형성에 관한 것이다. 유전적 다형성이란 약물대사효소의 아미노산 배열이 모든 사람에 있어 완전히 동일한 것이 아니고 유전적인 배경에 의하여 약간씩 차이가 있다는 것이다. 이러한 아미노산의 배열의 차이가 약물대사효소의 활성에 전혀 영향을 끼치지 않는 경우에는 큰 문제가 생기지 않지만 만일 약물대사효소의 활성부위나 또는 효소 활성에 중요한

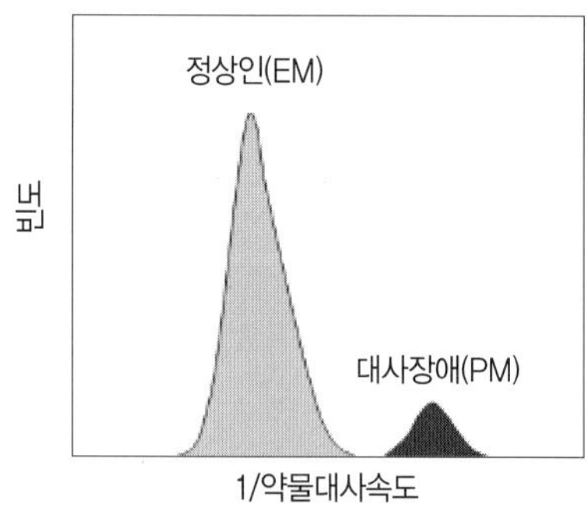

EM, extensive metabolizer; PM, poor metabolizer

[그림 5] 약물대사능의 분포

위치에서 차이가 있으면 효소의 활성도가 심하게 영향을 받을 수 밖에 없다. 그렇다면 대사에 관련된 효소의 장해로 인하여 약물의 부작용이 일어날 수 있게 된다는 것은 쉽게 예측할 수 있을 것이다. 약물대사효소의 유전적 다형성으로 인한 약물의 부작용 발생 예는 많이 있지만 여기에서는 분만촉진제로 사용하는 sparteine을 예로 들어 설명하고자 한다.

임산부가 아기를 분만할 때 정상적인 경우에는 자궁수축 호르몬인 oxytocin이 분비되어 자궁을 수축시켜 준다. Sparteine은 이러한 oxytocin과 같은 자궁수축 작용을 갖고 있는 약물로써 유도분만을 목적으로 분만 시에 사용하는 경우가 있다. 그런데 문제는 sparteine도 자체는 자궁 수축효과가 있고 대사 후에는 이러한 작용이 없어 일정 시간 동안은 자궁 수축효과를 통하여 분만을 촉진하고 이후에는 대사가 되어 약효가 없어져야 하는데, 서양 백인여성들의 약 10% 정도가 sparteine의 대사에 관여하는 효소가 유전적으로 결핍되어 있어 이러한 여성들에게 이 약물을 투여하게 되면 지속적으로 자궁을 수축하게 되어 사산을 초래하는 위험성이 있다. 또 다른 약물로는 항고혈압제인 debrisoquine을 들 수 있다. Debrisoquine도 sparteine과 마찬가지로 자체는 약효가 있고 대사체는 약효가 없는데, 이 약물의 대사에 관련된 효소를 유전적으로 갖고 있지 못하면 혈압을 떨어뜨리는 작용이 계속해서 나타나게 되므로 저혈압에 의한 쇼크가 나타날 수 있다.

이렇게 약물대사효소의 유전적 다형성은 약물에 의한 예기치 않은 부작용을 나타내는 근간이 되는 현상으로 이해하면 된다. 약물대사효소의 종류가 매우 다양하지만 유전적 다형성에 관한 각 개인별 정보를 모두 알게 된다면 약물의 효과를 최대화하면서 예기치 낳은 부작용을 최소화할 수 있는 개인별 투약용량을 실현할 수 있을 것이다. 즉, 지금까지는 모든 사람이 똑 같은 약용량으로 약물을 복용하게 되므로 특정 한 집단에 있어서는 예기치 않은 부작용이 초래될 수 있는 위험성이 항상 내재되어 있었지만 개인별로 약물대사효소에 관한 정보를 정확하게 파악한다면 이러한 부작용을 피할 수 있을 것이다. 현재 약물대사효소의 유전적 다형성에 관한 연구가 활발히 진행되고 있는 점을 감안하면 우리 세대가 지나가기 전에 개인별로 맞춤형의 약물과 투약용량을 결정할 수 있는 날이 올 것으로 판단된다.

참고문헌

1. 한국약학대학협의회 위생약학분과회, 위생약학, 도서출판 신일상사, 2009.
2. Theo Colborn 등, Our Stolen Future(도둑맞은 미래), 권복규역, 사이언스북스, 1997.
3. 영남대학교 부설 약품개발연구소, 약과 건강, 영남대학교 출판부, 2002.
4. Curtis D. Klaassen, Toxicology, McGraw-Hill, 2001.

Chapter

04 약효의 인식

박필훈

1. 총론

1) 의약품(약물)의 정의

약물은 영어로 "Drugs" 또는 "Medicines" 등으로 쓰이며 넓은 의미로 "인체의 구조나 기능에 영향을 미치는 모든 성분"을 의미하나 실제로는 "인체의 질병을 진단(diagnosis), 치료(treatment), 예방(prevention) 또는 증상의 완화(pain relief)의 목적으로 사용하는 물질"을 의미한다. 즉, 약물에는 질병 치료의 목적으로 사용되는 다양한 화학적 및 생물학적 제제가 포함되며 이외에 질병의 진단목적으로 이용되는 각종 진단제제, 질병예방의 목적으로 이용되는 백신(vaccine) 그리고 질병으로 인한 증상의 경감에 이용되는 진통제(analgesics, pain killers)등이 포함된다.

모든 약물은 이러한 순기능적 목적 이외에 기본적으로 기대하지 않았던 작용, 즉 부작용(adverse effects, side effects), 또는 독작용을 수반한다. 따라서 약물은 적정한 방법에 의하여 사용할 때 양약(良藥)의 작용을 유발하나 사용원칙에서 벗어나게 되면 신체에 해를 주는 독으로 돌변하는 양면성을 가지고 있다. 인체에 미치는 약물의 작용은 사용방법, 사용량 등에 의하여 결정되며 약물의 작용에 대한 자세한 설명은 뒷부분에서 언급하기로 한다.

2) 의약품의 명칭

우리가 사용하는 모든 의약품에는 일반적으로 화학명, 일반명, 상품명 등 세 가지 명칭이 존재한다.

첫째, 화학명(chemical name)은 의약품의 화학구조에서 유래하는 명칭으로 의약품의 기술적인 명명을 의미하며 일반적으로 의약품의 화학명은 미국 화학회의 명명법등이 이용된다. 예를 들어 진통제로 널리 이용되고 있는 타이레놀의 화학명은 N-aceryl-p-aminophenol이다.

둘째, 일반명(generic name)은 의약품의 기본활성 물질에 대한 공식적인 약물명 으로서 의약품의 명명에 널리 이용된다. 일반명의 명명은 세계 각국에 위원회가 있어서 일반명을 정하며 아세트아미노펜(acetaminophen)이 타이레놀의 일반명이다.

셋째, 상품명(brand name)은 등록상표와 같은 것으로 의약품을 제조한 제약사에 의하여 붙여지며 대개는 쉽게 부를 수 있고 기억되기 쉬운 명명을 이용한다. 화학명, 일반명이 같은 경우에도 제약사가 다른 경우 다른 이름의 상품명을 가질 수 있다. 타이레놀은 acetaminophen 성분(일반명)을 함유하는 해열진통제 상품명이다. 타이레놀 이외에도 예를 들어 AIDS의 치료제로 이용되는 약물인 zidovudine(일반명)은 화학명이 3-azido-3-deoxythymidine이며 상품명은 retrovir이다.

3) 의약품의 종류

현재 사용되고 있는 의약품은 분류기준에 따라 여러 가지 방법으로 분류될 수 있다. 예를 들어, 의약품의 안전성 및 처방전 유무에 따라 의사 및 치과의사의 처방전에 의하여 투약될 수 있는 전문의약품과 안전성이 어느 정도 입증되어 처방전 없이 투약될 수 있는 의약품인 일반의약품으로 분류될 수 있다. 또한, 사용되는 의약품의 원료물질에 따라 천연물의약품,, 합성의약품, 생물의약품 등으로 분류될 수 있으며 본 장에서는 의약품의 원료물질에 따른 분류방법을 중심으로 의약품의 종류에 대하여 살펴보기로 한다.

3.1 천연물의약품

천연물의약품은 위 세 가지 의약품 중 인류가 가장 먼저 이용한 의약품이다. 천연물(natural product) 이란 자연계에서 얻어지는 식물, 동물, 광물 및 미생물과 이들의 대사산물을 일컬으며 천연물의약품은 천연물을 의약품으로 사용하기 위하여 이들을 절단, 분쇄, 추출 등의 간단한 가공을 통해 그 본질을 변화시키지 않은 상태의 천연물, 또는 이들로부터 약효성분을 추출하여 사용하거나 정제를 만들어 사용하는 것들의 통칭으로 생약제제(herbal medicinal product), 식물의약품 (botanical drug)등으로도 불린다.

현재 사용되고 있는 많은 약물들은 역사적으로 천연물을 기원으로 하고 있다. 예를 들어, 버드나무의 껍질을 다려먹을 경우 진통, 해열 작용이 나타나며 이러한 작용을 유도하는 성분이 살리실산(salicylic acid)으로 밝혀졌으며 이 후 이를 기원으로 진통, 해열제의 대명사격인 아스피린(aspirin, acetylsalicylic acid)이 개발되었다. 이외에도, 양귀비꽃에서 추출되어 진통작용이 강력한 모르핀(morphine), 인도사목에서 추출된 혈압강하 작용이 뛰어난 reserpine등이 개발되어 현재 의약품으로 사용되고 있으며 이외에 현재 사용되고 있는 천연물 유래 의약품은 다음과 같다[표 1].

[표 1] 현재 사용되고 있는 천연물 유래 의약품

약물명	천연물명	용도
Scopolamine	미치광이풀	부교감신경차단제
Digoxin	디기탈리스	강심제
Ephedrine	마황	천식약
Ergot	맥각	자궁수축제
Quinine	키나	말라리아치료제
Vinblastin, vincristine	일일초 (Vinca Rosea)	항암제
Anthraquinone	대황	하제

천연물은 자연에서 생산되며 존재하기 때문에 부작용이 없거나 매우 적은 것으로 일부 인식되고 있으나 그러한 주장은 분명한 근거를 찾기 어렵다. 천연물은 앞서 언급한 약효를 나타내는 생리활성 물질 이외에 부작용(또는 독작용)을 유발하는 물질을 함유할 수 있으며 실제로 인체에 치명적인 독성을 나타내는 천연물질들이 다수 발견되고 있다. 또한, 천연물에서 발효, 정제, 추출과정으로 얻는 의약품은 대량생산이

어렵기 때문에 의약품 공급이 절대적으로 부족하게 되며 이로 인하여 많은 사람들이 사용할 수 없는 문제점을 가지게 되었다.

3.2 합성의약품

천연물의약품의 부작용 및 대량생산이 어려운 문제점을 극복하기 위하여 많은 의약품들이 현재 합성의약품((chemical) synthetic drugs)으로 개발되어 사용되고 있다. 합성의약품은 질병 치료에 효과가 확인된 천연물의 생리활성 물질만을 화학적 합성 방법을 통하여 대량으로 생산한다. 따라서 천연물에 함유되어 부작용을 유발할 수 있는 물질을 제거할 수 있으며 또한, 대량생산을 통하여 싼 값에 의약품 공급을 가능하게 하였다.

앞서 언급한 대로 해열진통제로 널리 이용되고 있는 아스피린(aspirin)은 버드나무 껍질의 진통, 해열 성분인 살리실산에서 유래하였다[그림 1]. 살리실산은 해열, 진통작용은 뛰어난 대신 복용하기에 맛이 아주 좋지 않은 단점이 있다. 아스피린(아세틸살리실산)은 살리실산에 아세틸기가 첨가된 화합물로 살리실산과 마찬가지로 해열, 진통 작용이 매우 뛰어나며 또한, 살리실산에 비하여 맛이 훨씬 개선되었으며 화학적 합성을 통하여 대량생산되고 있다.

현재 사용되고 있는 다수의 의약품은 합성의약품에 해당한다. 합성의약품은 대량 생산으로 값싸게 의약품을 공급함으로써 많은 사람들이 현대 의학의 혜택을 직접 체험할 수 있도록 해주었으며 천연 의약품에 함유되어 있는 불필요한 성분에 의한 부작용을 제거하고, 또한 이로 인하여 약물의 정확한 생리 기능을 이해할 수 있도록 하였다. 그러나 합성의약품도 누구에게나 만병통치의 영약은 아니다. 예를 들어, 아스피린도 심각한 위장 장애를 일으키며, 현재 합성의약품에 의하여 발생하는 부작용을 경감시킬 수 있는 방법에 관한 다양한 연구가 활발히 진행되고 있다.

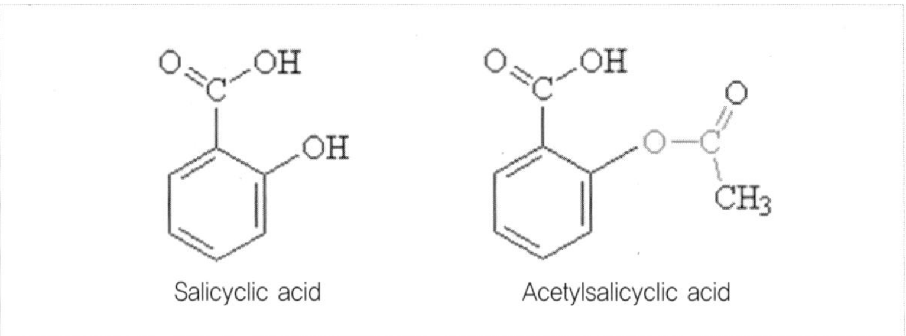

[그림 1] 살리실산과 아세틸살리실산의 구조

3.3 생물의약품

최근에는 화학적으로 합성이 가능한 비교적 단순한 구조의 생리활성 물질 (chemical substances) 대신 생리적으로 합성된 제제를 개발하여 의약품으로 이용하고 있다. 이러한 의약품을 생물의약품(또는 바이오 의약품, Biodrugs)이라 하며, 생물의약품은 분자생물학적, 생명 공학적 및 세포생물학적 기법을 제약 산업에 응용하여 개발된 의약품으로 합성의약품에 비하여 상대적으로 고분자량이며 복잡한 구조를 가지고 있으며 대체로 불안정한 특징을 지니고 있다[표2].

현재, 사균 또는 약독화된 균을 이용하여 개발된 백신 등 생물학적 제제, 유전공학 기술을 활용하여 개발한 합성인슐린등 유전자제제, 단일클론항체 (monoclonal antibody)등의 단백질의약품 제제가 이용되고 있다. 여기에 덧붙여, 최근에는 세포배양, 유전자 재조합, 복제 등의 기술이 비약적으로 발전하면서 합성혈액, 유전자 치료제, 합성조직 등 새로운 바이오의약품의 개발이 급속도로 진행되고 있다. 이에 따라, 의약품산업에서 생물의약품의 비중은 급속도로 증가하고 있으며 (합성의약품등) 기존 의약품으로 치료가 어려웠던 질병의 치료를 가능케 할 것으로 기대를 모으고 있다.

그러나 기존 불치병의 치료를 가능케 할 것으로 기대를 모으는 첨단 생물의약품의 개발은 아직도 해결해야 할 많은 과제를 남겨두고 있다. 예를 들어, 의약품의 가격이 상대적으로 매우 높으며, 첨단 생물의약품의 개발에 유전자기술, 복제기술 등 윤리적으로 문제가 될 수 있는 기술들이 많이 관여하므로 제품개발의 의욕에 앞서 생명의 존엄성이 위협받는 상황이 발생하지 않도록 할 수 있는 높은 윤리의식도 요구되고 있다.

[표 2] 합성의약품과 생물의약품의 비교

	합성의약품	생물의약품
유래(기원)	화학적 합성	살아있는 세포등 생물제제
분자량	저분자 (〈1,000 Da)	거대분자 (〉10,000Da)
구조	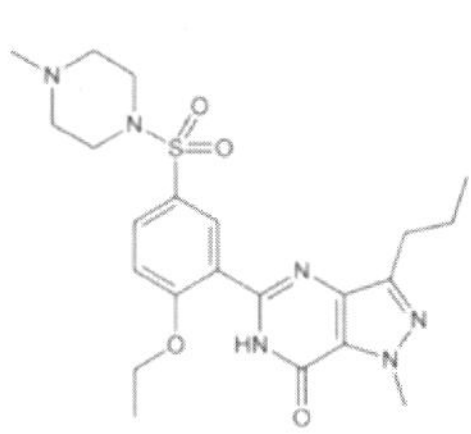	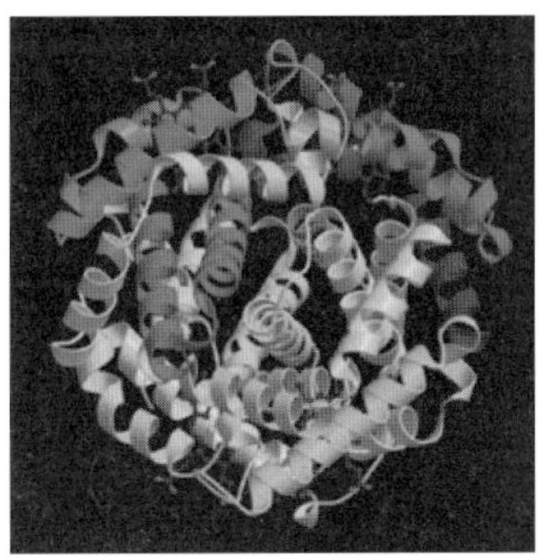

2. 약물의 체내 이동 및 변환과정

약물은 인체에 투여된 후 약물에 의한 기대 효과를 발현하기 위하여 흡수(absorption), 분포(distribution), 대사(metabolism), 배설(excretion)등의 일련의 변화 과정을 거친다. 이러한 과정은 동일한 약물에서도 나이, 성별, 인종 등 다양한 요소에 따라 개개인에 따라 매우 다르게 나타나며 이러한 과정의 변동은 바로 약효에도 중요한 변동을 초래한다. 따라서 위 과정은 중요한 약효조절인자로 인식되고 있으며 이에 대한 연구 분야를 약물동력학(동태학) (pharmacokinetics)이라 하며 본 장에서는 각 단계의 특징을 간략히 살펴보고자 한다.

1) 흡수

투여된 약물이 특정한 병소부위에서 치료효과를 나타내려면 먼저 투여된 약물이 흡수되어야 하며 약효를 나타내는데 필요하고도 충분한 약물의 농도가 병소부위에 공급되어야 한다. 일반적으로 혈액은 모든 조직에 공급되고 있으므로 혈중의 약물농도가 약물의 작용부위의 농도와 거의 같은 것으로 생각된다. 즉, 흡수(absorption)는 투여된 약물이 순환혈액 중으로 들어가는 과정으로 경구투여 된 약물의 경우 대개 소장에서 흡수된다. 약물이 고효율로 흡수되기 위해서는 복용된 약물이 위장이나 장에서 분해되지 않고 약효를 지닌 상태로 흡수되어야 한다. 이를 위하여 흡수를 저해하는 다른 약물이나 음식물을 같이 복용하는 것을 자제해야한다.

약물의 흡수율은 약물의 투여방법(administration routes)에 따라 다르게 나타난다. 약물의 투여방법은 크게 경구투여와 비경구투여로 분류되며 비경구투여 방법에는 다시 주사제(정맥, 근육, 피하주사등), 피부 및 점막투여(설하, 구강, 비강, 점막, 직장, 결막등), 흡입마취제등이 있다. 또한, 약물의 흡수는 세포막을 통하여 이루어지는데 대체로 지용성이 높을수록 그리고 분자량이 작을수록 세포막을 잘 통과하게 된다.

2) 분포

다음 단계로, 흡수된 약물은 혈액을 통하여 병소부위에 공급되는데 이와 같이 순환혈액 중으로 흡수된 약물이 작용부위까지 이동하거나 전신에 퍼지는 과정을 분포(distribution)라 하며 분포 과정 역시 다양한 요소에 의하여 영향을 받는다. 예를 들어, 약물은 albumin 등 혈액중의 단백질(plasma protein)과 결합하며 결합정도에 따라 약물의 분포과정은 영향을 받는다. 또한, 혈액뇌관문 (blood brain barrier), 태반관문(placental barrier)등 체내 특정부위에 관문이 존재하여 뇌, 태반 등 인체 내 특정부위에 약물의 분포는 제한을 받게 된다.

3) 대사

분포과정을 거친 약물은 작용부위에서 약효를 발현한 후 화학적 변화를 통하여 약리학적 작용이 경감 내지는 소실하게 되는 대사과정(metabolism)을 거친다. 대사과정은 일종의 해독(detoxification) 과정으로 주로 간에서 일어나며 대개는 지방용해도가 낮아진 극성물질(polar compound)로 변화되어 체외로 배설이 용이하게 되는 과정을 거치게 되며 산화(oxidation), 환원(reduction) 또는 축합(conjugation)등의 과정이 이에 해당된다.

4) 배설

마지막으로 약효에 영향을 줄 수 있는 인자는 약물의 배설상태를 들 수 있다. 배설(excretion)은 체내에 투여된 약물이 뇨, 땀, 유즙, 타액 등을 통하여 체외로 빠져나가는 과정으로 약물의 배설을 억제할 경우 보다 높은 농도의 약물이 생체 내에 머무르게 된다. 쉽게 용해되는 화학물질은 주로 신장을 통하여 요로 배설되며 섬유질 등은 위장관을 통하여 대변으로 배설되며 이외에도 폐, 피부, 타액 등을 통하여 미량이 체외로 빠져나간다.

3. 효능약과 길항약

약물은 투여된 후 체내에 흡수된 후 작용부위에 도달하여 수용체(receptor)라 불리는 특정 단백질과 결합하여 약효를 발현하며 이 때 약물이 각각의 수용체와 결합하여 나타나는 작용의 종류에 따라 효능약(agonist), 길항약(antagonist)으로 분류된다.

효능약은 수용체와 결합한 후 수용체의 활성화에 의하여 매개되는 고유작용을 나타내게 한다. 예를 들어, acetylcholine은 심장에서 콜린성 수용체 (cholinergic receptor)와 결합하여 심장박동수를 감소시키는 콜린성 효능제이다. 반면에, 약물이 특정 수용체와 결합은 하지만 생리활성이 없는 약물, 즉 고유작용을 매개하지 못하며 다만 효능약이 수용체와 결합하는 것만 방해하여 효능약의 작용을 저해하는 약물을 길항제(antagonist)라 한다. 길항제는 효능약과 길항약이 서로 같은 수용체에 작용하고 효능약의 용량을 증가 시 길항작용이 상쇄되는 경우 상경적 길항제 (competitive antagonist)라 하며, 길항역이 효능약의 결합부위와 다른 부위에 결합하여 효능약의 약리작용을 저해하며 효능약의 용량을 증가해도 길항작용이 상쇄되지 않는 경우 비상경적 길항제(noncompetitive antagonist)라 한다. 한편, 수용체와 결합하여 작용을 일으키나 그 약물이 일으킬 수 있는 최고 효능이 다른 효능제(full agonist)보다 약한 경우가 있으며 이런 경우 약물은 부분 효능제(partial agonist)라 한다.

4. 약물부작용

약물은 인체에 투여 된 후 질병의 예방 및 치료에 필요한 작용을 나타내며 이는 약물작용의 일반적 개념 (순기능)으로 이를 치료 작용 또는 주작용이라 한다. 그러나 모든 약물은 이러한 주작용 이외에 본질적으로 기대하지 않은 작용 또는 해로운 작용을 유발하는데 (역기능) 이를 부작용(adverse effects, side effects)이라 한다.

약물 부작용은 널리 알려져 있고 자주 경험하며 많은 약물에서 예견되는 반응이다. 예를 들어, 알러지 증상 경감 등에 이용되는 항히스타민제는 복용 후 졸음을 유발할 수 있으며 진통 작용을 위하여 사용되는 모르핀의 경우 지사작용 및 호흡마비 등을 유발할 수 있다. 이외에도, 많은 약물에서 위장장애, 과민반응 등 비교적 가벼운 약물 부작용 증상으

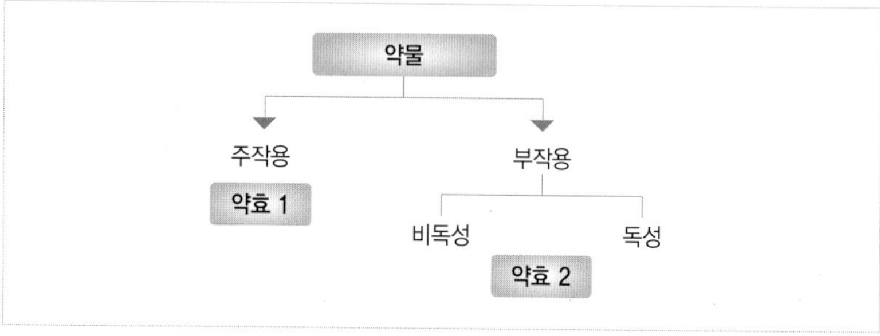

[그림 2] 약물 작용의 예

로부터 심한 경우 실신, 혼수, 사망에 이르기까지 다양한 약물 부작용 증상이 나타날 수 있다. 이와 같이 모든 의약품은 양면성을 지니고 있으며 의약품 부작용의 발현은 인종, 나이, 성별, 혈액형, 식습관 등에 따라 상이하게 발생하며 동일인의 경우에도 건강상태, 신체조건, 복용량, 복용시간 등에 따라 다르게 발생할 수 있으므로 모든 의약품을 투여하는 경우에는 부작용 발생에 각별한 주의를 기울여야 한다.

5. 약물복용 시 주의사항

1) 임산부와 약물복용

임신기간 중 여성들은 성호르몬 분비상태의 변화 등으로 인하여 생리상태가 비임신기 때와 매우 다르다. 보고된 바에 의하면 임산부는 심박출량, 신혈류량, 혈장량, 체내수분율 등이 상승하며 혈장알부민의 양이 감소되므로 임신시간 중 약물사용에 특별한 주의가 필요하다. 또한,

투여된 약물이 태반관문을 통과하여 태아에 영향을 미칠 수 있으므로 약물투여에 각별한 주의가 필요하다. 특별히, 임신 초기에는 태아의 모든 기관이 분화, 형성되는 시기로 이 기간 동안에 무분별한 약물의 투여는 다발적으로 복합 기형이 발생할 가능성이 있으며 심한 경우 자연유산을 초래할 수 있으므로 이 기간 동안에 약물 투여는 특별히 각별한 주의가 요구된다.

임신기간 동안에 투여되어 태아에 부작용을 일으킨 대표적인 약물로 thalidomide가 있다. 이 약물은 수면진정제 및 임산부의 입덧 방지용으로 "콘탈간" 이란 상품명으로 1950년대 독일의 한 제약회사에 의하여 개발된 약물이다. 그러나, 이 약물은 복용 후 태반관문을 통과하여 태아의 혈관형성을 억제하고 이로 인하여 이 약물을 복용한 임산부들이 팔다리가 없거나 매우 짧은 기형아를 세계적으로 약 12,000명을 분만하는 커다란 문제를 야기하였으며 1960년대 초반에 사용이 금지되었다. 이로 인하여 임산부에 발생할 수 있는 약물의 독성검사 필요성이 크게 대두되었으며 이 외에도 전반적으로 의약품 부작용에 대한 경각심이 크게 고취되었다. Thalidomide 이 외에도 임신기간 중 복용 시 태아에 기형을 유발할 가능성이 있는 약물이 다수 보고되고 있으므로 앞서 언급한 대로 임신기간 중 약물의 복용은 특별한 주의가 요구된다.

2) 소아환자와 약물복용

소아환자는 연령에 따라 신생아(neonate, 일반적으로 생후 1 개월), 영아 (infant, 생후 1 개월 - 12 개월), 어린이(child), 청소년(adolescent) 등으로 분류하며 연령, 체중, 체표면적, 약물대사효소 등에서 성인과 큰 차이를 나타내므로 약물의 용량 및 투여방법에 주의를 기울어야 한다.

소아의 약물복용을 위하여 소아의 연령을 기준으로 하는 방법, 체중을 기준으로 하는 방법 등이 이용되었으나 실제 임상에서 이용 시 불합리한 점이 다수 발견되어 최근에는 체표면적을 기준으로 하는 방법 또는 세포외액량, 체표면적 등을 고려한 후 성인량을 환산하여 약용량을 결정하는 방법 (Von Harnack법) 등이 사용되고 있다.

3) 고령환자와 약물복용

약물은 투여 후 체내에서 일정한 혈중농도에 도달되어야 약효가 발휘될 수 있다. 그러나, 같은 약물인 경우에도 일정한 혈중농도에 도달하기 까지 개인마다 차이가 있다. 특별히, 고령자의 경우 이러한 개인차는 더욱 심할 수 있다. 일반적으로 70세 이상의 고령자는 20-40대에 비하여 약물의 반감기 (약물의 혈중농도가 1/2로 경감되는데 필요한 시간)가 길고 이로 인하여 혈중농도가 높게 나타난다. 이는, 노화에 의하여 신체 각 장기나 조직의 기능이 약해졌기 때문이며, 고령자는 대체로 젊은 환자에 비하여 간에서 약물의 대사속도가 느리며 신장에서 약물의 배설속도도 늦다. 또한, 고령자는 신체조직의 변화와 체중의 감소 등으로 인하여 체내에서 약물이 분포되어야 할 용적이 줄어들어 약물의 혈중농도가 높아지게 된다. 따라서, 고령자는 청장년 환자와 비교하여 약물 투여량을 줄이거나 투여 간격을 길게 할 필요가 있다.

Chapter 05

약의 역사와 발달과정

나민균

1. 약의 역사

인류가 언제부터 약을 사용했는지 그 역사는 정확히 알 수 없으나, 프랑스 라스코 동굴 (Lascaux caves in France, 기원전 13,000 - 25,000) 벽화에서 식물을 치료제로 이용한 흔적이 발견된 것으로 미루어볼 때 약의 역사는 인류의 역사와 더불어 시작된 것으로 여겨진다.

"생로병사(生老病死)"란 말이 있듯이 사람은 누구나 태어나면 늙고, 여러 가지 내 · 외인적인 요인에 의하여 병에 걸리게 마련이다. 이러한 질병 치료를 위해 인류는 천연물(天然物, natural products)을 이용해 왔고 오랜 세월 동안 축적된 경험을 바탕으로 의약이 발달되었다. 천연물을 이용했다는 점에서 약의 시초는 유사하지만, 사회 · 문화적 발전배경이 달라짐에 따라 동 · 서양의 의약이 각각 다른 발전과정을 거치게 되었다.

2. 고대문명과 의약의 발달

티그리스-유프라테스강 (메소포타미아), 나일강 (이집트), 인더스강 (인도), 황하강 (중국) 유역을 중심으로 고대문명이 발달하였고 이와 함께 의약도 발달하였다. 강은 교통의 수단이 되기도 하고, 때때로 범람하여 유역의 평야를 비옥하게 하여 정착농업을 발달하게 하며, 음료수가 풍부하여 도시의 발달을 촉진한다는 점에서 고대문명의 발달에 중요한 기여를 하였다. 인류가 강을 중심으로 문명을 이루며 그 주위의 천연물을 이용하는 것으로부터 의약이 발달하였다.

1) 고대 이집트 시대의 의약

Edwin Smith Papyrus (BC 1600년 경)

- 48가지 외상치료에 대한 해부학적 관찰, 검사, 진단, 치료 등에 관하여 기술
- 상처 봉합, 꿀과 moldy bread를 이용한 감염예방 및 치료, 생고기를 이용한 지혈, 뇌와 척추 고정 방법 등을 기술

Ebers Papyrus (BC 1550)

- 고대 이집트 유물을 발굴하여 장사하던 아랍 상인들이 지중해 부근의 El Assasif 묘지의 미이라(mummy) 속에서 발견한 것을 1862년 Mr. Ebers가 구입하여 독일의 라이프찌히(Leipzig)대학 박물관에 기증한 것으로 오늘날까지 그 원본이 잘 보존되어 있음
- 가로 약 20 cm, 세로 30 cm의 기록물로써 110개 단위로 나눠 상형문자로 작성되어 있는데, 그 내용으로는 오늘날에도 잘 알려져 있는 다수의 생약들, 예를 들면 계피(桂皮), 석류피(石榴皮), 히요스,

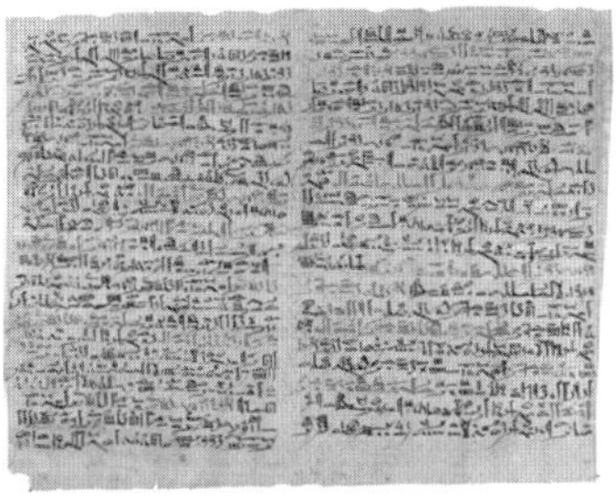

Image from Wikipedia
http://en.wikipedia.org/wiki/Edwin Smith Papyrus

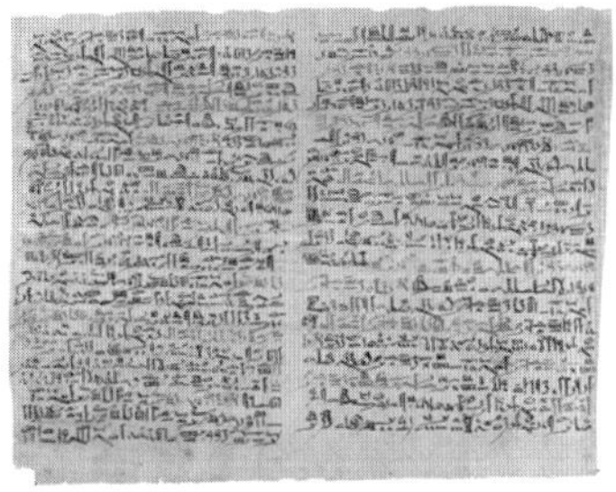

Image from Wikipedia
http://en.wikipedia.org/wiki/Image : Ebers7766.jpg

박하엽(薄荷葉), 아라비아고무, 알로에, 아편(阿片) 등을 수록하고 있고, 그 외에도 의약품 700여종과 각종 처방(處方) 811종 및 다수의 주문(呪文) 등으로 구성

2) 고대 인도의 의약

Ayurveda

인도 반도 지역의 전통 의약, the word yus meaning life, life principle, or longevity + the word veda, which refers to a system of knowledge or wisdom

3) 그리스-로마 시대의 의약

Homer (BC 800~750)

- 고대 그리스의 시인으로 "일리아드(Iliad)"와 "오디세이(Odyssey)"를 저술

- 60종 이상의 식물을 등장시키고 있는데, 이들은 치료약으로서가 아니라 마법약(魔法藥)이나 때로는 독약(毒藥)으로 시(詩)의 흥분을 고조시키는데 응용

Hippocrates (BC 460~370)

- 그 시대에 성행하던 신관(神官) · 승려(僧侶)의 주술(呪術)이나 종교적 행위를 통해 질병을 다루던 것에서 탈피하여, 경험과 사실을 존중하는 실증적(實證的) 방법을 유도
- 질병의 개념 : 신의 벌이 아닌 환경 요인에 의한 것. 특히 병은 체내에 유해물질이 축적되어 생기는 것이므로 이를 배제함이 필요하다는 생각에서 하제(下劑), 발한제(發汗劑), 토제(吐劑) 등을 많이 연구
- 체액론(體液論) : 인체는 물 · 불 · 공기 · 흙이라는 4원소로 구성되며 혈액, 점액, 황담즙, 흑담즙에 의해 조절. 네가지 원소가 잘 조화되어 있을 때를 '에우크라지에(eukrasie)' 라 하고, 반대로 그 조화가 깨졌을 경우를 '디스크라지에(dyskrasie)' 라 하며, 이때에 병이 생긴다고 주장

Aristoteles (BC 384~322)

- "자연과학의 목적은 오감(五感)에 의해 관찰된 것을 정확히 해명하는데 있고, 그 어떤 예견(豫見)이나 억측(憶測)은 있을 수 없는 것" 이라고 하여 자연과학의 개념(概念)을 정립

Theophrastus (BC 370~287)

- 동식물의 연구 방향에 획기적인 변화를 불러 일으켰고, "De Historia Plantarum" 저술

Pedanius Dioscorides (40~90)

- An ancient Greek physician, pharmacologist and botanist, who practised in ancient Rome during the time of Nero
- "De Materia Medica" 저술 (약 600여종의 약용식물 수재, 16세기까지 서구 제일의 의약서) : Aspidium (면마), Opium (아편), Ergot (맥각), Hyoscyamus (히요스), Cinnamon (계피) 등이 자세히 기술

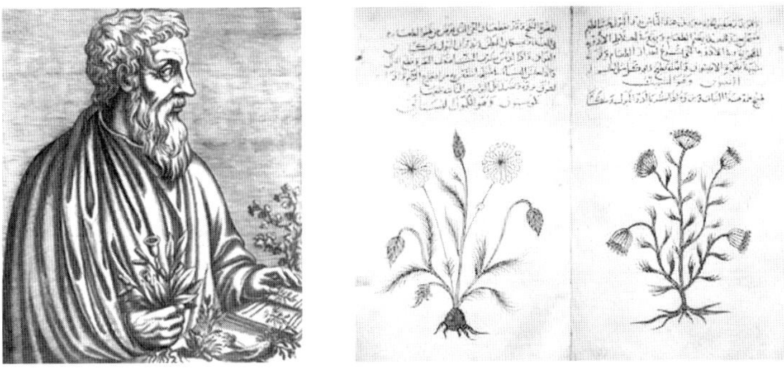

Image from Wikipedia
http://en.wikipedia.org/wiki/Dioscorides

3. 동양 의약의 역사

1) 신농본초경(神農本草經)

365종의 약물 1년을 기준

- 상약 : 120종, 봄(1~4월)에 해당, 생명을 기르고 몸을 양생(養生), 독성이 없음, 군약(君藥)
- 중약 : 120종, 여름(5~8월)에 해당, 성(性)을 기르고 만성병 치료,

유-무독성, 신약(臣藥)

- 하약 : 125종, 겨울(9~12월)에 해당, 병증이 땅에 응하는 질병을 치료, 성질이 강함, 독성 (장기복용 안됨)

2) 황제내경(黃帝內經)

춘추전국시대 이전의 의약학적 치료경험을 결합하여 한의약학의 독특한 이론체계를 확립

- 팔강 : 음양(陰陽), 표리(表裏), 한열(寒熱), 허실(虛實)
- 음양오행(陰陽五行)
- 상생(相生)과 상극(相剋)

3) 상한론(傷寒論)

- 후한시대 말 장중경이 편찬한 "상한잡병론" 유래
- 육경변증(六經辨證) : 외감병의 각종 증후를 음과 양으로 구분한 후 삼음과 삼양을 두개로 분류하여 변증하는 방법 (태양, 소양, 양명, 태음, 소음, 궐음)
- 주요 처방 : 갈근탕, 마행감석탕, 반하사심탕, 소시호탕, 소청룡탕, 오령산, 자감초탕 등

4) 금궤요략(金匱要略)

- 상한병 관련 부분을 제외한 잡병을 중심으로 발췌
- 잡병 : 먼저 정기를 보호한 다음 사기(邪氣)를 몰아냄 (상한병의 경우 먼저 병사를 제거하고 다음으로 인체의 정기를 보함)
- 주요 처방 : 당귀작약산, 삼황사심탕, 인진오령산, 팔미지황탕 등

5) 외대비요(外臺秘要)

- 서기 752년 당나라의 왕도가 저술
- 당 초기 및 그 이전의 많은 의약서적들을 수집 분류 (당 이전의 의약을 연구하는데 중요한 참고자료)
- 주요 처방 : 백출산, 황련해독탕 등

6) 화제국방(和劑局方)

- 서기 1078년 "태의국방" 이라는 이름으로 처음 간행된 후 수정 보완된 것으로 원명은 "태평혜민화제국방"
- 질병에 따라 방제를 분류, 민간처방 수록, 주치와 약물의 배합 및 수제법 등을 기록 (임상에 많은 영향을 줌)
- 주요 처방 : 사군자탕, 사물탕, 삼소음, 십전대보탕, 쌍화탕, 안중산, 오적산, 패독산, 평위산 등

7) 소아약증직결(小兒藥證直訣)

- 서기 1119년 송나라 전을이 지은 것을 염계충이 편집 완성
- 소아질병의 진단 및 치료
- 주요 처방 : 육미지황탕, 인삼패독산 등

8) 비위론(脾胃論)

- 13세기경 금나라 이고가 저술
- "사람은 물과 곡식으로써 생명의 근본을 삼고 있다" 비위를 보익해야 하는 중요성 강조
- 주요 처방 : 보중익기탕

9) 부인양방(婦人良方)

- 서기 1237년 송나라 진자명 저술

- 조경(調經), 구사(아들 낳는 법), 태교, 임신, 좌월(출산 대비법), 난산, 산후
- 주요 처방 : 보생탕, 육군자탕 등

10) 제생방(濟生方)

- 서기 1253년 송나라 엄용화 저술
- 중풍을 포함하여 내과, 외과, 부인과 질환
- 주요 처방 : 귀비탕 등

11) 위생보감(衛生寶鑑)

- 원나라 나천익 저술
- 약물의 오용과 병안을 결합하여 치료가 잘못된 병례, 효과적인 처방 및 복용법, 약물의 성미와 효능 등을 소개
- 주요 처방 : 대강활탕

12) 의학입문(醫學入門)

- 서기 1575년 명나라 이천이 편찬한 종합의서
- 경혈, 경락, 장부, 진법, 침구, 본초, 외감병, 내상병, 내과잡병, 부인병, 소아병
- 주요 처방 : 당귀수산

4. 우리나라 의약의 역사

1) 향약집성방

1433년, 본초 695종, 85권 30책

2) 의방유취 : 우리나라 최대의서, 1445년, 266권 264책

3) 동의보감

- 1596년 허준 집필, 14년에 걸쳐 편집한 종합의학서적
- 다양한 중국서적 및 우리나라서적 인용
- 내경편, 외형편, 잡병편, 탕액편, 침구편
- 의론 및 약 10000종의 처방에 대한 출전을 밝힘
- 민간약물의 채취, 수집, 재배에 대한 내용 수록
- 향약의 경우 우리말 이름으로 기록

4) 방약합편

1885년 황도연 저술 아들인 황필수 편찬

- 한 면을 네부분으로 나누어 맨위에는 "손익본초" (보익작용 위주의 처방), 아래 세부분에는 "의방활투"(중간에는 화해작용, 아래에는 공사작용 위주의 처방)의 내용을 담음

5) 동의수세보원

- 1893~1900년 이제마 저술, 사상체질이론 (서로 다른 유전적 체질을 기초로 사상체질에 따른 장부생리, 병증약리 및 방약 등을 분류), 독창적 학술이론

5. 현대 의약의 발달과정

18세기 말까지는 대부분 초근목피(草根木皮)의 생약 그대로 사용
19세기 이후 천연물로부터 유효성분이 분리되어 의약품으로 개발

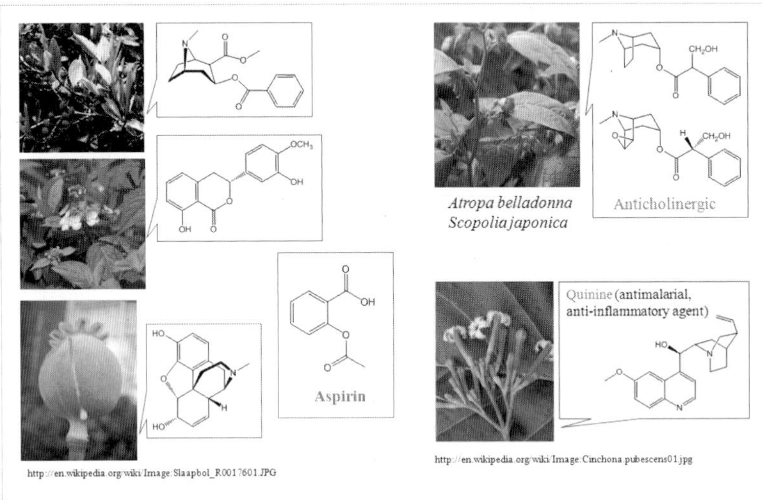

유기화학의 발달과 더불어 유효성분을 화학적으로 합성 : 합성의약품의 등장

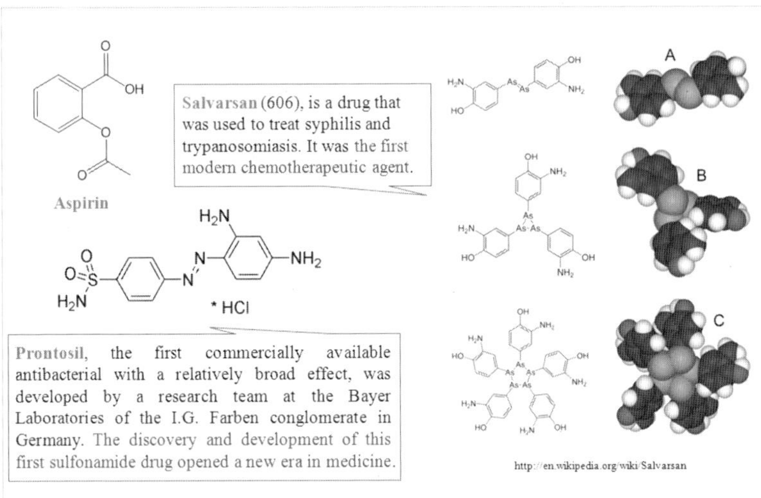

Chapter 06

항생물질 저항성과 인류 보건

남두현

1. 서론

항생물질은 미생물의 성장을 정지시키거나 사멸하는 약물로써, 그동안 여러 감염병으로부터 인류를 지켜주는데 지대한 공헌을 하였다. 그 결과, 폐렴, 수막염, 결핵, 장티푸스, 매독 등 각종 전염병 환자로 들끓던 1930년대의 병원은 이제 고혈압, 당뇨, 심장 질환, 암 등 소위 현대병 환자들로 바뀌어졌고, 전염병에 의한 사망의 감소로 인류의 수명은 상당히 연장되어졌다. 이렇게 인류가 전염병에 대한 승전고에 고무되어 방만하고 있을 때, 병원미생물은 새로운 변신을 도모하여 우리를 역공하고 있다. 이것이 바로 항생물질 저항성 균의 출현이다. 1994년 영국에서 발견된 괴질병, 즉 항생물질 저항성 연쇄상구균에 의한 감염과, 1998년에 언론 매체를 통해 전세계에 충격을 주고 있는 밴코마이신 저항성 포도상구균은 이제 인류가 자신을 위해 항생물질을 어떻게 사용하여야 하는지에 대한 매우 중요한 교훈을 던지고 있다.

여기에서는 항생물질의 양면성, 전염병의 치료 효과와 새로운 저항성 병원균의 출현 유도에 대한 현상을 살펴보고, 이러한 문제점으로부터 인류 보건을 지켜내려면 어떠한 노력을 기울여야 하는지에 대해 고찰해 보기로 한다.

2. 항생물질의 역사

19세기 중반 루이 파스퇴르가 미생물을 발견하고, 로버트 코호가 병원미생물을 동정해 내는 방법을 개발함에 따라, 19세기 후반에는 많은 병원미생물들이 밝혀지게 되었다. 이 후 많은 미생물학자들이 이러한 병원미생물을 사멸시킬 수 있는 방법을 찾으려고 노력하였으며, 그 결과 1905년 파울 엘리히가 최초로 매독균을 죽일 수 있는 '살발산' 이라는 약물을 합성하는데 성공하였다. 1928년에는 알렉산더 플레밍이 푸른곰팡이의 배양액에서 박테리아를 죽일 수 있는 최초의 항생물질 '페니실린' 을 발견하게 되었고, 1934년에는 게할트 도막이 염료 중에서 항균력을 지닌 '프론토실' (현재 사용되는 '설파제' 의 선구물질)을 찾아내었다. 그러나, 진정한 항생물질 세대는 1944년 하워드 플로리와 언스트 체인이 '페니실린' 을 대량 생산하는 방법을 개발해 낸 후 시작되었다. 그 후 1948년에 이르러 셀만 왁스만이 토양 박테리아로부터 '스트렙토마이신' 을 발견한 이래, 많은 미생물학자들이 토양 박테리아를 조사하기 시작하여 '클로람페니콜', '테트라사이클린', '세팔로스포린' 등의 새로운 항생물질들을 발굴해 내었고, 인류는 항생물질 전성시대를 맞아 여러 전염병들을 퇴치할 수 있게 되었다.

3. 항생물질 복용시 문제점

항생물질은 병원미생물에 의해 발생하는 여러 전염병 퇴치에 많은 기여를 하였다. 예로써, 클로람페니콜은 장티푸스를 비롯한 소화기계의 전염병 치료에, 스트렙토마이신과 리파마이신 등은 결핵이나 나병 치료에 탁월한 효과를 지니고 있어서 이러한 전염병으로부터 수많은 인명을 구해왔다.

이러한 항생물질들을 장기간 복용하면, 각 항생물질 특유의 화학적 특성으로 인해 부작용이 나타난다. 즉, 클로람페니콜의 장기 복용 시 재생불량성 빈혈증을, 스트렙토마이신과 카나마이신 등은 난청과 신부전증을, 테트라사이클린 류는 칼슘 결핍에 따른 제반 증상을, 그리고 리파마이신은 간기능 장애를 초래한다. 무엇보다도 항생물질 부작용 중 가장 심각한 증상은 페니실린 계 항생물질 투여 시 발생할 수 있는 페니실린 쇼크 (penicillin shock) 현상이다. 원래 페니실린은 분자량이 작아서 우리 체내에서 항원으로 작용하지 못해 면역반응을 유발할 수 없으나, 우리 체내 단백질과 결합하게 되면 외래 유래의 항원으로 인식되어지게 되어 면역반응을 유발하게 된다. 이렇게 면역반응이 진행된 사람에게서는 종종 페니실린에 과민반응을 일으켜 앨러지 증상을 나타내게 되는데, 경우에 따라서는 지나친 과민반응으로 인해 수 분내에 생명을 앗아가는 쇼크 현상을 가져올 수도 있다. 따라서, 의사나 약사가 페니실린 계 항생물질을 투여하고자 할 때에는 피부에 항생물질을 발라서 과민반응을 나타내는지 여부를 먼저 조사하여야 한다.

이외에도 항생물질 장기 복용은 일반적으로 몇 가지 공통 현상을 동반하게 된다. 그 중 하나는 항생물질 저항성을 가진 미생물의 등장이다. 이러한 저항성 병원균은 기존 항생물질에 대한 감수성이 낮아지기 때문에, 치료를 위해서는 새로운 형태의 고역가 항생물질을 사용하여야 한다. 이는 뒤에서 상술하기로 한다.

우리 체내의 여러 부위, 즉 피부, 호흡기계 그리고 소화기계에는 여러 미생물들이 서식하면서 공생하고 있다. 그런데 항생물질을 장기 복용할 경우에는 병원미생물 뿐만 아니라 우리에게 이로운 미생물 군락들을 동시에 사멸시키기 때문에, 이들과의 공생 관계가 깨어지게 되며 나아가서 이 항생물질에 대한 감수성이 적은 새로운 미생물들의 수가 증가하게 된다. 이런 현상을 균교대증 (floral change)이라고 한다. 예로써, 소화기계에는 대장균을 비롯한 여러 혐기성 미생물들이 서식하면서, 우리 스스로 이용하기 힘든 영양분을 소화시켜 줄 뿐만 아니라 여러 종류의 비타민들을 생산하여 공급해 주고 있다. 따라서 항생물질을 장기 복용한 환자들은 유익한 장내미생물의 사멸로 인해 만성 소화불량 증상을 호소할 뿐만 아니라 비타민 결핍 증상인 피부염이나 구강염, 장염 등을 동반하게 된다. 이외에도 여성의 질내에는 유산균이 서식하면서 산성올 유지하고 있는데, 항생물질 연용으로 인해 이들 유산균이 사멸하게 되면 곰팡이(캔디다)나 원충류(트리코모나스)가 이를 대체하여 서식하므로써 냉, 대하와 같은 만성 질염 증상을 유발할 수 있다. 이러한 현상들은 항생물질 투여 시 매우 신중을 기해야 한다는 사실을 잘 보여주고 있다. 항생물질은 언제까지나 만병통치약으로 마구 투여되어질 수만은 없다.

4. 항생물질 저항성 균의 출현

환자에게 항생물질을 투여하면서 관찰된 현상 중 가장 중요한 것은

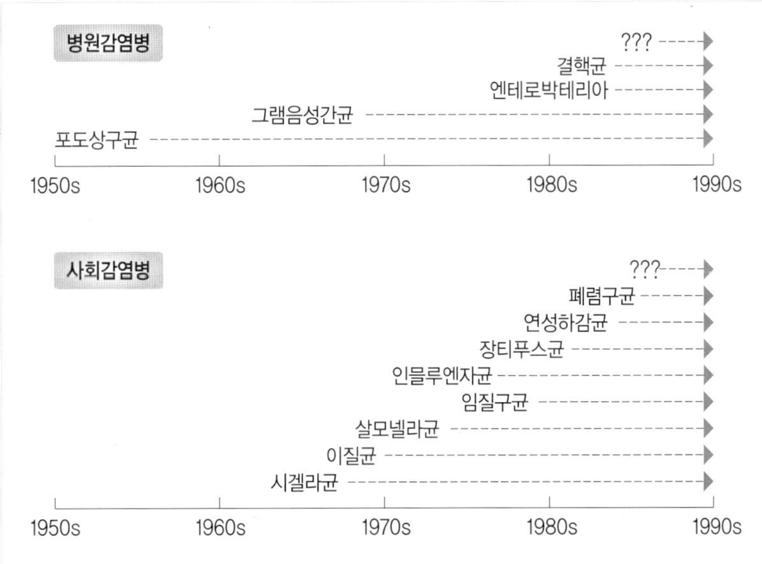

[그림 1] 항생물질 저항성 병원미생물의 발생 연대표

환자에게서 항생물질 저항성이 증가한다는 사실이었다. 그러나, 초창기 항생물질 저항성은 환자 개인의 문제로 그다지 큰 관심을 끌지 못했다. 하지만 1970년대 초 아시아로부터 퍼져나간 페니실린 저항성 임질구균과 1973년에 미국에서 발병한 페니실린 저항성 인플루엔자균은 항생물질이 더 이상 개인적인 문제가 아니라 사회적인 문제로 등장하고 있음을 극명하게 보여주었다. 더욱이 1980년대 초 오스트레일리아에서 발병한 메티실린 저항성 포도상구균은 많은 의사들에게 경종을 울렸고, 따라서 항생물질 사용에 신중하여야 한다는 반응을 불러 일으켰다.

이 후 의학계의 많은 노력들이 이루어져 왔지만, 1980년대 말부터 새로운 항생물질 저항성 병원미생물들이 꾸준히 등장하여 인류를 위협해 가는 수준에 도달하고 있다. 특히 1997년 밴코마이신 저항성 포도상구균의 등장은 더 이상 포도상구균을 치료할 항생물질이 존재하지 않을 가능성이 높기 때문에 사회를 경악시키고 있다.

이러한 항생물질 저항성 병원미생물의 등장은 더 이상 그러한 항생물질로 치유되지 않기때문에 새로운 항생물질을 찾아내기 전에 목숨을 잃을 수 있을 뿐만 아니라, 다른 사람에게로 전파되어나가기 때문에 인류 보건에 심각한 문제를 야기하게 된다. [그림 1]에서는 항생물질 저항성 병원미생물의 등장 연대표를 보여주고 있으며, [표 1]에서는 현재 인류 보건을 위협하고 있는 10대 저항성 병원미생물들을 요약하였다.

[표 1] 인류 보건을 위협하는 10대 저항성 병원 미생물들

박테리아	유발 질병	항생물질 저항성
엔테로박테리아	패혈증, 폐렴, 요로염, 수술후 감염	페니실린, 스트렙토마이신, 클로람페니콜, TMP/SMZ
장내구균	패혈증, 요로염, 수술후 감염	페니실린, 스트렙토마이신, 에리쓰로마이신, 밴코마이신
인플루엔자균	수막염, 중이염, 폐렴, 비강염, 연골염	페니실린, 클로람페니콜, 테트라사이클린, TMP/SMZ
결핵균	결핵	스트렙토마이신, 에탐부톨, 리팜피신, INAH, 피라진아미드
임질균	임질	페니실린, 스펙티노마이신, 테트라사이클린
말라리아 원충	말라리아 (학질)	클로로퀸
녹농균	수술후 감염, 패혈증, 폐렴, 요로염	페니실린, 스트렙토마이신, 클로람페니콜, 사이프로플록사신, 테트라사이클린, 설폰아마이드
이질균	점액성 혈변, 설사	앰피실린, TMP/SMZ, 클로람페니콜, 테트라사이클린
포도상구균	수술후 감염, 패혈증, 폐렴, 피부화농	페니실린, 클로람페니콜, 클린다마이신, 사이프로플록사신, 에리쓰로마이신, 리팜피신, 테트라사이클린, TMP/SMZ, 밴코마이신
폐렴구균	폐렴, 수막염	페니실린, 스트렙토마이신, 클로람페니콜, 에리쓰로마이신,

· TMP/SMZ : 트리메토프림-설파메톡사졸 복합제제

1) 항생물질 저항성 포도상구균

페니실린이 항생물질로 임상에 도입되었을 때 최초로 저항성이 알려진 미생물이 포도상구균이다. 이 미생물은 현재 95%이상이 페니실린 저항성인 것으로 보고되고 있으며, 페니실린 이외에도 다른 항생물질에 대해 다양한 저항성을 나타내는 대표적인 병원균으로 알려져 있다.

이러한 페니실린 저항성 포도상구균의 치료를 위해 1960년대부터 메티실린을 개발하여 사용하였지만, 1980년 대 초에 드디어 메티실린 저항성 포도상구균(MRSA)이 등장하고 말았다. 다행히도 이를 치료할 수 있는 약물로 밴코마이신과 사이프로플록사신을 선정할 수 있었고, 그 결과 MRSA를 통제할 수 있게 되었다. 그러나, 이미 MRSA의 80% 이상이 사이프로플록사신에 저항성을 나타내고 있으며, 1998년에는 일본과 미국에서 밴코마이신 저항성 포도상구균(VRSA)이 등장하여 최후의 보루를 무너뜨리고 말았다. 현재까지 발견된 VRSA는 그래도 고농도의 밴코마이신에 반응을 보이고 있으며, 2000년대 이후 합성신약인 리네졸리드(linezolid)와 항생물질 답토마이신이 VRSA의 치료에 이용되고 있다.

2) 항생물질 저항성 연쇄상구균

연쇄상구균은 인후염, 성홍열, 피부질환 등을 일으키는 병원미생물로, 20% 정도가 에리쓰로마이신에 대한 저항성을 나타내고 있어서 문제시되고 있지만, 1차 선택약인 페니실린에는 감수성을 지니고 있었다.

그러나 1994년 영국에서 발병한 괴질병(살 파먹는 박테리아)의 원인균인 페니실린 저항성 연쇄상구균은 이 미생물도 항생물질 저항성으로부터 자유롭지 못하다는 사실을 보여주었다.

3) 항생물질 저항성 폐렴구균

페니실린 저항성 폐렴구균은 1977년 남아프리카공화국에서 처음 발견되었지만, 1980년대 말 스페인을 비롯한 지중해 연안 국가들을 중심으로 다제 약물 저항성 폐렴을 발병시켰으며, 이제 유럽을 출발점으로 전세계로 전파되어가고 있다. 현재 폐렴구균의 60% 이상이 페니실린 저항성이며, 70% 이상이 테트라사이클린 및 에리쓰로마이신 저항성이고, 30%가 클로람페니콜 저항성으로 알려져 있다.

4) 항생물질 저항성 임질구균

페니실린 저항성 임질구균은 1970년대 초 아시아 매춘부로부터 발견된 이래, 현재 90%가 저항성을 나타내고 있다. 그 후 임질의 치료약으로 스펙티노마이신이 1차 선택약으로 선정되었으나, 오래지않아 임질구균에 대한 항균력을 상실함에 따라, 현재 세폭시틴이 1차 선택약으로 사용되고 있다.

5) 항생물질 저항성 인플루엔자균

인플루엔자균은 폐렴과 중이염을 일으키는 병원미생물로, 1973년 앰피실린 저항성으로 인해 소아가 사망함에 따라 항생물질 저항성 문제가 불거졌다. 현재 20% 정도가 페니실린 저항성이며, 클로람페니콜 및 트리메토프림-설파메톡사졸 복합제제(TMP/SMZ)에 대한 저항성을 포함하여 다제 약물 저항성으로 발전해가는 추세에 있다.

6) 항생물질 저항성 장내세균류

축산과 관련하여 가장 심각한 문제가 되고 있는 것은 항생물질 저항성 장내세균류 들이다. 이들은 음식물을 통해 전염병이 전파되는 이질균, 장티푸스균, 살모넬라균 등으로써, 전파경로에 축산물 또는 축산가공품이 관여되어져 있는 경우가 많다.

특히 계육을 포함한 축산물이나 달걀을 통해 전염되어 설사를 유발하는 살모넬라균은 이제 페니실린, 세팔로스포린, 테트라사이클린 등에 저항성을 지니고 있다. 또한 클로람페니콜이 특효약으로 알려져 있던 장티푸스균도 클로람페니콜을 포함하여 앰피실린, TMP/SMZ 등에 저항성을 가지고 있다. 1959년 일본에서 처음 페니실린 저항성이 알려진 이질균의 경우도 앰피실린, 클로람페니콜, 테트라사이클린, 스트렙토마이신, TMP/SMZ에 대한 다제 약물 저항성균으로 변신하고 말았다.

해산물을 통해 전염되는 콜레라균도 테트라사이클린, 클로람페니콜, 설폰아마이드, 카나마이신, TMP/SMZ에 더 이상 감수성을 지니지 않고 있다. 그러나 아직까지 이러한 장내세균들은 사이프로플록사신 등으로 퇴치시킬 수 있지만, 전염 규모가 크고 무작위적이란 점 때문에 감시의 눈을 놓칠 수 없는 상황이다.

특히 장내세균들은 접합을 통해 서로 저항성 유전자를 교환할 수 있기 때문에 항생물질 저항성의 유포가 가장 잘 일어나는 부류이다. 2008년 인도 뉴델리에서 발생한 NDM-1 저항성 대장균은 페니실린과 이미페넴 뿐만 아니라 리파마이신, 에리쓰로마이신, 겐타마이신, 클로람페니콜 등 대부분의 항생물질에 대해 저항성을 보이고 있어서 의료계의 촉각을 곤두서게 하고 있다. 현재 티게사이클린이 유일한 치료약으로 거론되고 있다.

7) 항생물질 저항성 결핵균

그동안 적극적인 결핵 퇴치 운동으로 인해 연간 결핵 발병율은 전세계적으로 2% 이하로 떨어졌으며, 미국 등 선진국의 발병율은 0.04%에 불과하다. 하지만, 1980년대 후반부터 후천성면역결핍증 환자의 증가와 함께 결핵 환자 수는 다시 증가 추세에 놓여 있으며, 더구나 스트렙토마이신, 리팜피신, INAH, 에탐부톨 등 주 결핵 치료약물들에 대해 저항성을 가진 다제 약물 저항성 결핵균(MDRTB)이 빈민층을 중심으로 전파되어감에 따라 우려의 목소리가 높아지게 되었다. 국내에서도 항생물질 저항성 결핵균에 감염된 결핵 환자의 수가 날로 증가하고 있는 추세이다.

8) 항생물질 저항성 병원감염균

병원감염균들은 수술 과정에서 감염되거나 입원 가료중의 면역 약화로 인해 감염되어 입원 환자에게 질병을 유발하는 미생물들을 통칭한다. 여기에는 녹농균, 대장균, 크렙시엘라균, 세라씨아균, 프로테우스균, 엔테로박테리아균 등이 있다. 특히 수술후 감염증을 유발하는 녹농균, 대장균 및 엔테로박테리아균은 이미 페니실린, 스트렙토마이신, 클로람페니콜등 여러 항생물질에 대해 다제 약물 저항성을 갖고 있어서, 패혈증 등이 유발되면 치유하기가 용이하지 않은 형편이다. 현재 병원의 위생환경 개선과 함께 수술실의 무균화를 통해 이를 극복해 나가고 있다.

5. 항생물질 저항성 균의 방어 기작

항생물질은 병원미생물의 특정부위(항생물질의 표적물)에 결합하여 미생물의 생존능력을 마비시킴으로써 미생물을 사멸시킨다. 다시 말해, 페니실린, 세팔로스포린과 같은 베타 락탐 항생물질들은 미생물 세포벽의 합성을 저해하며, 스트렙토마이신을 포함한 아미노글리코사이드계 항생물질, 에리쓰로마이신 등 마클로라이드계 항생물질, 그리고 클로람페니콜, 테트라사이클린은 라이보좀과 결합하여 단백질 합성을 방해함으로써 항균효과를 나타낸다. 한편 설폰아마이드와 트리메토프림은 핵산 염기의 합성을 저해하며, 리팜피신은 DNA 전사 효소와 결합하여 유전정보의 발현을 억제하고, 사이프로플록사신 등 퀴놀론계 항생물질들은 DNA의 복제를 방해한다. 그리고, 폴리믹신 등 펩타이드계 항생물질과 암포테리신 등 폴리엔계 항생물질들은 미생물의 세포막과 결합하여 세포막 수송계를 파괴하게 된다[그림 2].

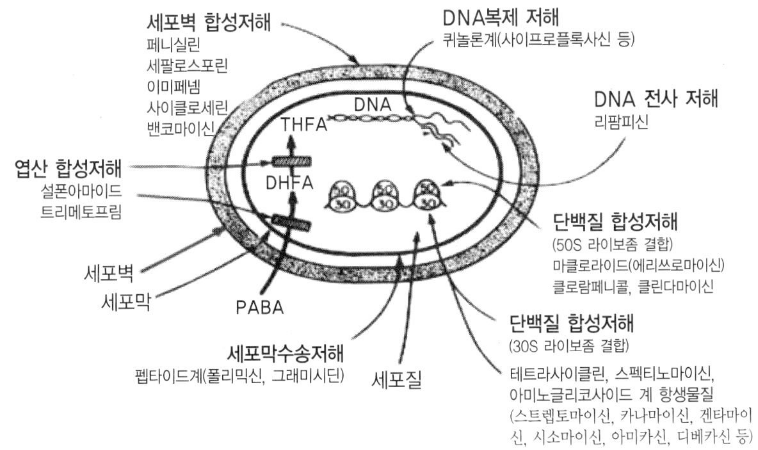

[그림 2] 항생물질들의 항균 작용을 나타내는 방식

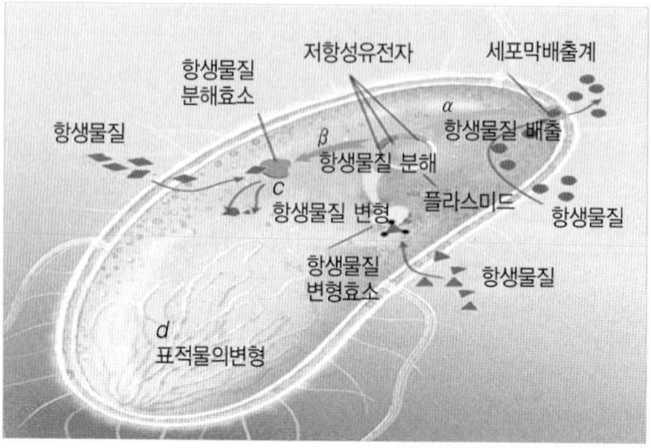

[그림 3] 병원 미생물들이 항생물질 저항성을 나타내는 양식

그러나, 항생물질이 병원미생물 내의 목표물에 도달하여 항균효과를 나타내는 과정에 이상이 생겨 미생물이 사멸되지 않는다면, 병원미생물은 저항성을 얻게 된 것이다. 여기에는 항생물질의 가수분해, 항생물질의 화학적 변형을 통해 항생물질 자체를 불활성화시키는 경우도 있고, 세포막 수송계의 변화로 인해 항생물질이 세포내로 들어오지 못하게 하는 경우도 있다. 뿐만 아니라, 항생물질과 결합하는 표적물을 변형하여 항생물질의 영향을 받지 않게 되거나, 결합 표적물의 양을 증가시켜 항균효과를 극복하는 경우도 있다[그림 3]. 병원미생물에서의 항생물질 저항성 기작은 [표 2]에 요약하였다.

[표 2] 병원미생물들의 항생물질 저항성 기작

항생물질 저항성 기작		항생물질
화학적 불활성화	가수분해	베타 락탐계 (페니실린, 세팔로스포린, 이미페넴)
	화학적 변형	아미노글리코사이드계 (스트렙토마이신, 카나마이신, 겐타마이신), 클로람페니콜
세포막 수송계의 변화	항생물질 수송 감소	페니실린, 에리쓰로마이신, 리팜피신, 스트렙토마이신, 설폰아마이드, 트리메토프림, 사이프로플록사신
	항생물질 배출 증가	테트라사이클린

표적물 변형	세포벽합성효소 변화	베타 락탐계 (페니실린, 세팔로스포린), 밴코마이신
	라이보좀 변이	아미노글리코사이드계 (스트렙토마이신, 카나마이신, 겐타마이신), 클로람페니콜, 테트라사이클린,
	라이보좀 변형	마클로라이드계 (에리쓰로마이신), 클린다마이신
	DNA gyrase 변화	퀴놀론계 (사이프로플록사신)
	DNA 전사효소 변화	리팜피신
대사 능력 향진		설폰아마이드

6. 항생물질 저항성의 전파 방식

시간이 흐름에 따라 항생물질 저항성 병원미생물의 수가 증가할 뿐만 아니라 저항하는 형태도 다제 약물 저항성으로 바뀐다. 이는 저항성을 획득한 미생물로부터 다른 미생물로 저항성이 전파되어지고, 나아가 기존의 항생물질 저항성에 새로이 얻은 저항성을 보태어 다제 약물 저항성으로 바뀌게 되기 때문이다.

항생물질 저항성은 병원미생물들이 항생물질에 대해 적응함으로써 생긴다. 이는 병원미생물 내에 항생물질에 대처할 수 있는 유전적 변이

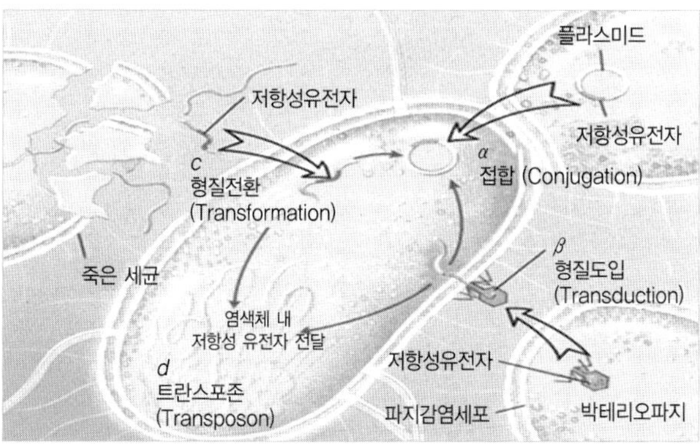

[그림 4] 항생물질 저항성 유전자가 전파되어가는 방식들

가 일어났음을 의미한다. 이렇게 새로이 획득한 항생물질 저항성 유전자는 [그림 4]와 같이 여러가지 유전자 재조합 방법에 의해 다른 미생물에 전파되어지게 된다. 여기에는 미생물간에 선모를 통한 접합으로 저항성 유전자를 직접 전달하는 방법, 플라스미드라는 운반체를 통해 형질전환되는 방법, 그리고 박테리오파지를 통해 형질도입되는 방법이 있고, 떠돌이 유전자 조각인 트란스포존에 포함되어 여러 유전자 사이를 옮겨 다니는 경우도 있다.

이러한 항생물질 저항성은 병원미생물 간뿐만 아니라 자연생태계의 여러 비병원성 미생물로도 퍼져나간다. 마찬가지로 자연생태계에 존재하는 항생물질 저항성 유전자는 사람의 병원미생물로 전파되어져온다.

이러한 과정을 거치면서 항생물질 저항성은 증폭되어지고 있으며, 나아가 항생물질 저항성 유전자들이 합쳐져 다제 약물 저항성으로 변화되어지고 있다. 따라서 병원미생물에서만의 항생물질 저항성을 따로 생각하여 대처한다고 해서, 항생물질 저항성 문제를 해결할 수는 없다.

7. 항생물질 저항성에 미치는 요인

이러한 항생물질 저항성의 발생과 전파는 각종 전염병의 치료에 대한 맹신에 기인한다. 다시 말해 인류가 항생물질을 과신하여 오・남용하여 온 결과 오늘날의 항생물질 저항성 문제를 맞이하게 된 것이다. 그동안 항생물질 저항성이 발생하는데 미치는 여러 요인을 분석하여 앞으로 이에 대처할 수 있는 방안을 강구할 필요성이 있다.

1) 사회적 요인

항생물질 저항성은 항생물질에 쉽게 접근할 수 사회적 요인에 의한 오 · 남용의 결과이다. 특히 의약분업이 확립되지 않은 개발도상국에서는 환자가 항생물질에 매우 쉽게 접근할 수 있어서, 개인적 판단에 따라 항생물질을 투약함으로써 병원미생물에 적절하지 않은 항생물질을 과량 투약하게 된다. 뿐만 아니라 의료체계가 잘 확립된 선진국에서도 환자의 항생물질에 대한 과신으로 인해 적절하지 않은 항생물질의 처방을 요구하는 사례가 많다. 즉, 질병으로부터 빨리 헤어나길 원하는 환자의 심리는 의료인들에게 무언의 압력이 되어 항생물질에 대한 처방을 유도하고 있는 셈이다. 따라서 항생물질 오 · 남용은 사회적 의료 체계상의 문제점에 기인하긴 하지만, 환자 자신의 항생물질 저항성에 대한 무지와 의료인의 항생물질에 대한 과신에도 많은 원인이 있다. 특히 상기도감염증(일반 감기)은 항생물질로 치유되지 않는 바이러스에 의해 유발되지만, 아직도 국내에서는 항생물질 처방이 50%를 넘고 있다.

따라서 이러한 질병에서 항생물질 처방을 해야 되는 경우를 평가할 수 있는 진료 지침 마련과 이의 준수가 반드시 필요하다.

2) 환경적 요인

항생물질은 사람의 병원미생물 뿐만 아니라 자연계의 모든 미생물에게도 똑같은 항균효과를 나타낸다. 따라서 항생물질은 의료분야에서의 전염병 치료 뿐만 아니라, 농업, 축산업, 수산업 분야에서 병해를 예방 및 치료할 목적으로도 이용되고 있다. 더욱이 이러한 분야에 이용되는 항생물질들은 의료 분야에서의 사용량보다 훨씬 많기 때문에, 항생물질 저항성 미생물을 등장시킬 가능성은 훨씬 높아지게 되며, 이러한 용도로 인해 발생한 항생물질 저항성 유전자는 인류와 함께하는 환경

속에 존재하면서, 식품 고리 등을 통해 인류에게 다시 전파되어올 수 있다. 사실상 식품을 통해 전염되는 질병들 중 항생물질 저항성인 경우는 대부분 이러한 분야에서의 항생물질 남용과 관련성이 높다.

특히 축산업자에서는 항생물질을 가축의 성장인자로 간주하여 사료에 배합 투여하고 있다. 이렇게 성장 촉진 및 질병 예방 목적으로 투여되는 항생물질 양은 감염병 치료에 이용되는 양의 1/10~1/100에 해당되는 비록 적은 용량일지라도 장기 투여라는 관점에서 문제를 야기시킬 가능성이 매우 높다. 초기에 가축의 성장 촉진용으로 준치료적 용량을 사용한 항생물질은 페니실린이나 테트라사이클린 등 값싼 항생물질들이었으나, 항생물질 저항성 문제가 나타나면서 의료용으로 사용되지 않는 항생물질로 대체되었다. 하지만, 하나의 항생물질에 저항성을 가진 저항성 미생물은 화학적 구조가 유사한 동일 계열 항생물질에 대해서도 저항성(교차 저항성)을 나타내기 때문에, 이러한 대체도 인류를 안심시킬 수는 없다.

가축의 성장 촉진 항생물질로 사용되어온 아보팔신(avoparcin)의 저항성 미생물들이 등장하면서, 이 저항성이 밴코마이신과 교차 저항성을 나타내며 병원미생물로 전파될 수 있다는 우려 때문에 1996년부터 유럽에서 시판이 금지되고 말았다. 나아가 유럽에서는 가축의 성장 촉진용으로 항생물질을 사용하는 자체를 금할 움직임을 보이고 있다.

8. 항생물질 저항성의 극복

이제 우리는 항생물질 저항성으로부터 인류 보건을 지켜내어야 할 시점에 이르렀다. 왜냐하면 항생물질 저항성 병원미생물들은 항생물질을 더 이상 치료약으로 허용하지 않아서, 인류가 항생물질 시대 이전에 창궐하던 시대로 되돌아갈 수도 있기 때문이다. 이는 그동안 인류가 각종 전염병 치료에 있어서 항생물질을 광신하여 오·남용해 온 결과에 대한 산물이다. 따라서 현재 남아있는 항생물질들의 효능을 간직시켜 인류를 전염병으로부터 보호하기 위해서는, 의료계뿐만 아니라 환자들이 항생물질 저항성의 문제점을 인식하여 오·남용을 예방하여야 한다. 그리고 자연 환경속의 항생물질 저항성으로부터 인류를 지키기 위해서는 농업, 수산업, 축산업에서의 항생물질 사용도 매우 신중을 기울여야 한다. 따라서 항생물질 저항성으로부터 인류를 구하기 위해서 지금부터라도 항생물질 사용에서의 오·남용을 방지해야 한다. 그러한 방법들을 소개하면 다음과 같다.

1) 의약분업을 실시하여 의료 감시 체계를 확립함으로써 항생물질의 오·남용을 막아야 한다.
2) 환자에게 항생물질을 투약시 반드시 병원미생물을 동정하여 적절한 항생물질을 선택하여야 한다.
3) 환자가 항생물질 저항성 문제를 인식하여 오·남용을 하지 않도록 교육을 꾸준히 실시해 나아가야 한다.
4) 항생물질 요법에 의하지 않고 전염병으로부터 인류를 구제할 수 있는 방법, 즉 예방접종, 면역요법 또는 파지요법 등 대체 의료 수단을 개발하여야 한다.
5) 위생 환경을 개선하고 전염병의 전염 경로를 감시하여 전염병 전파를 사전에 예방하여야 한다.
6) 심각한 항생물질 저항성 병원미생물에 감염된 환자는 법정 전염병이 아더라도 격리 수용하여 저항성의 전파를 방지하여야 한다.
7) 저항성 병원미생물을 치유할 수 있는 새로운 항생물질 개발에 노

력을 경주해야 한다.

8) 농업, 수산업 및 축산업 분야에서도 항생물질을 대체할 수 있는 수단을 개발하여야 한다. 특히 축산 분야에서 항생물질을 성장 촉진 목적으로 사용하는 것을 자제하고, 다른 물질로 대체할 수 있는 방법을 강구하여야 한다.

9. 결론

오늘날 항생물질 저항성 미생물의 수는 급증하고 있으며, 그 저항성도 다제 약물 저항성으로 바뀌어가고 있다. 지금이라도 우리가 이러한 항생물질 저항성에 대해 적극적으로 대처하지 못한다면, 앞으로 병원 미생물간의 항생물질 저항성 전파에 의해 기존에 항생물질로 잘 치유되던 전염병에 감염되어 목숨을 잃을 수도 있다. 이러한 감염을 어떤 학자들은 '저항성의 전염 (epidemiology of resistance)' 이라고 부르고 있다. 이제 우리는 '나의 저항성이 바로 당신의 저항성이고, 당신의 저항성이 바로 나의 저항성이다 (My resistance is your resistance, and your resistance is my resistance)' 라는 관점에서 항생물질을 신중하게 다루어야 할 것이다. 다시 항생물질 이전의 세계로 돌아가서 전염병으로 인류가 죽어가서는 안 되기 때문이다.

참고문헌

1. Levy, S. B., The antibiotic paradox – how miracle drugs are destroying the miracle, Plenum Press, NY (1992)
2. Cohen, M. L., Epidemiology of drug resistance: implications for a post-antimicrobial era. Science, 257: 1050–1055 (1992)
3. Neu, H. C., The crisis in antibiotic resistance. Science, 257: 1064–1073 (1992)
4. Davies, J., Inactivation of antibiotics and the dissemination of resistance genes. Science, 264: 375–382 (1994)
5. Levy, S. B., The challenge of antibiotic resistance. Sci. Amer., 278(3): 46–53 (1998)

Chapter 07

의약품의 발달과정과 선도물질

이응석

1. 의약품의 발달과정

1) 천연물을 이용한 민간요법

예로부터 인류는 다양한 종류의 질병과 싸워왔으며, 이를 극복하기 위하여 주변에 있는 천연물로부터 질병을 치유하거나 증상을 경감하는 성분을 지닌 물질을 경험에 의하여 발견하였으며, 이를 섭취하여 질병의 치료 혹은 질병에 의하여 나타나는 고통 및 증상을 완화하려 하였다.

이런 성분을 지닌 대표적 천연물로는 특정 식물의 잎, 뿌리, 열매 및 껍질 등이 있으며, 동물 혹은 광물질 등에서도 유효성분을 함유하고 있는 물질이 알려져 있다. 그러나, 100-150년 전까지만 하여도 천연물에서 유래된 활성성분에 대한 지식은 거의 알려져 있지 않았으며, 오랜 경험에 의하여 특정 질환에 대하여 사용하여 왔었다.

1800년대에 이르러서 화학의 급속한 발달과 함께, 천연물질의 구성 성분에 대한 분리와 분석의 기술이 발달됨에 따라 일부 약효를 나타내는 성분에 대하여 비록 그의 분자구조는 밝히지 못하였으나 순수한 단일 물질로 분리하였다. 그 예로서는 1806년에 아편으로부터 진통작용을 나타내는 '몰핀(morphine)' 이 분리되었으며, 1823년에는 Cincona 나무의 껍질에서 말라리아 치료제로 사용하는 '키니네(quinine)' 가 분리되었으며, 유사한 시기에 마황으로부터 '에페드린(ephedrine)' 이 분리되었다.

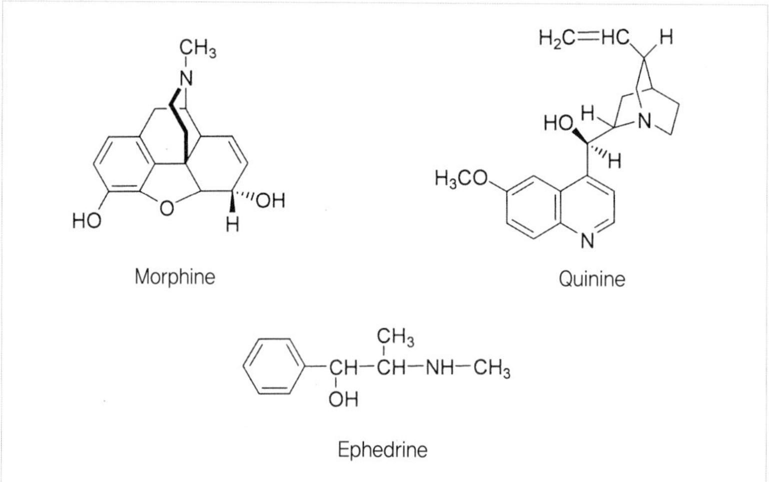

2) 아스피린 (Aspirin)의 합성

새로운 약의 발견과 개발 과정이 고대에 이루어졌던 방식을 따른다면 현재 사용하고 있는 신약은 매우 드물 것이다. 실제로 현재 천연물에서 분리된 성분으로 사용하고 있는 약은 드물다. 일반적으로 천연물에서 분리된 유효성분은 약효를 늘리거나 부작용을 줄이기 위하여 혹은 대량으로 생산하기 위하여 화학적으로 합성을 한다.

합성 및 분리기술의 발달에 따라 1800년대 말경에 인공적 합성에 의한 화학요법제가 출현하였다. 1886년 합성된 acetanilide는 해열제로 사용되었고 1887년 phenacetin이 합성되어 역시 해열제로 사용되었다.

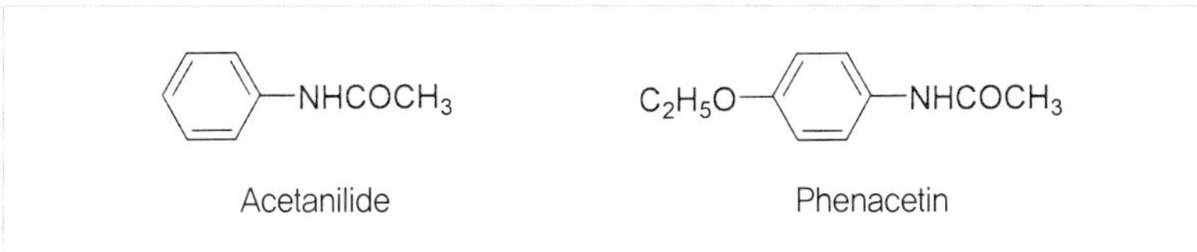

독일의 Bayer 제약회사의 화학자인 Hoffmann은 관절염으로 고생하는 부친을 위하여 효능이 우수하고 부작용이 적은 새로운 관절염치료제를 개발하기 위해 연구하였다. 당시에는 관절염치료제로써 salicylic acid라는 물질이 사용되고 있었으나, 극심한 위장장애를 나타내는 부작용 때문에 사용이 제한되어 있었다. 드디어 Hoffmann은 salicylic acid를 약간 변형한 물질인 acetylsalicylic acid를 합성한 결과, 그것이 해열 · 진통 · 소염작용이 우수하고 부작용이 적은 것이 입증되어, 간단한 임상시험을 거친 후 1899년 아스피린(Aspirin)이란 이름으로 해열 · 진통 · 소염제로 널리 사용되었으며 현재에도 우수한 약효로 인하여 폭넓

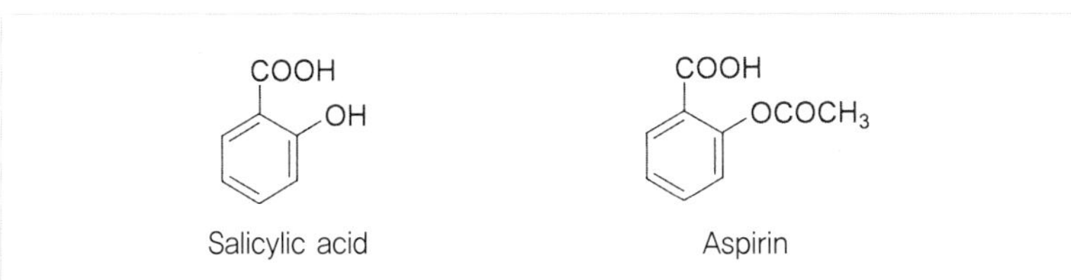

게 애용되고 있다. 예로부터 유럽에서 해열 및 소염 목적으로 민간요법에 사용되어 왔던 버드나무 표피 추출물의 주성분도 아스피린으로 되어있는 것도 주목할 만하다.

여기서 한 가지 짚고 넘어갈 일은 Hoffmann이 아스피린을 개발하기 위하여 salicylic acid의 구조를 이용하여 이를 약간 변형하여 합성한 점이다. Salicylic acid는 효능은 있으나 극심한 부작용 때문에 약으로 사용하기가 어려운 점을 감안할 때, 이 경우 의약품개발 측면에서 salicy lic acid는 aspirin의 선도물질(lead compound)로써 역할을 하였다고 할 수 있다. 선도물질이란 '어떤 질병이나 증상에 대하여 효능은 나타내는 반면 약으로 사용할 수 없는 물질' 을 말한다. 그 이유로는 약물로서 원하지 않는 성질; 즉 높은 부작용 및 독성, 낮은 용해도 및 흡수도, 낮은 생체이용률, 혹은 대사관련 문제점 등을 들 수 있다. 차후에 자세한 설명을 하겠으나, 신약개발 측면에서 선도물질을 발견하는 것은 가장 중요한 과정 중의 하나이며, 또한 가장 초기단계를 이루고 있다.

1903년에는 수면 · 진정제로 알려진 Barbital이 합성되어 사용되었다. 현재 임상적으로 사용되고 있는 수 만종의 약은 대부분 합성 의약품으로 인류의 질병 치료에 지대한 공헌을 하고 있으나, 합성 의약품의 역사가 겨우 100년이 되었다는 점은 현대 문명이 급속도로 발전되었다는 점을 상기시켜 준다.

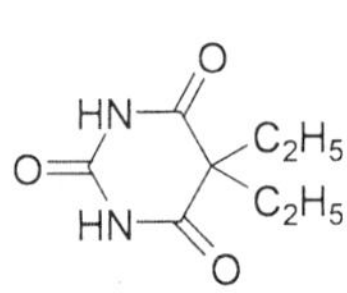

Barbital

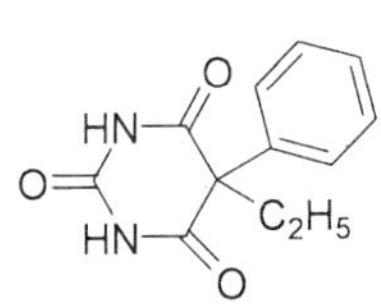

Phenobarbital

3) 매독치료제 Salvarsan의 개발

매독은 1900년도 초에만 해도 유럽지역에 광범위하게 퍼져 있었던 국제적 성병으로서, 치료제가 개발되기 전까지는 현재의 에이즈와 같이 공포의 대상이었으며 하늘이 내린 천벌이라고까지 불리어 졌었다.

독일의 Ehrlich는 비소(As)화합물에 대하여 관심을 가지고 있었으며 비소를 이용하여 매독치료제를 개발하려 하였다. 비소는 독성이 강한 물질로 독살이나 사약 등의 목적으로 많이 사용되었던 물질이며, 당시 비소제제로서 사용하고 있던 약으로는 병원균의 감염에 의하여 유발되는 수면병(sleeping sickness)의 치료제로 사용되었던 Atoxyl을 들 수가 있다. Atoxyl은 매독균에도 효과가 있는 것으로 밝혀졌으나, 매독의 치료를 위해서는 오랜 기간의 투여를 필요로 하였으며 그로 인하여 눈이 멀게 되는 치명적인 부작용을 가지고 있었다. 이에 Ehrlich는 Atoxyl을 기본구조로 한 화학적 합성을 통하여 약효성분의 분자구조를 체계적으로 변형시켜 화학구조와 효능과의 상관관계를 세우고 구조활성관계를 연구하여, 이를 기초로 활성이 우수하고 부작용이 감소한 새로운 매독치료제를 개발하려 하였다. Ehrlich와 공동연구자들은 일련의 화합물을 체계적으로 합성하여 약효검색을 실시하였으며, 606호라는 별명을 가진 Salvarsan을 개발하게 되었다. 606호는 합성한 화합물 중 606번째 물질이란 뜻이다. Salvarsan도 공동연구진에서 실시한 1차 매독치료효과 검색에서는 효능이 나타나지 않아 빛을 보지 못하고 사장될 뻔하였다.

그러나 당시 일본의 미생물학자인 Hata가 토끼에 매독균을 접종하여 인위적으로 매독 증상을 나타내게 하는 방법을 개발하였다. 이에 Ehrlich는 Hata를 연구실로 초빙하여 합성한 화합물의 재검색을 실시한 결과 Salvarsan을 개발할 수 있었다. 이 결과는 간단한 독성시험과 임상시험을 거쳐 1910년에 발표되었고, 항생제가 광범위하게 사용되기 전까지 매독치료제로서 널리 사용되었다. 이 경우에도 Salvarsan을 개발하는데 적용된 선도물질은 Atoxyl이라 할 수 있다.

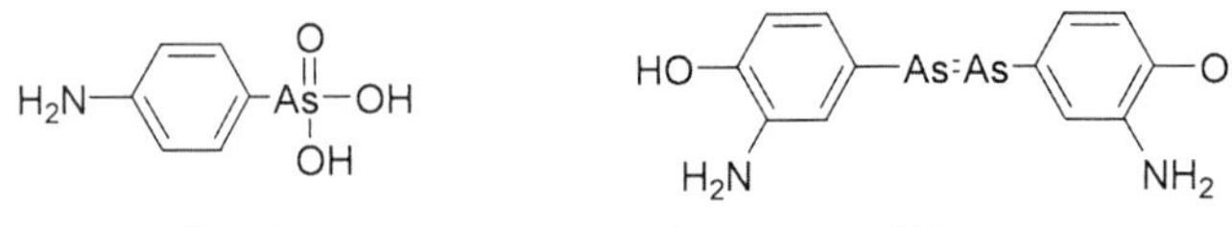

4) 항균제 Prontosil의 발견

항생제는 균을 죽이는 물질을 뜻하며, 항균제 혹은 정균제는 균의 성장을 억제시키거나 정지시키는 물질을 말한다. 1932년 Domagk에 의하여 발견된 prontosil은 병원균 감염에 의하여 생긴 질병을 치유하는데 획기적인 계기를 마련하였다. Domagk는 독일의 세균학과 병리학을 전공한 학자로 항균제를 발견하기 위하여 새로운 검색체계를 개발하였다. 즉, 병원균에 감염되어 사망한 사람으로부터 채취한 병원균을 쥐에게 접종하였을 때 이로 인해 쥐가 감염되어 사망하는 것을 관찰하였다.

이처럼 그는 인위적으로 감염시킨 쥐 모델을 이용하여 다양한 화합물을 쥐에게 투여하여 항균활성이 나타나는 지를 검색하였다. 그 결과 적색염료로 사용되고 있던 prontosil에서 우수한 항균효과가 나타나는 것을 관찰하여 항균제 prontosil을 발견하였으며, 이는 현재 광범위하게 사용되고 있는 항균제인 설파제(sulfa drug)의 효시가 되었다.

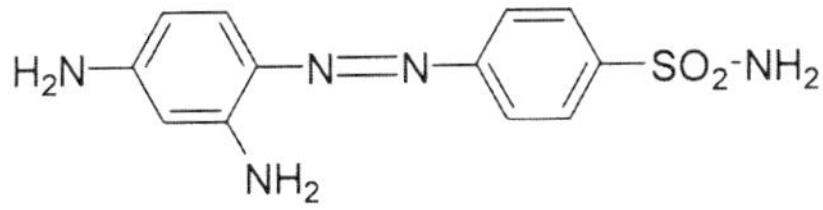

Prontosil

Prontosil에 대한 연구가 진행됨에 따라 새로운 사실이 발견되었다. Prontosil을 살아있는 동물모델(in vivo test)에 투여하였을 때는 현저한 항균작용을 나타냈으나, 시험관 배지(in vitro test)에서 배양한 병원균에서는 항균작용을 전혀 나타내지 않았다. 이런 현상의 원인은 Pasteur 연구소의 과학자들에 의하여 밝혀졌다. Prontosil은 그 자체로는 항균활성을 나타내지 않으나, 생체 내로 투여된 후 생체 내에 존재하는 대사관련효소(metabolizing enzyme)에 의하여 다른 물질로 변환되어 sulfanilamide가 되며, 이 물질이 항균활성을 나타낸다는 것이 확인되었다. 즉, prontosil이 생체 내에서 대사(metabolism)되어 생성된 대사체(metabolite)가 항균작용을 나타내는 것이 밝혀졌다. 실제로 sulfanilamide는 쥐 모델에서뿐만 아니라 in vitro test에서도 강력한 항균작용을 나타내었다.

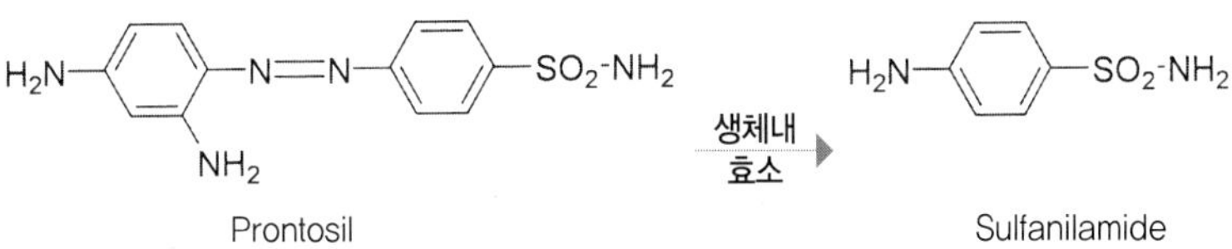

대사(metabolism)는 독성물질로부터 인체를 보호하기 위한 방어기전이다. 독성물질 및 약물이 인체 내에 투여되면 대사과정에 의하여 일

반적으로 무독성물질 및 약효가 없는 물질로 변환된다. 그러나 경우에 따라서는 무독성 물질이 독성물질로 바뀔 수도 있으며 (발암물질 등) 또는 효능이 없는 물질이 약효를 나타내는 물질로 바뀌기도 하며 prontosil이 그 예이다.

Sulfanilamide가 실제로 항균작용을 나타내는 물질로 밝혀진 이후, 이의 구조를 기본으로 하여 수 천종 이상의 화합물이 합성되었으며, 구조활성관계 연구 및 검색을 통하여 항균작용이 뛰어나고 부작용이 적은 우수한 설파제가 개발되어 현재까지도 수 십종의 설파제가 항균제로 사용되고 있다. 이에 설파제를 개발하기 위한 선도물질로는 prontosil 및 sulfanilamide라 할 수 있다. 또한 설파제 개발과정에서 구조활성관계 연구를 통하여 항균작용을 나타내는데 꼭 필요한 분자구조, 즉 설파제의 약리단(pharmacophore) 구조가 밝혀졌다. 약리단이란 약물의 효능을 나타내는데 꼭 필요한 구조를 말한다.

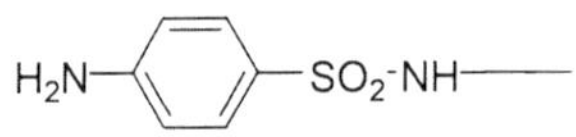

설파제의 약리단

설파제가 항균제로서 널리 사용됨에 따라 기대하지 않았던 여러 가지 생리효과 및 부작용이 이 계통의 화합물에서 추가로 발견되었다. 설파제로 개발하려 하였던 carbutamide의 경우 이를 환자에게 투여하였을 때, 항균작용과 함께 혈당강하 작용이 부작용으로 나타남을 알게 되었다. 이 경우 carbutamide는 의약품개발 측면에서 신약으로 개발될 수 없으나, 주작용이었던 항균작용을 나타내지 않게 함과 동시에 혈당강하작용을 나타내게 하면 당뇨병치료제로서 개발할 수 있다는 점에 착안하여, 설파제의 약리단을 약간 변형한 화합물 tolbutamide를 당뇨병 치료제로 개발하였다. Tolbutamide는 항균작용이 전혀 없는 혈당강하제로서 현재까지도 당뇨병치료제로 널리 사용되고 있다.

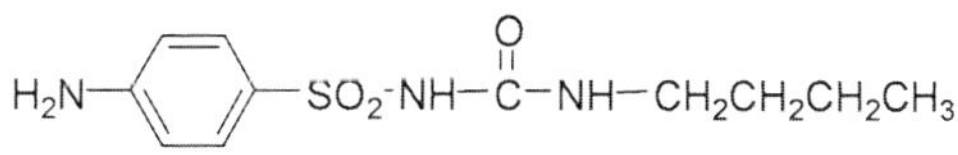

Carbutamide

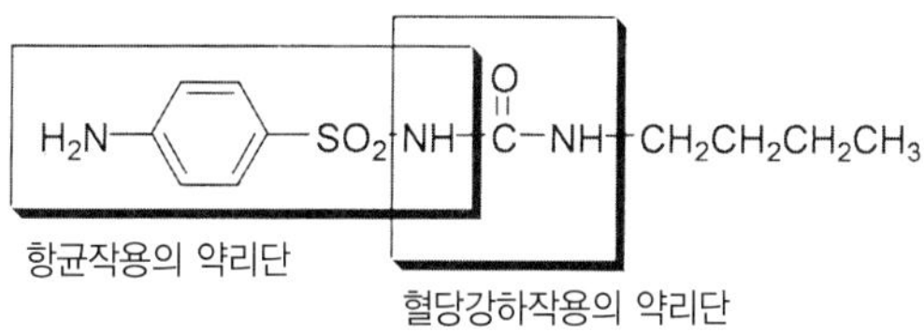

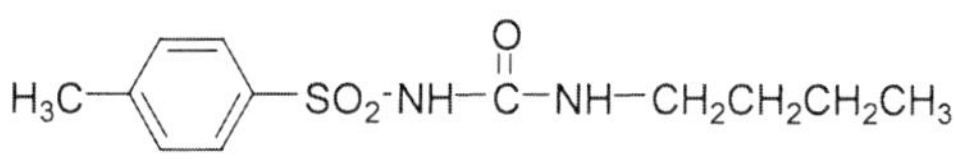

Tolbutamide

어떤 설파제는 부작용으로 요량이 증가되는 것이 관찰되었으며, 이를 토대로 구조가 유사한 화합물을 합성하고 검색한 결과 항균작용은 나타나지 않으며 강력한 이뇨작용을 나타내는 chlorothiazide가 이뇨제로 개발되었으며 현재까지 광범위하게 사용되고 있다.

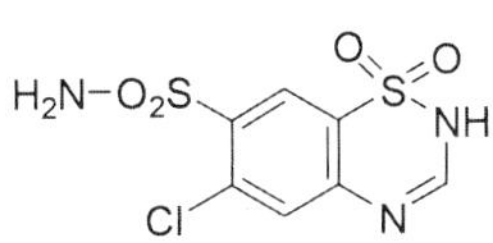

Chlorothiazide

5) 항생제 페니실린의 발견

1928년 Fleming은 Staphylococcus aureus 균을 배양 중에 우연히 푸른곰팡이 (Penicillium notatum)에 의해 오염된 배양접시의 Staphylo coccus aureus 균이 죽는 것을 관찰하였다. 그는 푸른곰팡이에서 분비되는 항생물질이 이런 현상을 일으키는 것을 확인하고는 이를 페니실린(penicillin)이라고 명명하였다. 발견 초기 Fleming은 이 물질을 방부제로 사용할 수 있을 것으로 제안하였는데, 실제로 항생제로서의 사용여부에 관련된 연구는 1940년대가 되어서야 진행이 되었다. 그로부터 많은 세월이 지난 후에서야 페니실린은 항생제로서 사용되었으며 기적의 약이란 호칭을 얻었다. 1920년대에 페니실린이 발견되고도 오랜 시간이 지난 후에야 항생제로 사용된 이유로는, 첫째로 당시에 신약개발이 항균작용을 나타내는 설파제 개발에 대한 연구에 대부분이 치중되고 있었기 때문이다. 둘째로는 1935년에 발발한 제2차 세계대전으로 인한 항생제 개발 지연 등을 들 수 있다. 또한 발효 기술이 발달하지 않은 관계로 페니실린이 대량 생산되지 않아 제한적으로 사용되었던 점도 원인이 될 수 있다.

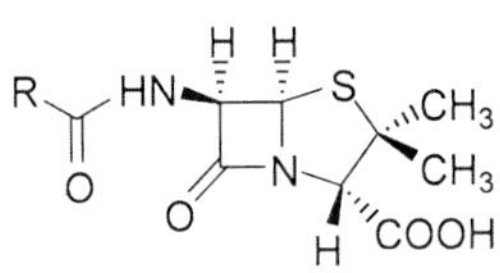

Penicillin

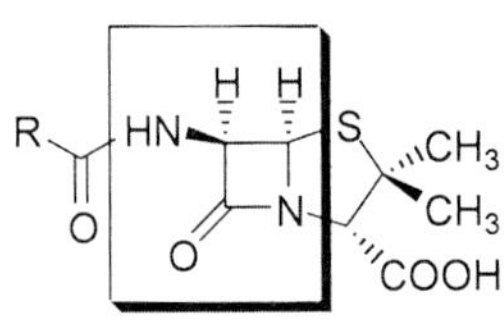

Penicillin의 약리단

6) 최근의 의약품 개발

현재 임상적으로 사용하는 의약품은 수 만종에 이르고 있으며 새로운 의약품을 개발하는 것은 과거에 비하여 상당히 힘든 과정이다. 의약품이 드물었던 시대에는 간단한 독성시험만을 거쳐 임상시험에 들어가 의약품으로 사용을 하였다. 의약품이 질병을 치료함으로써 얻는 만족도와 비교하여 볼 때 웬만한 부작용은 감수할 수밖에 없었다. 그러나 요즈음은 거의 모든 질병에 대하여 약효의 정도 차이는 있어도 이미 많은 의약품이 개발되어 있으므로, 새로운 의약품을 개발하기 위해서는 기존에 사용하고 있는 약과 비교하여 효능이 월등히 우수하고 부작용이 감소하여야만 된다. 예를 들어 1940년대에는 500개의 신규물질로부터 한 개의 의약품이 개발되었으나, 현재는 수 만개의 신규물질에서 한 개 정도가 새로운 의약품으로 개발되고 있는 실정이다. 신약개발은 여러 분야의 과학자가 공동으로 참여하여 유기적인 체제에서 서로 협력하며 개발하여야 이루어 질 수 있다.

신약을 개발하기 위한 첫 번째 단계는 선도물질을 발견하는 것으로부터 시작되며 이에 대하여 다음 장에서 자세히 설명하였다.

2. 선도물질

의약품의 개발과정에서 선도물질(lead compound)의 발견은 매우 중요하다. 대부분의 의약품은 선도물질로부터 출발하여 개발되었으며, 신약개발과정에서 선도물질 발견이 가장 먼저 이루어져야지만 그 후에 구조활성관계 연구 등 다음 단계로 진입할 수 있다.

선도물질은 전술한 바와 같이 약리학적 효능은 나타내나 독성, 부작용, 흡수, 분포, 대사, 생체이용률 및 제형화 등등의 문제로 인하여 의약품이 될 수 없는 물질을 말한다.

1) 선도물질 없이 개발된 의약품

수많은 의약품 중에 선도물질 없이 개발된 의약품(처음 합성한 물질 혹은 처음 발견한 물질이 바로 의약품으로 사용됨)의 경우는 극히 드물며, 그 예로는 페니실린과 신경안정제로 사용되는 리브리움(librium)을 들 수 있다.

2) 선도물질 발견 (Lead Discovery)

질환에 따른 의약품을 개발하려는 대상이 선정되면 선도물질의 발견이 우선되어야 하며, 선도물질을 발견하는 일반적인 방법으로는 다음과 같이 다섯 가지가 있다.

2.1 무작위 검색 (Random Screening)

무작위검색은 선도물질을 발견하기 위하여 물질의 구조와는 관계없이 수많은 물질을 검색하는 방법이다. 1935년 전까지는 주로 사용되었던 방법이었으나 현재는 자주 사용되지는 않는다. 그러나 예상치 못한 구조를 가진 선도물질을 발견하는데 유용하게 사용되고 있다. 무작위 검색의 단점은 선도물질을 발견하는데 인력 및 시간적, 경제적 효율성이 낮다는 것이다. 무작위 검색에는 합성물질 및 천연물에서 분리한 물질들이 주로 사용된다.

2.2 선별적 검색 (Nonrandom Screening)

선별적 검색은 무작위 검색보다는 접근 방법을 좁혀서, 활성이 나타나리라고 예상되는 물질 또는 무작위 검색에서 약한 활성이 나타난 물질의 유사체 등에 대하여 선별적으로 검색하는 방법이다.

2.3 약물대사 연구 (Drug Metabolism Study)

약물대사 연구에 의한 선도물질 발견이란 약물의 대사를 연구하여 실제로 효능을 나타내는 물질이 약물 자체인지 혹은 약물의 대사체(metabolite)인지를 알아내어 선도물질을 발견하는 방법이다. Prontosil의 대사 연구를 통하여 설파제의 선도물질인 sulfanilamide를 발견한 것이 좋은 예이다.

2.4 임상적 관찰 (Clinical Observation)

경우에 따라 동물실험 또는 임상시험 중에 예기치 않은 부작용을 발견하여, 그 부작용을 주작용으로 하는 선도물질을 발견하는 것이 임상적 관찰에 의한 방법이다. 설파제 개발 중에 혈당강하 작용이 발견되어 당뇨병치료제로 개발된 tolbutamide 및 이뇨제로 개발된 chlorothiazide가 좋은 예이다. 최근의 예로는 협심증 치료제로 개발되던 물질이 임상시험 중에 발기현상을 일으키는 부작용이 발견된 후, 협심증치료제 개발을 전면 중단하고 발기제로 개발된 viagra가 있다.

2.5 합리적 설계 (Rational Approach to Lead Discovery)

합리적 설계에 의한 선도물질 발견은 최근 들어 중요한 비중을 차지한다. 합리적 설계의 첫 번째 단계는 질병의 정확한 원인 및 작용기전을 이해하는 것이다. 그 다음 단계는 목표가 되는 효소 혹은 수용체의 효능제, 길항제 및 저해제 등을 컴퓨터를 이용하여 효능이 나타날 것으로 예측되는 분자구조를 설계하고 합성한 후 활성 검색을 통하여 선도물질을 발견하는 것이다.

3) 의약품 개발 : 선도물질의 변형

3.1 약리단의 확인

선도물질을 발견한 후에는 여러 가지 다양한 물질을 합성하여 분자 내에서 효능을 나타내는 부분, 즉 약리단(pharmacophore)을 확인한다.

3.2 선도물질의 구조 변형

약리단을 확인한 후에는 약리단을 제외한 구조를 조금씩 변형하고 검색하면서 활성의 증감 등을 관찰한다.

3.3 구조활성관계 연구

선도물질에 대한 다양하게 변형된 물질의 합성, 검색과 활성의 증감 등을 관찰한다. 이 결과를 토대로 하여 필요시 컴퓨터를 이용하여 구조활성관계를 연구하여, 효능이 높아지고 안전성이 증가한 약물을 설계 및 합성, 검색하는 과정을 반복하여 신약후보 물질을 창출한다.

Chapter

08 비임상시험과 임상시험

강원구

1. 서론

우리나라에서 개발된 국산 1호 신약이 1999년 7월 식품의약품안전청(Korea Food and Drug Administration)으로 부터 신약 허가를 받은 것을 시작으로 우리나라도 신약을 개발할 수 있는 능력을 가진 전세계 십여 개 나라의 목록에 이름을 올리게 된다.

이후 2010년 말까지 약 10여종의 국산 신약이 국내 외 신약허가를 받았으며 임상시험이 진행되고 있는 후보물질까지 합하면 약 40여 종에 이른다. 소위 생명공학기술(Biotechnology, BT) 분야 중에서도 신약의 개발은 중심부에 위치하고 있으며 부가가치는 자동차 수백 만대를 수출하는 것보다 더 큰 효과를 가져올 수 있다. 이에 우리나라에서도 장차 미래의 성장 동력으로서 우리세대는 물론 후손들을 먹여 살릴 국가 기반기술로서 신약개발 과제를 포함시키고 있다.

신약개발의 과정은 비단 약학과 관련된 부분에 종사하는 전문 인력뿐 아니라 화학이나 생물학, 수의학, 통계학, 임상병리학 등 다양한 분야의 고급인력들이 만들어 내는 종합예술의 결정체라고 해도 과언은 아니다. 많은 노력과 시간 및 비용의 투입이 요구되는데 반해 상대적으로 성공의 확률이 낮아 위험성을 내포하고 있는 분야이기도 하다. 향후 시장에서 좋은 치료효과를 보이며, 충분한 판매량을 기대하기 위해서는 개발 초기 단계에서부터 치밀한 전략과 시장 조사가 선행되어야 한다.

약효가 있는 것으로 입증된 물질이라고 해서 모두 약이라고 부르지 않는다. 약이라고 불려지기 위해서는 아직 확인 받아야 할 사항들이 너무나도 많기 때문이다. 약효물질이 약으로서 평가를 받기 이전에 우선 독성이 얼마나 있는지를 평가하여 약인지 독인지를 구별하게 된다. 그렇다면 약과 독의 차이는 무엇일까? 독성의 정도를 어떻게 나타내고 비교하는가? 그것은 바로 해당물질의 양(quantity)의 차이에 있다. 예로 해열이나 진통의 목적으로 널리 사용되는 아스피린이 있다. 아스피린은 성인의 경우 대개 500 mg을 복용한다. 50kg의 성인이 복용할 경우 체중(kg) 당 약 10 mg에 해당한다. 그런데, 만일 토끼에게 아스피린의 양을 늘려주면서 투여 받은 토끼의 반수(50%)가 죽을 확률의 양[반수치사량, LD_{50}(LD:lethaldose)]을 측정하면 체중(kg) 당 약 1000 mg에 이른다.

사람에게 주는 양의 약 100배의 양에서 치명적인 독성을 나타낸다는 의미이다. 동물의 종에 따라 독성의 발현 양상은 달리 나타날 수 있으나, 약으로 사용되고 있는 물질도 양을 늘려 투여하면 얼마든지 독으로 작용할 수 있는 것이다. 한편 독약으로 알려져 있는 청산칼륨(KCN)의 토끼에서의 LD_{50}값은 체중(kg) 당 5 mg에 불과하다. 무려 아스피린의 200배 적은 양에서도 반수치사량을 나타내는 것이다. 이처럼 동물 및 인체에 작용하여 생리활성을 나타내는 물질은 그 양에 따라 독성이 나타날 수 있으며, 물질의 특성에 따라 아주 적은 양에서도 독성을 나타내어 약으로서의 사용이 제한되는 경우가 많다.

본 장에서는 신약개발의 과정 중 약효가 있는 것으로 입증이 된 물질을 대상으로 약으로서의 가능성(drugability)을 평가하는 과정에 대해 소개하고자 한다. 즉, 동물을 대상으로 독성을 평가하는 비임상시험의 과정과 비임상시험을 거쳐 독성이 적은 것이 확인된 물질을 건강한 성인 및 환자들에게 투여하는 초기 임상시험의 과정에 대해 살펴보도록 한다.

2. 비임상시험

1) 비임상시험의 목적

생체외 시험(in vitro test)혹은 생체내 시험(in vivo test)을 통해 약효가 확증된 물질을 대상으로 독성을 평가하는 과정을 '비임상시험' 이라 하며 '독성시험' 이라고도 정의할 수 있다. 예전에는 '전임상시험' 이란 용어를 사용하여 임상시험 전에 시행하는 시험의 의미를 가졌으나 최근에는 경우에 따라 임상시험과 비임상시험이 동시에 진행될 수 있어 비임상시험이란 용어를 사용한다.

시험물질은 윤리적인 문제로 인해 사람에게 직접 시험되지 못하고 동물을 대상으로 우선 시험을 실시하지만, 독성을 평가하는 연구기관에서는 동물시험윤리위원회를 설치하여 운영하고 있으며 심사를 거쳐 동물시험 과정에서의 동물 윤리를 다루고 있다. 즉 용량이나 투여 경로 등이 동물에 위해를 가할 가능성이 있는지를 심사하고, 독성이 나타나는 양상에 따라 안락사를 시키는 기준 등을 정하는 일을 시험 전에 결정하게 된다.

현재 비임상시험에는 마우스(mouse), 랫드(rat), 토끼, 개, 원숭이 등 다양한 종의 동물이 사용되고 있으며 각 종의 특성을 감안하여 사람에게서 나타날 개연성이 있는 독성시험을 대신 수행하게 된다. 비임상시험은 단회투여 및 반복투여 독성시험, 유전 독성시험, 발암성 독성시험, 생식 독성시험, 면역 독성시험, 안전성 약리, 독성동태 시험 등을 실시하여 독성을 평가한다. 각 시험에 대해 대략적인 내용과 의미를 소개하면 다음과 같다.

1.1 단회투여 독성시험

단회투여 독성시험은 시험물질을 1회 투여한 후 나타나는 독성의 양상을 평가하는 시험이다. 과거에는 LD_{50}값을 측정하기 위해 용량을 늘려가며 시험 결과를 내도록 했으나 고용량에서도 독성이 나타나지 않는 물질들에서는 평가가 적절치 않을 수 있다. 따라서 근래에는 2000 mg/kg의 용량에서도 독성이 나타나지 않으면 이 용량을 한계용량으로 정한다.

주로 마우스와 랫드를 이용하여 시험하며, 개를 이용하여 시험하기도 한다. 단회 투여한 후 체중의 변화, 먹이섭취량, 대소변의 양, 털의 상태 등 일반증상을 약 2주 정도에 걸쳐 추적 관찰하면서 독성의 양상을 평가한다.

1.2 유전독성시험

단회투여 독성 시험과 함께 비임상시험 과정의 초기에 실시되는 시험항목이다. 시험물질이 유전자에 영향을 주어 돌연변이를 일으키는 mutagenicity를 평가한다.

염색체 이상시험과 소핵시험, 복귀돌연변이 시험 등 세가지 항목으로 시험을 실시하는데 유전독성이 발견되었다고 해서 모두 발암성으로 이어지는 것은 아니다. 하지만, 유전독성 시험에서 부정적인 결과가 나오면 해당 시험물질은 더 이상 시험을 진행하지 않고 중단하게 된다.

1.3 반복투여 독성시험

대부분의 약물은 반복적인 투여를 통해 효과를 지속적으로 나타내어 병적인 상태를 정상적인 생리상태로 돌려 놓도록 한다. 이를 토대로 비임상시험 과정에서도 반복적으로 시험물질을 투여하여 독성을 평가한다. 대상 시험물질이 사람에게 1일 1회 사용될 경우는 7일 동안 반복투여 시험을 실시하고, 1주일간 사용될 예정이면 4주를 반복적으로 투여하도록 한다. 지속적으로 30일을 투여한다면 3개월의 반복 투여를 실시하도록 하며, 30일 이상 투여해야 하거나, 불연속적인 투여라도 투여기간의 합이 1년에 1개월을 넘기는 경우는 6개월 동안 반복 시험을 실시하도록 규정하고 있다.

시험은 크게 미국 FDA와 유럽의 EMEA (European Medicines Agency), 일본 후생성(Ministry of Health and Welfare)에서 규정한 내용을 토대로 실시하게 되는데, 최근 국제적인 조화를 위해 ICH (International Conference on Harmonization) 가이드라인을 제정하고 있다.

주로 랫드와 비글 견(beagle dog) 암수를 동일한 수로 사용하여 반복시험을 수행하는데 동물들을 투여군에 따라 저용량군, 중용량군 및 고용량군으로 나누고, 시험물질을 투여하지 않은 대조군과 비교하여 독성을 평가한다. 반복투여 독성시험에서는 저용량군에서는 거의 독성이 나타나지 않아야 하는데 반해 고용량군에서는 확실한 독성이 나타나야 하고, 중용량에서는 두 용량의 중간 정도의 독성이 나타나야 한다. 또한, 반복투여 과정 중 사망하는 동물이 나타나서는 안되기 때문에 용량의 설정에 많은 주의가 필요하며 3개월 혹은 6개월 반복투여 시험 전에 용량의 설정을 위해 각각 2주 혹은 4주의 예비시험을 통해 용량을 설정하는 dose range finding study (DRF)를 실시한다.

1.4 생식독성시험

임신부들의 입덧을 진정시키기 위해 1960년대 유럽에서 사용되었던 talidomide의 기형아 유발을 계기로 생식독성에 관한 관심은 매우 높아졌으며, 시험도 강화되었다. 랫드와 토끼의 두 종에서 시험을 실시하는데 시험물질이 포유동물의 생식전반에 미치는 영향을 평가하는 분야로서 수정, 임신, 출산 및 성장에 이르기까지 모든 발생단계에서 독성을 평가하게 된다. 수태능 및 초기 배발생 독성시험 및 배, 태자 발생독성시험, 출산 전후 발생독성 및 모체기능 독성시험 등 세 부분으로 나누어 진행한다.

대조군, 저용량군, 중용량군 및 고용량군으로 나누어 반복투여 한 후 독성의 양상을 관찰한다.

1.5 발암성 독성시험

발암성 독성시험은 시험물질이 발암성을 유발하는지를 평가하기 위한 시험항목이다. 주로 시험물질을 암수랫드에 투여하는데, 3~4군의 투여군과 대조군을 둔다. 각 군당 약 50마리 정도에서 시험물질을 2년

간 투여하게 되는 대규모의 시험이다. 시험 종료 후에는 랫드를 흡입마취제로 안락사시킨 후 주요 장기 (심장, 신장, 간장, 폐, 뇌, 비장, 위 등)에서의 조직학적 변화를 비교 관찰한다.

1.6 면역 독성시험

면역 독성시험에서는 시험물질이 인체의 면역 반응에 영향을 주는지를 평가하는 시험이다. 사람과 동물은 물론 동물 종간에도 면역 반응의 양상은 매우 다르게 나타날 수 있어 최근에는 원숭이 등 영장류를 이용한 독성 시험이 진행되고 있다. 많은 비용이 소요되지만 면역원성 혹은 항원성이 있을 것으로 예상되는 생물학적 제제(biologics)의 평가에 사용되고 있다.

1.7 안전성 약리 시험

최근 시장에서 퇴출되는 의약품의 수가 늘어나고 있다. 대부분이 심장순환계에 치명적인 부정맥을 유발하는 사례가 보고됨에 따라 취해진 조치로, 이러한 부작용 발생 시 개발사는 물론 사회적인 큰 문제로 대두되기 때문에 안전성 약리 시험이 부각되고 있다. 심장이나 폐, 중추신경계 등 주요 장기에서 시험물질이 나타내는 독성의 양상을 파악하여 사람에게서 나타날 수 있는 개연성이 있는 부작용에 관한 정보를 제공하는 시험 항목이다.

1.8 독성동태시험

시험물질이 실험 동물에 투여되었을 때 흡수되는 과정과 분포과정, 대사되어 배설되는 전 과정을 시험한다. 독성의 발현 양상은 시험물질의 혈중 혹은 조직 노출에 따른 결과와 매우 밀접한 관련성이 있으므로 독성동태(toxicokinetics) 시험은 반복투여 독성시험, 생식 독성시험, 발암성 시험 등에서 독성시험과 함께 혹은 별도로 수행된다.

2) Investigational New Drug Application

앞서 언급한 여러 가지 독성시험들을 종합하여 약효가 있는 시험물질의 독성을 평가한 후 이를 토대로 시험물질이 독이 아닌 약으로서 사용 가능 여부를 판단하기 위한 자료를 식품의약품안전청에 제출한다. 이 과정을 investigational new drug (IND) application이라 부르며, 식약청의 허가를 득한 후에 사람을 대상으로 하는 임상시험을 진행할 수 있게 된다.

3. 임상시험

1) 임상시험의 목적

IND approve를 받은 시험물질은 동물시험 결과 독성 측면이 검증된 것으로 인체에 적용해도 좋을 정도의 안전한 물질임을 의미한다 할 수 있다. 하지만 여전히 동물 시험에서 관측되지 않았던 부작용이나 독성이 사람에게서 얼마든지 나타날 수 있으므로 건강한 성인 혹은 환자들을 대상으로 안전성과 유효성을 평가하기 위해 임상시험을 실시한다.

2) 임상시험의 종류

임상시험은 일반적으로 Phase study라 부르며 Phase 0, I, II, III 및 IV로 구분하여 실시한다. 본 장에서는 Phase 0부터 Phase II 시험 과정까지의 내용에 대해 설명하도록 한다.

2.1 Phase 0 study

Phase 0 study는 최근에 시험이 실시되고 있는 단계로 과거에는 Phase I study부터 임상시험이 시작되었다. 시험물질을 사람에게 처음 적용하는 Phase I 시험에서 부작용 등 윤리적인 문제가 대두되고, 사람에서 약물동태학적 (pharmacokinetics)인 정보 없이 시험이 진행되는 것에 대한 대안으로 Phase 0 study가 제안되었다. Microdosing study라고도 불리우는데 100mcg 이하의 소량의 시험물질을 건강한 성인들을 대상으로 투여한 후 일정 시간에 혈액을 채취한다. 혈중에 존재하는 시험물질이나 주요 대사체들을 정량 분석하여 건강한 성인에서 시험물질의 흡수, 분포, 대사 및 배설의 양상에 관한 정보를 얻기 위해 실시한다.

소량의 시험물질을 투여하기 때문에 부작용의 측면에서는 우려를 줄였으나 소량투여에 따른 정밀하고 민감한 분석 기술이 뒷받침되어야 인체 내에서의 변화 추이를 파악할 수 있다.

2.2 Phase I study

Phase 0 study에서의 약동학적 정보를 이용하여 건강한 성인을 대상으로 용량을 증가시켜 주고, 반복적으로 투여하면서 부작용의 양상을 파악한다. 본 시험에서는 시험물질의 효과보다는 안전성에 초점을 맞추어 용량의 증가에 따른 부작용의 상관성을 평가한다.

2.3 Phase II study

Phase II study는 다시 IIa와 IIb study로 나누어 진다. Phase IIa study 단계에서는 Phase I study의 결과를 토대로 부작용의 발현 양상과 용량과의 상관성 분석을 통해 환자들에게 적용될 용량이 설정된다. 즉 어느 정도의 용량에서 유효한 효과가 나타나는지를 결정하는 단계이다.

Phase IIa study에서는 소규모의 환자들을 대상으로 실시되는데, 후발 신약개발국가들이나 시장 점유율이 낮은 회사들은 대부분 Phase IIa 단계에서 유효성을 입증한 후 다국적 기업 등에 licensing-out하기도 한다.

Phase IIb study에서는 IIa단계에서 설정된 처방 용량에서 얼마나 적절한 효과가 나타나는지를 평가하는 단계이다. 물론 유효성과 함께 환자들에게서 나타나는 독성을 모니터링하여 안전성의 측면도 함께 고려한다.

Chapter 09

약물과 음식의 상호작용

용철순

1. 약물복용 시 음식 섭취의 중요성

우리가 섭취하는 음식과 약물은 다양한 방식으로 상호작용을 나타낸다. 따라서 약의 효능을 극대화하고 부작용을 줄여 치료효과를 높이기 위해서는 복용하는 약물의 특성에 맞추어 섭취하는 음식을 조절하는 것이 매우 중요하다.

특정한 약물에 적합한 음식이 있는가 하면, 특정한 약물을 복용할 경우 반드시 피해야 할 음식도 있다.

어떤 음식은 환자가 복용 중인 약물의 효과가 최대가 되도록 도와주기도 하지만, 어떤 음식은 반대로 약효를 감소시키거나 부작용을 유발시키기도 하며, 심한 경우 생명을 위협하기도 한다. 이러한 상호작용의 가능성은 나이, 성별, 간의 기능, 전반적인 건강상태, 체중 등에 따라 달라진다. 지병이 있거나 면역력이 저하된 노인들은 약물과 음식과의 상호작용에 특히 주의해야 한다. 특히 고령화 사회에 접어들면서 개인이 복용하는 약물의 종류가 증가할수록 약물과 음식과의 상호작용 가능성은 증가할 수밖에 없다.

일반적으로 약물을 식사할 때에 복용하면 환자의 약물복용순응도(patient compliance)가 높아지며, 공복시에 복용하면 약물의 흡수가 증가하며, 식후에 복용하면 약의 부작용을 감소시킬 수 있는 등의 장점이 있을 수 있다.

음식과 약물의 상호작용을 이해하기 위하여 약물의 흡수, 분포 , 대사 및 배설에 미치는 음식물의 영향을 약동학적인 측면에서 고찰할 필요가 있다.

1) 약물 흡수에 미치는 음식물의 영향

약물은 음식물에 의해 흡수가 감소되는 약물, 흡수가 지연되는 약물, 흡수가 증가되는 약물 및 영향을 받지 않는 약물의 네 군으로 분류할 수 있다. 음식물에 의하여 약물의 흡수가 촉진되고 생체이용율이 증가되는 경우와, 반대로 음식물에 의해서 약물의 흡수가 저해되거나 또는 위장관 내에서 분해가 촉진되어 생체이용율이 감소되는 경우도 있다. 일반적으로 복용한 약물의 위장관 내에서의 용출을 촉진시키기 위하여 한 컵 정도의 물과 함께 복용한다. 특히 위장장애가 심한 사람은 200ml 정도의 물을 함께 마셔야 식도궤양을 유발하지 않고 위 점막 자극도 감소된다.

1.1 음식물과 병용시 흡수가 감소하는 약물

아목시실린(amoxicillin), 암피실린(ampicillin), 아스피린(aspirin), 디메틸클로르테트라사이클린(demethylchlortetracycline), 에탄올

(ethanol), 이소니아지드(isoniazid), 레보도파(levodopa), 푸로세미드(furosemide), 메타사이클린(methacycline), 옥시테트라사이클린(oxytetracycline), 페니실린G(penicillin G), 페니실린K(penicillin K), 피밤피실린(pivampicillin), 리팜핀(rifampin), 테트라사이클린(tetracycline) 등의 약물을 음식과 함께 복용시 흡수가 감소하고 약물의 유효혈중농도가 낮아진다. 특정 항생제의 경우 이러한 상호작용이 환자에게 치명적인 영향을 미칠 수 있다. 예를 들어 연쇄상구균 감염이나 폐렴을 치료하는 경우 약물의 혈중농도가 유효농도를 유지하는 것이 매우 중요하며, 음식물로 인하여 유효농도가 감소하면 세균감염을 치료할 수가 없다. 또한 음식물은 캡토프릴(captopril)의 흡수를 저해하여 항고혈압 효과를 감소시킨다. 따라서 캡토프릴은 식사 1시간 전에 복용한다. 또한 위장약인 수크랄페이트(sucralfate)는 음식물 중의 단백질과 결합하면 약효가 감소하므로 식사 1~2시간 전에 복용한다.

1.2 음식물과 병용시 흡수가 지연되는 약물

아세트아미노펜(acetaminophen), 아목시실린(amoxicillin), 아스피린(aspirin), 세파클러(cefaclor), 세팔렉신(cephalexin), 세프라딘(cephradine), 디곡신(digoxin) 고형제제, 니트로푸란토인(nitrofurantoin), 칼륨이온(potassium ion), 설파디아진(sulfadiazine), 설파닐아미드(sulfanilamide), 설파디메톡신(sulfadimethoxine), 설피속사졸(sulfisoxazole) 등의 약물을 음식과 함께 복용시 음식물로 인하여 약물의 작용시간이 늦어질 수 있다. 예를 들어 아스피린(aspirin), 및 비스테로이드성항염증제(NSAIDs)인 디클로페낙(diclofenac), 이부프로펜(ibuprofen), 나프록센(naproxen) 등의 경우 위장장애가 있어 식후에 복용하는 경우가 많으며, 이 경우 음식물이 약물의 작용시간을 지연시켜 진통효과가 늦게 발현될 수 있다. 항생제인 아목시실린(amoxicillin)과 에리스로마이신(erythromycin), 이뇨제인 푸로세미드(furosemide), 철분제제(iron salts) 등도 위장관 점막에 자극을 주므로 음식과 함께 복용시 자극을 완화할 수 있다. 이러한 경우 흡수속도는 감소할 수 있으나 흡수되는 정도에는 큰 변화가 없어 효능에는 큰 차이를 나타내지 않을 수 있다.

1.3 음식물과 병용시 흡수가 증가하는 약물

디쿠마롤(dicoumaról), 그리세오풀빈(griseofulvin), 히드랄라진(hydralazine), 히드로클로로티아지드(hydrochlorothiazide), 메토프롤롤(metoprolol), 옥사제팜(oxazepam), 페니토인(phenytoin), 프로폭시펜(propoxyphen), 프로프라놀롤(propranolol), 메탁살론(metaxalone) 등은 음식물과 함께 복용시 흡수가 증가할 수 있다. 또한 콜라와 음식물은 이트라코나졸(itraconazole)의 용해도와 흡수를 증가시켜 혈중 농도를 상승시킬 수 있다. 따라서 식사 직후 이트라코나졸 캡슐을 복용하는 것이 좋다. 니트로푸란토인(nitrofurantoin), 리보플라빈(riboflavin), 우울증치료제인 리튬(lithium) 등도 음식물과 함께 복용시 흡수가 촉진되고 위 장관 에 대한 부작용도 경감시킬 수 있다.

1.4 음식물의 영향을 받지 않은 약물

세프라딘(cephradine), 클로르프로파미드(chlorpropamide), 디곡신(digoxin) 엘릭서, 글리벤클라미드(glibenclamide), 글리피지드(glipizide), 멜페론(melperone), 메트로니다졸(metronidazole), 프레드니손(prednisone), 프로필티오우라실(propylthiouracil), 테오필린(theophylline) 등은 음식물과 함께 복용하여도 좋다.

▶ 특정 약물도 특정 영양소의 흡수를 저해할 수 있으며, 그 기전으로 약물이 직접 장점막에 독성 작용을 나타내거나, 약물이 효소를 억제하는 경우, 약물이 담즙산이나 지방산과 결합하는 경우, 약물이 음식 중의 특정 이온과 반응하는 경우, 그리고 약물이 위의 pH를 변화시키는 경우를 생각할 수 있다.

2) 약물의 분포에 미치는 음식물의 영향

약물분포에 중요하게 영향을 미치는 것으로서 단백결합을 들 수 있다. 고지방식의 섭취에 의해 혈액중의 유리지방산농도가 높을 때에는 약물과 유리지방산이 경합적으로 알부민과 결합해서 약물의 단백결합이 감소한다. 단백결합율이 높은 약물인 와르파린(warfarin), 클록사실린(cloxacillin), 페닐부타존(phenylbutazone) 등은 단백결합률이 약간만 감소하여도 약효를 나타내는 비결합형(유리형)의 약물이 증가하여 약효 및 부작용이 증가할 수 있으므로 주의가 필요하다. 단백결합률이 큰 약물을 고지방식과 함께 복용할 경우 유리 약물농도가 증가되기 때문에 고지방식 섭취를 금하는 것이 바람직하다.

3) 약물 대사에 미치는 음식물의 영향

베타-차단제(β-blocker)인 프로프라놀롤(propranolol) 및 메토프롤롤(metoprolol) 등은 음식과 함께 복용시 생체이용률이 증가한다. 그 이유는 음식물 섭취시 간 혈류속도가 상승하여 간 클리어런스가 큰 이 약물들의 간초회통과효과(hepatic first pass effect)를 감소시키기 때문이다. 간초회통과효과가 큰 베라파밀(verapamil), 펜타조신(pentazocin),

프로폭시펜(propoxyphen) 등은 식후에 투여하는 것이 바람직하다.

4) 약물 배설에 미치는 음식물의 영향

약물의 배설기전은 사구체 여과, 세뇨관 분비와 세뇨관 재흡수로 분류되며, 특히 세뇨관 재흡수는 음식물에 의한 영향을 많이 받는다. 약물의 지용성이 클수록 세뇨관에서 신속하고 완전하게 재흡수될 수 있으며, pH-분배 가설에 의하면 약염기성 약물인 암페타민(amphetamine) 등은 소변의 pH가 알칼리화되면 비이온성으로 존재하여 재흡수가 증가되어 소변으로의 배설이 감소되고, 반대로 pH가 산성화되면 배설이 증가된다. 약산성약물인 아스피린(aspirin), 페노바비탈(phenobarbital) 등은 이와 반대의 현상을 나타낸다. 따라서 알칼리성 식품(계란 흰자위, 우유 등 유제품, 미역, 귤, 수박, 시금치 등 대부분의 야채류 및 과실류, 커피) 및 산성 식품인 닭고기, 돼지고기, 쇠고기 등의 육류, 튀김류, 산성 과일, 계란 노른자, 곡류(백미), 주류(청주, 맥주) 등을 과량섭취하면 소변의 pH가 변화하여 약물의 소변으로의 배설율을 변화시키고 약효도 변할 수 있기 때문에 주의를 요한다. 제산제는 알칼리성 식품과 유사한 작용을 나타낸다.

2. 약물 복용 시간

일반적으로 약물은 식후 30분에 복용하는 경우가 가장 많고, 그 외 식전이나 식간(공복시) 및 특정 시간에 복용하기도 한다. 약물의 복용 시간을 식사를 기준으로 정한 것은 약 5~6시간의 식사 간격에 따라 약물을 투여할 경우, 대부분 약물의 생체반감기 등을 고려해 볼 때, 약효를 나타낼 수 있는 약물의 혈중농도가 일정하게 유지될 수 있기 때문이다. 특히 식후 30분을 가장 일반적으로 사용하는 이유는 식사와 약물 복용을 연관시켜 약물복용순응도(patient compliance)를 높일 수 있으며 식후 30분 경에 소화액이 가장 많이 분비되기 때문이다. 그러나 단순히 약의 흡수라는 관점에서는 공복시 복용하는 것이 가장 이상적이다. 그 이유는 공복시 약물을 복용하면 가장 신속하고 많은 양이 흡수될 수 있기 때문이다. 음식물과 함께 약물을 복용하면 소화관내 음식물의 단백질 등과 약물이 결합하거나 반응하여 흡수가 저해될 수 있다. 예를 들어 항생제인 암피실린(ampicillin)과 해열 진통제인 아스피린(aspirin) 등을 식사 후 복용하면 공복시 충분한 물과 함께 복용하였을 때보다 반 정도만 흡수되며, 또한 혈중 최고 농도에 도달하는 시간도 공복시 보다 2시간 정도 늦어진다.

그러나 음식과 함께 복용시 흡수가 증가하는 경우도 있다. 예를 들어 지용성이 큰 항진균제인 그리세오풀빈(griseofulvin)과 이트라코나졸(itraconazole)은 지방에 잘 녹기 때문에 식사와 함께 복용하면 음식 중의 지방에 녹기 쉬워 흡수가 증가한다. 또한 지방을 많이 함유한 우유로 복용하는 것이 물로 복용할 때 보다 흡수가 더 잘 될 수 있다. 이와 같이 음식은 약물의 흡수에 다양한 방식으로 영향을 미칠 수 있으며, 이러한 사실에 근거하여 약물을 복용하는 시간을 다음과 같이 정할 수 있다.

▶ 식전 30분 - 식사 후 복용하면 약의 흡수가 감소하거나 식전에 복용하는 것이 효과가 더 좋은 경우 식전 30분에 복용한다. 결핵치료제, 식욕 촉진제, 위장 운동 촉진제, 구토 억제제, 협심증 치료제 등이 있다. 그러나 공복 시 복용으로 위장장애가 발생할 경우 식후에 복용할 수도 있다.

▶ 식후 30분 - 소화제나 영양제 등 대부분의 약물은 식후 복용을 권장한다. 특히 해열진통제나 신경통 치료제 등 위 점막을 자극하는 약물 및 위장장애를 유발하는 철분제 등은 공복을 피하고 식사 직후 복용하는 것이 좋다.

▶ 식간(식사 전후 2시간) - 소화 후 공복을 느끼는 시간으로 음식물과의 상호 작용을 최소화 할 수 있다. 소화성 궤양 치료제같이 위 점막을 보호해주는 약물이나 신속하게 약효 발현이 필요한 진통제와 강심제 등은 식간에 복용한다. 공복에 복용시 나타날 수 있는 위장의 자극을 감소시키기 위하여 제산제 등과 함께 복용할 수 있다.

▶ 특정한 시간 - 혈압강하제는 맥박수와 혈압이 가장 높은 아침에 효능이 발현될 수 있도록 저녁에 복용하며, 고지혈증약은 동맥경화를 유발하는 지질이 저녁에 주로 생합성되므로 초저녁(또는 저녁)에 복용한다. 그리고 천식치료제, 위궤양치료제 및 변비치료제도 아침(또는 이른 아침)에 약효가 나타나는 것이 필요하므로 취침전에 복용하는 것이 좋다. 이러한 특정 시간에 약효가 발현되는 것이 필요한 약물은 특수한 약물방출제어계를 이용하여 약물 복용 시간과 체내에서의 약물방출 시간을 조절할 수 있다.

결론적으로, 식사 후 약물을 복용하면 생체이용률이 감소되는 경우, 식전에 복용하는 것이 좋고, 생체이용률이 증가되는 것은 식후에 복용하는 것이 바람직하다. 단 식전에 복용시 위장장애가 문제가 되는 경우에는 흡수를 감소시키는 상호작용을 일으키는 제산제나 시메티딘(cimetidine)을 병용하는 것보다는 비교적 약물 상호작용이 적은 파모티딘(famotidine)과 니자티딘(nizatidine)을 병용하여 위장장애를 감소시키는 것이 좋다. 또한 식후에 약물을 복용하면 약효 발현시간이 지연되는 경우 식전에 복용하거나, 메토클로프라미드(metoclopramide), 돔

페리돈(domperidone)과 같이 위 연동운동 촉진제를 병용하면 약물의 흡수를 촉진시켜 약효가 신속하게 나타나게 할 수 있다.

3. 약물복용 시 주의해야 할 음식

약물과 함께 섭취 시 상호작용을 나타내는 많은 음식물이 있으며, 특히 주의를 요하는 음식은 다음과 같다.

1) 알코올

맥주 1 *l* 또는 위스키 100*ml*가 체내에서 완전히 소실되는 데는 약 5시간이 소요되므로, 약물 복용 시 참고하여야 한다. 알코올은 태아에도 유해한 영향을 나타내므로 임산부는 절대 금주하여야 한다. 알코올은 단기적으로는 효소억제제로 작용하여 병용하는 약물의 효능을 증가시키나, 만성적 알코올의 섭취는 약물의 대사를 증가시켜 약효를 감소시킨다. 알코올은 식욕을 억제하며, 아미노산, 포도당, 기타 영양물질, 비타민 B12, 엽산 등의 흡수를 억제하여 영양장애를 일으킬 수 있으며, 지방대사를 감소시켜 간에 지방을 축적시키고 혈중 트리글리세라이드(triglyceride) 농도를 증가시킨다. 알코올은 당신생을 저하하여 저혈당증을 유발한다. 그러므로 혈당 강하제의 작용을 증가시켜 저혈당의 위험을 증가시키며 간이나 신장에 독성을 나타낼 수도 있다. 알코올은 전해질을 결핍시켜, 아연 결핍에 의한 상처치유 지연, 칼륨 결핍에 의한 근육 위축, 마그네슘 결핍에 의한 심장전기전도 이상, 티아민(thiamine) 결핍에 의한 신경, 정신질환 등을 유발할 수 있다.

디설피람(disulfiram) 반응은 알코올과 상호작용으로 인한 대표적인 부작용으로, 특정 약물과 알코올을 병용하는 경우 불쾌한 반응들을 초래하는 아세트알데히드(acetaldehyde)가 혈중에 축적되어 부작용인 얼굴, 목, 팔 등의 홍조와 호흡 증가, 두통, 맥박수 증가, 심박출량 증가 등의 증상이 나타나며 사망에 이르기도 한다. 디설피람(disulfiram)을 복용하는 환자가 음주를 하거나 알코올을 함유하는 약물 복용 시, 머리나 목의 욱신거림, 심계항진, 빈맥, 발열, 기침, 호흡곤란, 저혈압, 땀, 메스꺼움, 구토 등의 부작용이 나타날 수 있다. 메트로니다졸(metronidazole)을 술과 함께 복용하면 디설피람 반응을 유발하여 오심, 구토, 복부경련, 두통, 안면홍조를 일으킬 수 있으므로, 이 항생제를 복용할 땐 복용 후 최소 3일 동안은 알코올 섭취를 피한다. 경구용 혈당강하제를 복용중인 환자가 술을 마시면 이러한 디설피람(disulfiram) 반응이 나타날 수 있다. 알콜성 음료는 난용성 약물의 용해도를 증가시키고, 수송촉진 등으로 약물의 흡수속도를 증가시킬 수 있다.

중추신경제에 작용하는 수면제, 항불안제, 진정제 등의 약물을 복용한 후에 술을 마시면 약효가 증대되고 부작용이 유발되어 위험하다. 불면증에 시달리다가 술과 수면제를 함께 복용한 후 영원히 깨어나지 못하는 경우가 있다. 그 이유는 수면제가 호흡과 맥박을 감소시키며 알코올도 동일한 작용을 나타내기 때문에 수면제를 복용한 후 술을 마시면 호흡과 맥박이 과도하게 감소하여 사망에 이르게 되는 것이다. 알코올과 함께 아스피린(aspirin), 와파린(warfarin)을 복용할 경우 출혈경향이 증가하고, 아스피린(aspirin), 비스테로이드성 소염진통제, 코티코스테로이드(corticosteroids), 철분제제 등은 소화성 궤양을 악화시킬 수 있다. 또한 감기약을 복용하면서 알코올을 섭취할 경우 감기약의 성분에 따라 다양한 부작용을 유발할 수 있다.

[표 1]에는 약물복용시 음주를 삼가야 하는 약물들을 요약하였다.

[표 1] 알코올과 상호작용하는 약물

약물군	성분명	부작용
해열진통소염제	아스피린(aspirin)	위장관 출혈
	아세트아미노펜(acetaminophen)	심각한 간독성
항고혈압제	히드랄리진(hydralazine)	혈압강하 증강
	프라조신(prazosin)	
혈당강하제	인슐린(insulin)	심한 혈당강하
	경구용 혈당강하제 : 클로르프로파마이드(chlorpropamide))	
이뇨제	히드로클로르티아짓(hydrochlorthiazide)	두 약물의 이뇨 작용이 알코올의 이뇨작용과 상승작용. 소변량 증가하여 신장독성 유발. 과도한 저혈압으로 어지러움증
협심증치료제	니트로글리세린(nitroglycerin)	
항히스타민제	페니라민(pheniramine)	졸림, 어지러움증
항진균제	케토코나졸(ketoconazole)	간독성
항고지혈증제	심바스타틴(simvastatin)	간독성
항응고제	클로피도그렐(clopidogrel)	위출혈 등 출혈부작용 증가
항전간제	페니토인(phenytoin)	약물농도 저하하여 간질 발생
중추신경계에 작용하는 약물 (수면제, 마취제, 진정제, 항불안제)	페노시아진(phenothiazine) 바비투레이트(barbiturates) 벤조디아제핀(benzodiazepine)	중추신경 억제작용이 더욱 강하게 나타나 호흡곤란, 저산소증 및 사망

2) 카페인 함유 식품

카페인은 해충으로부터 자신을 보호하기 위하여 식물이 분비하는 일종의 해충제다. 커피나무, 카카오, 차, 콜라나무, 마테나무, 구아버나무 등 60여 종류의 식물에서 추출되는 카페인은 쓴맛을 나타내는 백색

분말이다. 원두커피는 최저 14g/㎏에서 최고 23g/㎏ 정도의 카페인을 함유하고 있으며, 인스턴트커피는 원두커피보다 3배정도 더 많은 양을 함유하고 있다. 우리가 보통 마시는 커피 한잔에 사용되는 티스푼 2개 정도의 커피는 약 2g 정도이며, 이 경우 인스턴트커피를 기준으로 약 100mg 정도의 카페인이 함유되어 있다. 카페인은 복합진통제(30㎎), 종합감기약(10~15㎎), 자양강장제(30㎎)와 같은 약은 물론 커피 맛의 다양한 식품에 함유되어 있다.

커피는 하루 3잔(카페인으로 200~300㎎) 이상 마시지 말고, 임신부는 1잔(100-150mg) 이내로 제한하는 것이 바람직하다. 그 이유는 카페인이 기형을 유발하는 물질의 작용을 강화하고 불임, 자연유산, 저체중아 출산 등의 원인이 될 수 있기 때문이다. 특히 어린이의 경우 몸무게 ㎏당 2.5㎎ 이하로 카페인의 섭취를 제한하는 것이 필요하다. 몸무게가 20㎏인 8살 아이라면 하루 50㎎을 초과한 카페인 섭취는 금물이다. 아이들이 즐겨 마시는 커피맛 우유 · 요구르트(36㎎), 케이크(36㎎), 껌(32㎎)은 물론 쵸콜릿, 탄산음료, 코코아, 스포츠음료 등에 카페인이 함유되어 있다. 녹차 아이스크림 1개에 해당하는 100㎎만 섭취해도 어린이 몸에서는 3~4일 동안 카페인이 남아 있으며, 어린이가 매일 섭취한 카페인이 몸에 축적되면 성장장애를 초래할 수 있다. 그 기전은 카페인 자체가 성장을 억제하기보다는 다른 음식에 함유되어 있는 칼슘과 철분 흡수를 저해하여 성장 발달에 악영향을 끼칠 가능성이 높다. 어린이들은 체구도 작고, 성인보다 카페인 해독 능력이 떨어진다. 예를 들어 카페인의 생체반감기는 어른의 경우 5-6시간이나 어린이는 이보다 길다. 따라서 어린이는 적은 양에도 카페인에 중독될 수 있으므로 카페인 섭취에 더 신중해야 한다. 특히 성장기 어린이의 경우 카페인에 민감하여, 신경 및 심장 장애를 유발하여 불안, 두통, 우울증, 신경과민 등의 부작용이 나타난다. 또한 카페인 과다섭취는 집중력을 떨어뜨려 아이들의 학습능력에도 나쁜 영향을 미칠 수 있다.

중독성이 있는 카페인은 중추신경계를 자극하여 졸음을 쫓는 각성 효과가 탁월하고, 이뇨작용을 증가시켜 소변을 자주 보게 하며, 심장 박동을 증가시켜 가슴을 두근거리게 하며, 체중감량을 촉진하고, 진통효과를 증강시킨다. 또한 스트레스 호르몬인 부신피질호르몬을 분비시켜 순환기계 운동을 촉진하고, 기관지 확장, 혈관수축, 담낭수축, 위장관의 운동성을 증가시킨다. 카페인은 졸음이 올 때, 혈압이 낮을 때, 신체의 기능을 향상시킬 때, 그리고 진통제의 보조제로 오랫동안 널리 사용되어 왔다. 그러나 카페인에 의존하여 일이나 학습을 수행하는 경우, 부족한 에너지를 차용한 것과 같으므로 이후 더욱 지치게 된다. 예를 들어 주중에 커피나 녹차, 홍차 등을 습관처럼 마시던 사람이 주말에는 마시지 않는다면 각성 효과가 반감된다. 따라서 주중에는 정상적이었으나 오히려 쉬고 있는 주말에 더 피곤함을 느낄 수 있다. 즉 카페인 자체가 피로를 회복시키는 것은 아니며, 단지 각성 효과로 인하여 피로를 적게 느끼도록 하는 것뿐이다. 다만, 집중력은 카페인 섭취시 증가하므로 기억력과 학습효과가 단기적으로는 상승될 수 있다. 그러나 과다하게 섭취하면 자극에 대한 과민증, 불안, 수면 장애, 두통, 안면 홍조, 구역이나 설사 등의 위장관 자극 증상, 가슴의 두근거림, 및 부정맥 등을 유발할 수 있다. 특히 하루 10g 이상(커피 100~120잔) 섭취할 경우 간질발작, 호흡곤란, 심지어 사망까지 이를 수도 있다.

게보린, 펜잘, 암시롱 등의 복합진통제와 박카스, 원비, 구론산 등의 드링크류에는 카페인이 함유되어 있다. 또한 피로회복제와 종합감기약 및 살빼는 약 등에도 카페인이 함유되어 있는 경우가 많다. 따라서 이러한 약을 복용하면서 커피를 마시게 되면 카페인을 과다 복용하게 되어 수면 장애, 가슴이 두근거리고 다리에 힘이 빠지는 등의 부작용 증상이 나타날 수 있다.

또한 천식약이나 진통제, 기침약에 함유된 에페드린(ephedrine) 성분 등은 카페인과 상승 작용을 일으켜 심장에 부담을 줄 수 있다. 그러므로 이러한 약물을 복용하는 경우 카페인을 함유한 커피, 콜라, 코코아 초콜릿 등을 삼가는 것이 바람직하다.

시메티딘(cimetidine), 파모티딘(famotidine), 라니티딘(ranitidine) 니자티딘(nizatidine) 등의 위궤양 치료제도 카페인 음료와 함께 복용하는 것을 피한다. 혈중 카페인 농도가 상승할 경우 신경과민과 위장장애를 유발하여 치료효과를 낮추게 된다. 또한 중추신경계 억제작용을 나타내는 수면제, 진정제, 항우울제 등의 진정 효과는 카페인의 중추신경계에 대한 각성 및 흥분작용에 의하여 감소되므로, 이러한 약물을 복용 시 카페인을 함유한 음식을 삼가는 것이 좋다. 이외에도 카페인을 함유한 커피, 홍차, 우롱차 등을 과다하게 섭취할 경우 강심작용이나 이뇨작용 등을 통하여 다양한 약물과 상호작용하여 약효를 감소시키거나, 반대로 지나치게 효능을 강화시켜 위험한 부작용을 유발할 수도 있다.

SSRI(selective serotonin reuptake inhibitor) 계열의 항우울제인 파록세틴(paroxetine), 설트랄린(sertraline), 플루옥세틴(fluoxetine) 등을 카페인을 함유한 음식과 함께 복용하는 경우 떨림, 공황발작, 불면증 등을 유발할 수 있다.

3) 과일 주스(자몽, 오렌지 등)

우리 몸에 유익한 과일이나 채소류도 경우에 따라서는 경구로 복용하는 약물과 상호작용하여 약효를 증가시킬 수도 있으나 독성이 증가하고 약효를 감소시킬 수도 있다. 따라서 약물을 복용하는 동안 섭취하는 음식물에 대한 세심한 조절이 필요하다. 반면 주사제 형태의 약물은 음식물과의 상호작용이 크지 않다.

자몽주스는 음식과 약물 상용상호작용을 일으키는 가장 일반적인 원인 중의 하나로, 자몽주스가 특정 약물을 대사시키는 위장관막의 CYP3A4 효소를 억제하여 약물 흡수를 촉진시키기 때문이다. 자몽과 상호작용을 유발할 수 있는 약물로 감염증 치료제, 항염증제, 심혈관계 치료제, 중추신경계 치료제, 에스트로겐 등이 있다.

과도한 흥분, 공포감을 없애고 진정효과를 나타내는 벤조디아제핀(benzodiazepine)계의 진정제로 디아제팜(diazepam), 알프라졸람(alprazolam), 로라제팜(lorazepam), 트리아졸람(triazolam), 미다졸람(midazolam) 등이 있으며, 이러한 약물을 복용 중 운전이나 기계조작과 같은 섬세한 작업은 삼가는 것이 좋다. 이러한 진정제를 자몽주스와 함께 복용시 위장관막의 CYP3A4 효소에 의한 대사를 저해하여 약효를 증가시키고 약효발현시간이 지연될 수 있으며, 과도한 졸림 등의 부작용을 유발할 수 있다. 자몽주스로 약물복용하지 말아야하며, 한잔의 자몽주스를 섭취하더라도 이러한 작용이 72시간 정도 지속될 수 있다.

고혈압치료제인 칼슘채널저해제의 대표적인 약물로 펠로디핀(felodipine), 암로디핀(amlodipine), 니페디핀(nifedipine), 니카르디핀(nicardipine), 니모디핀(nimodipine), 니솔디핀(nisoldipine) 등이 있으며, 자몽주스와 함께 복용할 경우 약효가 지나치게 증가하여 혈압을 과도하게 떨어뜨리거나 심장박동을 과도하게 증가시켜 어지러움증 및 저혈압증상을 유발할 수 있으므로 함께 복용하지 않도록 하며, 적어도 약복용 후 2시간 이후에 자몽주스를 마시는 것이 좋다.

고지혈증치료제의 대표적인 약물인 심바스타틴(simvastatin), 로바스타틴(lovastatin), 아토르바스타틴(atorvastatin) 등을 자몽주스 200ml로 복용할 경우 소장의 CYP3A4 효소를 저해하여 혈중농도를 상승시키고 독성인 횡문근융해증(rhabdomyolysis)을 유발할 수 있다. 따라서 자몽주스로 이러한 약물을 복용하지 않도록 하며, 적어도 약 복용 후 2시간 이후에 자몽주스를 마시는 것이 좋다. 플루바스타틴(fluvastatin)과 프라바스타틴(pravastatin)은 자몽과 상호작용을 나타내지 않는다.

사이클로스포린(cyclosporine)이나 베라파밀(verapamil)을 자몽주스로 복용할 경우 소장점막에서 CYP3A4를 저해하여 혈중농도를 상승시킨다. 사퀴나빌(saquinavir)은 장관막의 CYP3A4를 약간 저해하며, 주로 P-glycoprotein의 기능을 저해하여 사퀴나빌의 생체이용률을 증가시킨다. 부스피론(buspirone)을 200ml의 자몽주스로 복용시 소장막의 CYP3A4 효소에 의한 대사를 저해하여 부스피론의 혈중 농도가 상승하고 약효가 증대되거나 부작용이 발현될 수 있다. 카바마제핀(carbamazepine)를 자몽주스로 복용시 장관막과 간의 CYP3A4 효소를 저해하여 혈중 농도가 상승하고 약효가 증대되거나 부작용이 발현될 수 있다.

일반적으로, 자몽의 경우 경구용 약물 복용 전 · 후 24~48시간 사이에는 섭취를 피하는 것이 바람직하다. 개인의 간 기능에 따라 차이는 있지만 자몽의 약물에 대한 영향은 최대 24시간 동안 지속될 수 있다.

알러지성 비염(재채기, 코막힘, 가려움증, 눈의 작열감), 알러지성 피부질환(만성 담마진) 등에 사용되는 항히스타민제로 디펜히드라민(diphenhydramine), 로라타딘(loratadine) 및 펙소페나딘(fexofenadine)이 있다. 디펜히드라민은 1세대 항히스타민제로 상품명은 베나드릴(Benadryl)이며, 로라타딘의 상품명은 클라리틴(Clarityne)이다. 펙소페나딘은 텔페나딘(terfenadine)의 프로드럭으로 상품명은 알레그라

(Allegra)이다. 이러한 항히스타민제는 자몽주스, 오렌지 및 사과주스와 같은 과일주스와 상호작용할 수 있으므로 물과 함께 복용하는 것을 권장한다. 또한 마크로라이드(macrolide)계 항생제도 자몽주스로 복용하지 않는다.

4) 티라민(Tyramine)/아민류(amines)/히스타민(histamine) 함유 식품

우리 몸의 많은 내인성 활성물질의 하나인 노르아드레날린(noradrenaline)은 심장 박동을 증가시키고 혈관 수축으로 인한 혈압상승, 불면 등의 증상을 유발할 수 있다.

교감신경을 자극하는 물질인 티라민(tyramine)과 다른 아민류(amines)는 노르아드레날린과 유사한 작용을 나타내는 아미노산으로 야채나 육 고기를 숙성, 발효 또는 훈제하거나 부패할 때 많이 생성된다. 티라민이나 아민이 다량 함유된 식품으로 발효 소시지(bologna, pepperoni, salami, summer sausage), 일부 맥주, 잠두(broad beans), 요구르트, 절인 청어, 적포도주(특히 이탈리아산 붉은 포도주인 Chianti), 소나 닭의 간, 상어알(캐비어), 말린 생선, 건포도, 과도하게 익은 아보카도, 다양한 치즈(boursault, brie, camembert, cheddar, emmenthaler, gruyere, mozzerella, parmesan, romano, roquefort, stilton), 초콜릿, 누에콩, 감초, 바나나, 효모 추출물, 간장, 두부, 피클처럼 소금이나 식초에 절인 식품 등이 있다.

MAO(monoamine oxidase)는 위장관, 간 및 교감신경말단에서 존재하는 효소로서 교감신경흥분성 약물을 대사시키는 효소이며, 티라민과 다른 아민류는 보통 체내에 있는 MAO의 작용으로 분해되어 인체에 영향을 미치지 않는다. 모노아민산화효소 저해제인 모클로베미드

(moclobemide), 이소카르복사짓(isocarboxazid), 페넬진(phenelzine), 트라닐시프로민(tranylcypromine) 등은 항우울제로서 신경전달물질인 세로토닌(serotonin)을 활성화시켜 효능을 나타낸다. 이러한 MAO를 억제할 수 있는 항우울제와 같은 약물과 티라민이나 아민을 다량 함유한 음식을 함께 섭취할 경우 티라민 및 아민의 분해가 억제되어 치명적인 혈압상승(고혈압 위기)과 출혈성 뇌졸중이 일어날 수 있으며, 생명을 위협할 수도 있다. 고혈압 위기의 초기 증상은 목이 뻣뻣해지거나 통증이 있고, 구역, 구토, 흉통, 발열, 맥박 이상 등을 나타낸다. 이러한 효과는 MAO 저해제를 중단한 후에도 지속적으로 나타날 수 있으므로 티라민이나 다른 아민을 함유한 식품은 MAO 저해제 복용 중단 후 적어도 4주가 경과한 다음에야 섭취한다. 또한 음주시 항우울제의 약효가 과도하게 증가되므로 약물 복용 기간엔 단주(斷酒)한다. 특히 고혈압 환자가 항우울제를 복용할 경우에 티라민 함유 음식의 섭취는 절대 금물이다. 이러한 약물을 복용하는 환자가 치즈를 섭취한 후 뇌출혈, 심장마비로 사망하는 경우 '치즈증후군(Cheese syndrome)' 이라 한다. 또한 티라민은 뇌로 가는 혈류를 증가시켜 편두통을 일으키기도 한다.

파르길린(pargyline)은 비가역적 MAO-B 저해제로, 카테콜아민(catecholamines)과 티라민의 대사를 저해하여 항고혈압 효과를 나타낸다. 파르길린을 복용하는 고혈압 환자가 티라민을 다량 함유한 음식을 섭취할 경우 위험한 혈압상승으로 뇌졸중 같은 치명적인 부작용을 유발하며, 심하면 사망까지도 초래할 수 있다.

반면 세로토닌 재흡수를 억제하는 항우울제인 플루옥세틴(fluoxetine), 파록세틴(paroxetine), 설트랄린(sertraline) 등은 술을 제외한 다른 음식과는 상호작용이 미미하다. 그러나 이 약과 알코올이 만나면 약효가 과도하게 증가돼 중추신경계를 억제하기 때문에 술은 반드시 피해야 한다.

푸라졸리돈(furazolidone)은 음식에 함유된 티라민 및 다른 아민류를 대사시키는 MAO의 저해제로 작용한다. 이러한 물질이 대사되지 않거나 불충분하게 대사되는 경우 혈압을 상승시키고, 고혈압위기 혹은 출혈성 뇌졸중이 일어날 수 있다. 따라서 혈압을 지속적으로 세심하게 모니터링하고, 아민을 함유한 식품을 푸라졸리돈의 복용 중단 후 적어도 2-4주간은 섭취하지 않는 것이 바람직하다.

이소니아지드(isoniazid, INAH)은 대표적인 결핵치료제로 티라민과 히스타민(histamine)을 분해하는 효소를 저해한다. 히스타민은 우리 몸이 스트레스를 받을 때, 또는 염증, 알레르기가 있을 때 체조직에서 분비되는 물질이다. 앞에서 언급하였듯이 치즈에는 티라민이 다량 함유되어 있고, 등푸른 생선(정어리, 청어, 고등어, 참치류)에는 히스타민이 풍부하다. 따라서 아이나(INAH)를 복용하면서 이러한 음식을 섭취하면 혈관 활성물질인 티라민과 히스타민의 혈중 농도가 증가하여 얼굴이 화끈거리고 오한이 나거나 두통이 생길 수 있다.

이러한 약물을 장기간 복용하는 경우에는 섭취하는 음식과의 관계를 확인하여야 음식에 의하여 발생할 수 있는 부작용을 피할 수 있다.

5) 퓨린(purine) 함유 식품

통풍은 단백질의 일종인 퓨린(purine)의 대사이상으로 발병되며, 퓨린은 요산(uric acid)의 합성 원료다. 요산이 과다 생성되거나 체외로 배설되는 양이 감소할 경우 요산나트륨 결정이 관절과 연골에 침착되어 통증과 염증 등을 유발하게 된다. 통풍을 치료하기 위해서 요산의 생성을 억제하거나 배설을 촉진하는 약물을 사용하며, 콜키신(colchicine), 알로푸리놀(allopurinol), 프로베네시드(probenecid), 설핀피라존

(sulfinpyrazone) 등을 들 수 있다. 또한 통증과 염증을 완화하기 위하여 비스테로이드성 소염제(NSAIDs)를 사용한다.

소 또는 돼지 등 육류의 장기(심장, 간, 콩팥, 지라, 뇌 등), 고기국물, 베이컨, 등푸른 생선(참치, 정어리, 고등어, 꽁치, 청어 등), 연어, 생선알, 조개, 멸치, 새우, 메주, 효모 등은 100g 당 퓨린이 150mg 이상으로 많이 함유된 식품으로 섭취할 경우 요산의 농도가 증가하여 통풍이 악화될 수 있으므로 피하는 것이 좋다. 돼지고기, 생선, 가금류, 아스파라거스, 대두, 버섯, 시금치 등은 통풍약 복용 중 주당 3회 정도 섭취해도 좋다. 퓨린 함유량이 적은 식품으로서 보통 때처럼 섭취해도 되는 식품으로 달걀, 우유, 치즈, 도정한 곡류, 국수, 빵, 팝콘, 마카로니, 과일, 땅콩 등을 들 수 있다. 또한 채소 · 과일(자두 제외)과 아몬드, 유제품(치즈 제외), 코코넛, 초콜릿 등의 알칼리성 식품은 소변을 알칼리성으로 만들어 요산의 소변에 대한 용해도를 증가시켜 혈중 요산을 소변으로 배출한다. 물을 많이 마시면 요산 결정이 배설되는데 큰 도움이 된다. 그러나 알코올은 체내에서 요산 합성을 증가시키고 소변으로 요산이 배설되는 것을 억제하므로 피하는 것이 좋다. 특히 맥주나 효모가 들어 있는 막걸리 같은 곡주에는 퓨린이 많이 함유되어 있어 혈중 요산 농도를 현저히 증가시킨다.

6) 기타 음식물

건강에 좋은 섬유질이 풍부한 식품인 오트밀(oat meal)은 심장병 치료약인 디곡신(digoxin)의 체내흡수를 저해하여 약효를 감소시킨다. 이러한 상호작용을 피하기 위하여 약물 복용 시간과 섬유질 음식을 섭취하는 시간에 충분한 간격을 둔다. 또한 섬유질이 풍부한 식품은 항우울제의 흡수를 저해하여 효과를 감소시킬 수 있다.

알레르기성 비염 치료제, 당뇨병 치료제, 항전간제인 페니토인(phenytoin) 등을 복용할 경우 화학조미료 성분인 글루탐산 나트륨(monosodium glutamate, 또는 sodium glutamate, 약자로 MSG)이 많이 첨가된 음식을 많이 섭취하면 가슴이 두근거리거나 전신이 피곤하고 나른하며 졸음이 오는 등 전신 무력감을 유발시킬 수 있다. 또한 당뇨병 치료제를 복용할 경우 흰설탕은 단당류로 전환이 빠른 식품으로 혈당을 급격히 상승시킬 수 있으므로 제한하는 것이 바람직하다.

지방이 다량 함유된 음식과 약물을 함께 복용시 약물의 물리화학적 특성에 따라 흡수가 증가하거나 감소한다. 지방은 다른 영양소와 비교하여 임파관을 통하여 흡수되며 생체 내에서 호흡과 면역기능을 저하시킬 수 있다. 따라서 질병시 과량 섭취를 피하는 것이 좋다.

4. 약물-음식물 상호작용 예

1) 항생제

항생제는 세균(박테리아)에 의한 감염의 치료에 사용되는 약으로서 대표적인 약물은 페니실린계(penicillin)인 페니실린 V(penicillin V), 아목시실린(amoxicillin), 암피실린(ampicillin)과 세팔로스포린(cephalosporine)계인 세파클러(cefaclor), 세파드록실(cefadroxil), 세픽심(cefixime), 세프로질(cefprozil)과 마크로라이드(macrolide)계인 에리스로마이신(erythromycin), 클래리스로마이신(clarithromycin) 및 설폰아마이드(sulfonamide)계인 설파메톡사졸(sulfamethoxazole) 등을 들 수 있다.

항생제는 음식물의 영향을 받아 생체이용률이 변하기 때문에 다음과 같이 복용하는 것이 바람직하다. 일반적으로 항생제는 식사 1시간 전이나 2시간 후, 즉 공복 상태에서 약물을 복용하는 것이 좋다. 그러나 위장장애가 나타나면 음식과 함께 복용한다.

① 퀴놀론(quinolone)계 항생제인 시프로플록사신(ciprofloxacin), 레보플록사신(levofloxacin), 오플록사신(ofloxacin) 및 트로바플록사신(trovafloxacin)은 우유, 요구르트, 낙농제품, 제산제, 철을 함유한 제제와 함께 복용할 경우 물에 녹지 않는 착화합물을 형성하여 약 성분이 체내에 흡수되지 않으므로 약효가 감소한다. 따라서 칼슘, 철, 알루미늄 등을 함유한 식품을 섭취할 경우 약물 복용시간과 적어도 2시간의 간격을 두는 것이 바람직하다. 또한 커피, 콜라, 차, 쵸콜렛과 같이 카페인이 함유된 식품과 함께 퀴놀론계 항생제를 복용할 경우, 이 약물이 카페인의 배설을 억제하여 카페인의 부작용인 심장이 심하게 두근거리거나 신경이 예민해지고 불면 증상이 나타날 수 있다.

② 페니실린(penicillins)계 항생제인 암피실린(ampicillin), 칼베니실린(carbenicillin), 클록사실린(cloxacillin), 디클록사실린(dicloxacillin), 나프실린(nafcillin), 옥사실린(oxacillin), 페니실린 G(penicillin G)를 음식과 함께 복용시 흡수가 지연되거나 감소하여, 항생효과가 감소한다. 따라서 이러한 항생제는 적어도 식사 1시간 전 혹은 식사 후 2시간 후에 복용한다.

③ 테트라사이클린(tetracycline)계 항생제는 테트라사이클린(tetracycline), 독시사이클린(doxycycline), 및 미노사이클린

(minocycline) 등을 들 수 있다. 이 약물들은 식사 1시간 전이나 2시간 후, 즉 공복 상태에 약물을 복용하는 것이 좋다. 그러나 만약 위장장애가 있을 경우에는 음식과 함께 복용한다. 메타사이클린(methacycline), 옥시테트라사이클린(oxytetracycline), 테트라사이클린(tetracycline)을 칼슘을 함유한 우유나 유제품과 함께 복용시 난용성 킬레이트를 형성하여 흡수가 저해되고 항생효과가 감소한다. 따라서 이러한 음식과 병용시 적어도 섭취 한 시간 전이나 섭취 후 2시간이 경과한 후 약물을 복용한다.

④ 니트로이미다졸계 항생제인 메트로니다졸(metronidazole)을 복용하면서 술을 마실 경우에는 디설피람(disulfiram) 반응에 의하여 오심, 구토, 복부경련, 두통, 홍조를 일으킬 수 있다. 그러므로 메트로니다졸을 복용할 때나, 복용 후 적어도 3일 동안은 음주를 피한다.

⑤ 항진균제는 곰팡이균에 의해 감염된 질환에 사용되며, 대표적인 약물로는 플루코나졸(fluconazole), 그리세오풀빈(griseofulvin), 케토코나졸(ketoconazole), 이트라코나졸(itraconazole) 등을 들 수 있다. 그리세오풀빈, 이트라코나졸과 같은 지용성 약물을 식후에 복용시 음식 중의 지방에 녹아 흡수가 촉진되므로 식사 직후 복용하는 것이 좋다. 또한 케토코나졸을 복용하면서 술을 마실 경우에는 오심, 구토, 복부경련, 두통, 홍조를 일으킬 수 있으므로, 항진균제를 복용할 때나 복용 후 적어도 3일 동안은 음주를 피한다.

⑥ 마크로라이드(macrolide)계 항생제인 클래리스로마이신(clarithromycin)을 음식과 함께 복용할 경우 흡수를 촉진시킨다.

· 에리스로마이신 염기(erythromycin base) : 장용정은 음식과 상관

없이 복용할 수 있다. 그러나 장용성 펠렛을 함유한 캡슐제, 고분자로 코팅한 입자로 타정한 정제 및 필름-코팅한 정제는 적어도 식사 2시간 전이나 식사후 2시간 후에 복용하는 것이 바람직하다.

· 에리스로마이신 스테아르산염(erythromycin stearate) : 음식과 함께 복용시 혈중 농도는 감소한다. 적어도 식사 1시간 전이나 식사후 2시간 후에 복용하는 것이 좋다. 식사 후 즉시 복용할 경우 높은 혈중 농도를 나타낸다.

· 에리스로마이신 에스톨레이트 및 에틸숙시네이트(erythromycin estolate and ethylsuccinate) : 음식물은 두 약물의 흡수를 촉진시킬 수도 있다.

에리스로마이신 염기로 제조한 장용정, 에리스로마이신 에스톨레이트 및 에틸숙시네이트는 음식과 상관없이 투여할 수 있기 때문에, 간헐적으로 발생할 수 있는 위장관 부작용을 감소시키기 위하여 음식과 함께 복용한다. 마크로라이드계 항생제는 자몽주스로 복용하지 않는다. 에리스로마이신 스테아르산염과 에리스로마이신 염기를 함유한 비장용성 정제는 적어도 식시 2시간 전이나 식후 2시간 후에 복용한다.

⑦ 세팔로스포린(cephalosporin)계 항생제중 세푸록심(cefuroxime), 세프포독심(cefpodoxime)은 음식물과 함께 복용하며, 세파클러(cefaclor), 세파드록실(cefadroxil), 세팔렉신(cephalexin), 세프라딘(cephradine) 등은 공복시 복용한다.

⑧ 테트라사이클린(tetracycline), 페니실린(penicillin), 린코마이신(lincomycin), 리팜피신(rifampicin), 에리스로마이신(erythromycin),

암피실린(ampicillin), 클록사실린(cloxacillin) 등은 산성에서 불안정하므로 오렌지주스 등 산성음료와 함께 복용하는 것을 피한다. 또한 음식과 함께 복용시 위산분비 촉진 및 위배출속도 지연으로 위내에서의 분해가 촉진되어 흡수 및 생체이용율이 감소된다.

2) 항응고제

항응고제인 와파린(warfarin)은 혈액에서 혈전(혈액 덩어리)이 생성되는 것을 예방해 줄 수 있으므로 주로 정맥 혈전증 예방 목적이나 색전증에 사용되고 있으며, 쥐약으로도 사용되고 있다.

와파린은 S-형과 R-형 등 2가지 이성체가 존재하며, S-형은 cytochrome P450 2C9의 대사를 받고, R-형은 cytochrome P450 3A4 및 1A2의 대사를 받는다. 동양인은 CYP2C9를 약화시키는 유전적인 소인이 있기 때문에 와파린의 약효는 동양인이 서양인 보다 높게 나타날 가능성이 있다. 따라서 부작용 또한 증가할 수 있는 위험이 있다. 와파린을 복용하면 인체 내에서 비타민 K의 합성이 억제되며, 비타민 K에 대한 길항작용은 S-형이 R-형 보다 5배 강한 것으로 알려져 있다. 비타민 K는 피가 잘 응고하도록 도와주어 와파린과 반대 작용을 하므로 비타민 K의 양에 따라 와파린의 작용이 영향을 받는다. 비타민 K는 우리가 섭취하고 있는 많은 식품에 포함되어 있으므로 특히 주의를 요한다. 비타민 K를 많이 함유하고 있는 식품인 상치, 시금치, 브로콜리, 양배추, 부추, 아스파라거스, 케일, 무청 등 건강에 좋은 녹황색채소류, 수박과 참외 등 여름과일, 간, 녹차, 콩류 등을 갑자기 많이 먹지 않도록 주의한다. 비타민 K를 상대적으로 소량 함유한 아보카도(avocado)를 과도하게 섭취할 경우도 와파린에 길항적으로 작용할 수 있다. 이들 식품을 필요 이상 많이 섭취할 경우 와파린의 작용이 저해되고 심한 경우 뇌, 심장 또는 폐의 혈액을 응고시켜 생명이 위험할 수도 있다. 또한 비타민 K가 함유된 식품을 조리하더라도 비타민 K의 함유량에는 큰 변화가 생기지 않는다는 것을 유의해야 한다. 그러나 와파린을 복용하는 환자라도 비타민 K가 함유된 음식 섭취를 크게 줄일 필요는 없다. 일상적으로 섭취하는 분량을 먹는 것은 큰 문제가 없다.

와파린은 생체반감기가 40시간 정도로 약효지속 시간이 길다. 따라서 약물 복용 중단 후에도 수일은 경과해야만 약리작용이 소실되어 지혈 상태가 정상으로 돌아오게 된다. 따라서 수술이 예정되어 있을 때는 5~7일 전부터 와파린 사용을 중단해야 한다. 와파린과 상호 작용을 일으키는 약물이 매우 많으므로, 위험도 또한 높은 약물이다.

고용량의 비타민 E(400 IU 이상)를 섭취할 경우 혈액 응고시간이 연장되어 출혈의 위험성이 증가될 수 있다. 따라서 와파린을 복용중인 환자는 비타민 E 보충제를 복용하려면 의사 또는 약사와 상의해야 한다. 반면 비타민 C는 항응고제의 효과를 감소시킬 수 있다. 이외에도 인삼, 당귀, 단삼(danshen, 丹蔘), 백지(angelica), 감초, 정향, 양파, 마늘, 생강, 은행잎 제제, 동규자 등을 와파린과 병용하면 멍이 쉽게 들거나 출혈 위험이 증가될 수 있다. 또한 과도하게 알코올을 섭취할 경우 와파린의 대사가 촉진되므로 와파린을 복용중인 환자는 과도한 음주를 삼간다. Coenzyme Q10는 비타민 K와 유사한 작용을 나타내기 때문에 와파린의 약효를 감소시킬 수 있다.

3) 위장약

속 쓰림, 위산역류, 소화불량 및 복부에 가스가 차는 증상 등은 위장장애 시 흔하게 나타난다. 이러한 증상을 개선하기 위하여, 위에서 분비되는 위산을 줄이거나 위산으로부터 위를 보호하여 염증과 통증을 완화시킬 수 있다. 특히 위장장애를 치료하기 위하여 적절한 생활방식이나 식이 습관이 매우 중요하다.

위장장애를 치료하기 위한 다양한 약물이 있으며, 항히스타민제와 제산제를 들 수 있다.

히스타민(histamine)이란 우리 몸에서 위산을 분비하도록 신호를 전달하는 물질이다. 항히스타민제(histamine inhibitor)는 히스타민의 작용을 억제하여 위산의 분비를 감소시키는 약물로, 시메티딘(cimetidine), 라니티딘(ranitidine), 파모티딘(famotidine), 니자티딘(nizatidine) 등이 있다. 이러한 약물은 커피, 콜라, 차, 초콜릿 등에 함유된 카페인이 위산분비를 촉진시켜 염증을 악화시킬 수 있으므로 함께 복용하지 않는 것이 좋다. 오렌지 주스 등 산성 과일주스와 콜라도 위의 산도(酸度)를 높여 약효를 감소시킬 수 있으므로 피하는 것이 좋다. 또한 알코올도 위의 염증을 악화시키므로 치료 중에는 금주하는 것이 바람직하다.

위산을 중화시키고 위산에 의한 복통을 완화시키기 위해 사용되는 약물로 알루미늄(aluminum)을 포함하는 약물(수산화 알루미늄겔)을 들 수 있다. 알마게이트(almagate), 알루미늄 실리케이트(Al.silicate)를 함유한 제산제를 복용할 때는 특히 오렌지주스와 함께 복용하지 않는 게 좋다. 제산제의 알루미늄 성분은 원래 몸 안에 흡수되지 않으나 오렌지주스와 함께 복용하면 알루미늄 성분이 체내에 흡수될 수 있기 때문이다. 콜라는 위의 산도를 높여 제산제의 약효를 감소시킬 수 있으므로 콜라와 함께 제산제를 복용하지 않는다. 또한 포도 · 자몽 · 오렌지주스 등의 산성 과일주스나 탄산소다는 위의 산도를 높여 약효를 감소시키므로 함께 복용하지 않는다.

4) 변비치료제

변비는 영양 불균형, 특히 섬유소 부족, 충분한 수분 섭취 부족, 운동 부족, 질병, 약물, 휴가나 여행과 같은 생활의 변화, 대사의 변화, 화장실 가는 것을 참는 것, 스트레스, 호르몬 불균형, 임신이나 수술 후 회복 등 원인으로, 음식물이 서서히 장관을 통과하기 때문에 발생한다. 그 결과, 딱딱하고 건조한 변을 보게 되고, 배변하기 어려워 과도한 힘을 주게 되며, 배변 시 통증이 나타나기도 하고, 가스가 차고 몸이 붓는 증상이 나타날 수 있다. 의학적으로는 일주일에 3회 이하로 변을 보고, 변이 딱딱하고 건조한 경우 변비라고 할 수 있다. 또한 여성이 남성에 비하여 3배 이상 변비가 많다. 그 이유는 여성의 생리주기 중 장 근육의 운동을 지연시키는 호르몬이 분비되며, 임신 중에는 조기 수축을 억제하기 위하여 자궁을 이완시키는 호르몬이 분비된다. 즉, 자궁을 이완시키는 호르몬이 장의 근육도 이완시켜 변비를 유발할 수 있다. 폐경기에도 호르몬의 변화가 일어나 장에 영향을 줄 수 있어 변비를 유발하기도 한다.

변비를 치료하기 위하여 먼저 생활방식을 바꾸는 것이 필요하다. 스트레스를 줄이고, 충분한 시간을 갖고 식사를 하며, 운동하는 시간과 빈도수를 늘린다. 식습관의 변화는 지방이 많은 음식을 줄이고, 섬유소가 풍부한 음식 섭취를 늘리며, 아침에 일어나 차가운 음료를 마시는 것이 좋다. 섬유질은 건강한 성인의 소화계가 효과적으로 작용하도록 도와준다. 식이섬유는 소화과정에서 체내로 흡수되지 않고 소화기관을 그대로 통과한다. 식이섬유가 풍부한 음식은 변의 양을 늘리거나 변을 부드럽게 만들어 대장운동을 도와준다. 식이섬유를 다량 함유한 식품으로 곡류(보리, 현미, 율무 등), 해조류(미역, 다시마, 김, 한천, 톳 등), 콩류(콩, 팥, 완두콩, 청국장, 비지, 콩가루 등), 채소류(배추, 무, 시금치, 상추, 옥수수, 당근, 고사리, 감자, 고구마, 연근 등), 과일류(밀감, 수박,

배, 곶감 등), 및 견과류(땅콩, 호두 등)가 있다. 물은 인체의 주요한 구성 원소로 인체의 중요한 수송기능을 담당한다. 따라서 충분한 물을 섭취하지 않으면, 변으로부터 수분을 흡수하기 때문에, 대장운동의 빈도를 줄이거나 어렵게 만든다. 그러므로 건강한 생활습관을 유지하기 위하여 충분한 수분 섭취는 매우 중요하다.

장용피정이란 위에 대한 자극을 감소시키고, 위에서 흡수되지 않게 하며, 약물을 장에 도달시키기 위해 고안한 제형의 일종으로, 비사코딜(bisacodyl) 등의 변비치료제나 위장관 자극이 큰 아스피린 등에 적용할 수 있다. 비사코딜은 자극성 하제로 대장의 장관 평활근 및 장관벽내 신경총(colonic intramural plexus)을 직접 자극하여 연동운동을 촉진하고 수분 및 전해질 분비에 영향을 주어 장관내 수분이 축적되게 하며, 결과적으로 변을 밀어내는 역할을 한다. 반면 비사코딜의 위장에 대한 작용은 미미하다. 이러한 변비치료제는 대장에서 약효를 나타내야 하기 때문에 상대적으로 산성인 위에서는 녹지 않도록 장용피로 코팅되어 있는 경우가 많다. 대표적인 제품인 둘코락스-에스 정(Dulcolax-S tablet)은 비사코딜과 도큐세이트나트륨(docusate sodium)을 복합하여 제조한 장용피정이다. 구성 성분인 도큐세이트나트륨은 음이온성 계면활성제로 변을 부드럽게 하여 쉽게 배출되도록 한다. 이 제품은 복용 후 8시간 후에 배변효과가 나타나므로 취침 전에 복용하면 아침에 변을 볼 수 있다.

이러한 장용피정을 우유나 알칼리성 음료와 함께 복용할 경우, 약알칼리성인 우유는 위산을 중화시켜 장용정의 보호막을 손상시킴으로써 약물이 대장에 도달하기 전 위에서 약물을 방출하게 만든다. 이러한 경우 약효가 감소되는 것은 물론, 복통이나 위경련 등의 부작용이 발생할 수 있다. 따라서 제산제나, 우유 및 요구르트 등의 유제품을 섭취하였을 경우 한 시간 이상 지난 후에 변비치료제를 복용하는 것이 좋다.

5) 심혈관계 질환 치료제

고혈압, 협심증, 부정맥, 고콜레스테롤혈증과 같은 심혈관계 질병을 치료하기 위하여 많은 약물들이 사용되고 있으며, 이들 약물들은 서로 병용하여 사용되기도 한다. 이러한 심혈관계 질병치료제의 대표적인 약물 복용시 조절해야하는 음식물은 다음과 같다.

5.1 혈압강하제

① 베타 차단제

심장과 혈관에 대한 신경의 전기적 자극을 감소시킴으로써, 심장 박동수와 심장에 대한 부담을 감소시킨다. 대표적인 약물로 아테놀롤(atenolol), 메토프로롤(metoprolol), 프로프라놀롤(propranolol), 나도롤(nadolol) 등이 있으며, 육류(소巢탕快닭고기 등)와 함께 복용시, 약효가 증가되어 어지러움증이나 저혈압을 발생시킬 수 있으므로 공복시 복용한다.

프로프라놀롤 복용 시, 알코올은 혈압 감소 효과를 증가시키므로 음주를 피하는 것이 좋다.

아테놀롤(atenolol)을 200ml 정도의 오렌지주스로 복용시 밝혀지지 않은 기전에 의하여 혈중농도 및 AUC가 감소하고 약효도 감소한다.

② 이뇨제

체내의 물과 나트륨, 염소의 배설을 촉진시켜 순환되는 체액의 양을 줄여줌으로써 혈압을 낮추어 주는 약물로 티아지드(thiazide)계 이뇨제인 히드로클로로티아지드(hydrochlorothiazide), 고리(loop) 이뇨제인 푸로세미드(furosemide), 부메타니드(bumetanide), 칼륨 보충 이뇨제인 트리암테렌 (triamterene), 스피로노락톤(spironolactone) 등을 들 수 있다. 이뇨제(利尿劑)는 음식 조절이 특히 중요하다. 칼륨보충 이뇨제는 혈관을 이완시켜 혈압을 조절하는 약물로, 신장에서 칼륨 배설을 억제하므로 체내 칼륨이 증가하여 고칼륨혈증을 유발할 수 있다. 따라서 바나나, 오렌지, 푸른 잎 채소 등 칼륨이 풍부한 음식 섭취를 피한다.

티아지드계 및 고리이뇨제는 체내의 칼륨, 칼슘, 마그네슘의 손실을 유발하므로, 알로에를 함께 복용하는 경우 체내의 칼륨이 지나치게 감소될 수 있으므로 주의한다. 티아지드나 고리 이뇨제를 복용할 때에는 과일과 야채를 많이 섭취한다.

티아지드계 이뇨제는 화학조미료 성분인 MSG(monosodium glutamate)의 작용을 증가시켜 두통, 어지럼증, 입 주위 마비, 가슴이나 배의 통증 등의 증상을 나타낼 수 있다. 따라서, 조리시 화학조미료 사용을 줄이는 것이 좋다. 푸로세미드는 위장관계 부작용을 일으킬 수 있으므로 음식과 같이 복용하는 것이 바람직하다. 칼륨 보충 이뇨제는 신장에서 칼륨이 배설되는 것을 억제하여 고칼륨혈증을 유발할 수 있다. 체내에 칼륨이 많아지면 불규칙한 맥박, 심계항진, 근육통이나 마비가 나타날 수 있다. 따라서 칼륨보충 이뇨제를 복용할 때에는 칼륨이 풍부한 식품이나 칼륨을 함유하는 식염대용품(KCl)의 섭취를 피한다.

③ 안지오텐신 전환 효소 저해제(ACE 저해제)

우리 몸에는 안지오텐신II라는 물질이 있으며, 혈관을 수축시켜 혈압을 상승시킨다. 이 약물은 체내에서 안지오텐신 I 이 안지오텐신II로 전환되는 것을 억제하여 혈관을 이완시킨다. 대표적인 약물로 캅토프릴(captopril), 에날라프릴(enalapril), 리시노프릴(lisinopril), 퀴나프릴(quinapril), 모엑시프릴(moexipril) 등을 들 수 있다. ACE저해제는 혈관을 이완시켜 혈압을 조절하는 약물로, 신장에서 칼륨 배설을 억제하므로 체내 칼륨이 증가하여 고칼륨혈증을 유발할 수 있다. 따라서 바나나,

오렌지, 푸른 잎 채소 등 칼륨이 풍부한 음식 섭취를 피한다. 체내 칼륨량을 증가시킬 수 있는 칼륨 보충제 또는 이뇨제를 함께 투여할 때는 반드시 담당의사 또는 약사와 상담이 필요하다. 캅토프릴, 모엑시프릴은 음식과 함께 복용할 경우 흡수가 감소되므로 공복에 복용한다.

④ 알파차단제

우리 몸에 있는 카테콜라민(catecholamine)이라는 물질은 혈관을 수축하여 혈압을 상승시킨다. 알파차단제는 카테콜라민의 혈관수축 작용을 억제하여 혈압을 낮추는 약물로 프라조신(prazosin), 독사조신(doxazosin) 등을 들 수 있다. 갑자기 혈압이 떨어지는 것을 막기 위하여 음식이나 음료수와 함께 복용하는 것이 좋다.

⑤ 칼슘채널차단제

혈관과 심장 세포막에는 칼슘채널이 존재하며, 이 채널을 통하여 칼슘이 유입되어 혈관이 수축한다. 이 계통의 약물은 칼슘채널을 차단하여 칼슘이 유입되는 것을 억제함으로써 혈관을 확장시켜 혈압을 낮춘다. 대표적인 약물로 펠로디핀(felodipine), 암로디핀(amlodipine), 니페디핀(nifedipine), 니카르디핀(nicardipine) 등이 있으며, 자몽주스와 함께 복용할 경우 약효가 지나치게 증가하여 어지러움증 및 저혈압증상을 유발할 수 있으므로 함께 복용하지 않도록 하며, 적어도 약 복용 후 2시간 이후에 자몽주스를 마시는 것이 좋다. 니카르디핀은 음식물과 같이 섭취하면 흡수가 저하되므로 공복시 복용한다.

5.2 협심증 치료제(질산염)

혈관을 이완시켜 심장의 산소요구량을 줄여주는 약물로 이소소르비드

(isosorbide dinitrate), 니트로글리세린(nitroglycerin) 등을 들 수 있다. 질산염 제제는 알코올과 함께 복용할 경우, 질산염의 혈관 확장작용이 증가되어 심각한 저혈압이 발생할 수 있으므로 함께 복용하지 않도록 한다.

5.3 고지혈증 치료제 (HMG-CoA 환원효소 저해제)

흔히 "스타틴계열"로 알려져 있는 이 약물은 주로 몸에 좋지 않은 콜레스테롤인 저밀도 지방단백질이 만들어지는 속도를 늦추는 작용을 하며, 약물에 따라 중성지방을 낮추는 작용도 함께 가지고 있다. 저밀도 지방단백질(Low Density Lipoprotein : LDL)은 혈액내 콜레스테롤의 주요 운반자로서 과다 콜레스테롤은 LDL 형태로 신체에 쌓이게 되며 동맥경화증의 원인이 된다. 중성지방(트리글리세리드)은 체내지방의 일종으로 혈액 중 중성지방이 많아지면 동맥경화증의 위험이 높아진다. 대표적인 약물로 심바스타틴(simvastatin), 로바스타틴(lovastatin), 아토르바스타틴(atorvastatin) 등을 들 수 있으며, 자몽주스와 함께 복용할 경우 약의 혈중 농도가증가하여 독성이 나타날 수 있으므로 함께 복용하지 않도록 하며, 적어도 약 복용 후 2시간 이후에 자몽주스를 마시는 것이 좋다. 로바스타틴은 흡수를 증가시키기 위해 밤에 음식과 함께 섭취한다. 이 계통의 약물들은 부작용으로 간 손상이 유발될 수 있으므로 과도한 음주는 피하도록 한다.

6) 천식 치료제

기관지 확장제는 기관지 천식, 만성 기관지염과 폐기종 치료에 사용된다. 이러한 약은 폐로 이어진 공기 통로를 열어주어 숨 가쁨, 호흡 곤란, 천명 등과 같은 증상을 진정시킨다.

대표적인 약물로 테오필린(theophylline), 클렌부테롤(clenbuterol), 밤부테롤(bambuterol), 에피네프린(epinephrine) 등을 들 수 있으며, 테오필린의 경우 음식의 영향이 매우 다양하게 나타난다. 고지방 식이는 테오필린의 흡수량을 증가시켜 약효를 증가시키는 반면, 고탄수화물 식이는 테오필린의 흡수량을 감소시켜 약효를 저하시킨다. 테오필린을 고단백 음식(소고기, 콩 등)과 함께 복용시 클리어런스가 증가하나, 저단백 음식과 함께 복용시 클리어런스가 감소하며, 이러한 현상은 간에서의 대사에 변화가 일어나기 때문이다. 또한 숯으로 구운 소고기를 많이 먹으면, 테오필린의 대사가 빨라져서 약효가 감소하여 천식증세가 더 악화되거나 심하면 천식발작을 일으키기도 한다. 이것은 조리과정 중 생성된 폴리사이클릭 하이드로카본(polycyclic hydrocarbons)라는 물질이 테오필린을 분해하는 간장의 대사 효소를 유도하기 때문이다. 속방성 테오필린 제제를 음식과 함께 복용시 테오필린의 약효가 큰 영향을 미치지는 않는다. 또한 많은 방출제어형 제제를 음식과 함께 복용할 수 있다. 그러나 방출제어형 제제를 음식과 함께 복용시 각 제약회사의 제형에 따라 음식의 영향이 달라질 수 있으므로 복용중인 제형을 약사와 상의한 후 투여 방법을 결정하는 것이 필요하다. 카페인과 테오필린은 모두 중추신경계를 자극시키므로 테오필린을 복용중 카페인을 함유하고 있는 식품(초콜릿, 콜라, 커피, 차)과 음료는 피하는 것이 좋다. 또한 천식 치료제에 함유된 에페드린(ephedrine) 성분 등도 카페인과 상호작용하여 심장에 부담을 줄 수 있으므로 가능한 삼가는 것이 필요하다. 알코올과 테오필린을 동시에 복용할 경우 구역, 구토, 두통, 과민반응과 같은 부작용이 나타날 수 있으므로 음주를 피한다. 천식환자에게 흡연 자체가 증상을 악화시키는 것은 물론 테오필린의 대사를 촉진시켜 용량을 증가시켜야 하므로 금물이다. 또한 고등어와 같은 등푸른 생선에는 알레르기를 일으키는 히스타민 물질이 함유되어 있으므로 천식이나 알레르기 질환을 악화시킬 우려가 있다.

7) 피임제 및 호르몬제

피임제를 복용하거나 호르몬 대체 요법을 하는 여성의 경우 인삼을 섭취시 주의를 요한다. 인삼은 여성호르몬인 에스트로겐(estrogen)의 분비를 촉진시키는 작용이 있으며, 과다한 에스트로겐은 유방암을 유발할 수 있다. 그러나 인삼의 사포닌 성분이 항암 효과가 있으므로, 과도한 양의 인삼을 섭취하지 않으면 크게 문제될 것은 없다. 또한 여성호르몬이 함유된 피임약을 복용할 때 지나친 흡연을 하는 여성들은 혈전증이 생길 위험이 매우 높다.

8) 페니실아민 (penicillamine)

페니실아민은 Wilson' s disease에 사용되며, 조직에 과도하게 축적된 구리와 착화합물을 형성하여 체외로의 배출을 용이하게 한다. 이러한 페니실아민의 특성은 구리는 물론 음식물의 다른 성분과도 착화합물을 형성하므로, 위장관에서 약물이 불활성화되거나 흡수가 감소되고 치료효능도 감소한다. 따라서 공복에 페니실아민을 복용하거나, 적어도 식사 2시간 전이나 식후 2시간 후에 복용한다. 또한 적어도 다른 약물이나, 음식, 우유 등을 섭취하는 경우 1시간 이상의 간격을 유지한다.

9) 클로르족사존 (chlorzoxazone)

클로르족사존은 근육이완제로 근육 경련에 사용된다. 이 약물을 물냉이(watercress)(잎)와 함께 복용할 경우, 물냉이가 간의 CYP2E1 효소를 저해하여 클로르족사존의 혈중 농도를 상승시키고 부작용인 중추신경 억제작용이 나타날 수 있다. 물냉이는 십자화과(十字花科 Brassi-caceae)에 속하는 다년생 식물로 알칼리성 식품이다. 어린싹을 샐러드에 사용하며, 잎은 톡 쏘는 맛이 나며 철분, 칼슘, 엽산 및 비타민 C 등이 풍부하다.

10) 조미료 등

알레르기성 비염 치료제, 당뇨병 치료제, 항전간제인 페니토인(phenytoin) 등을 복용할 경우 화학조미료 성분인 글루탐산 나트륨(monosodium glutamate, 또는 sodium glutamate, 약자로 MSG)이 많이 첨가된 음식을 많이 섭취하면 가슴이 두근거리거나 전신이 피곤하고 나른하며 졸음이 오는 등 전신 무력감을 유발시킬 수 있다. 또한 당뇨병 치료제를 복용할 경우 흰설탕은 단당류로 전환이 빠른 식품으로 혈당을 급격히 상승시킬 수 있으므로 제한하는 것이 바람직하다.

11) 빈혈치료제 및 비타민제

홍차나 녹차 같이 떫은 맛을 내는 차 속에는 탄닌이라는 성분이 들어 있다. 이 탄닌이 몸속에서 철분과 결합하여 철분의 효능을 감소시킨다. 따라서 빈혈치료제나 비타민제를 복용할 경우 녹차, 홍차를 마시지 않는 것이 좋다. 굳이 차를 마시고 싶다면 이러한 약을 복용후 한두 시간 후에 마신다.

12) 기침약

기침약에 들어있는 에페드린(ephedrine) 성분은 카페인과 상호작용을 일으켜 심장에 부담을 줄 수 있으므로, 카페인을 함유한 커피, 콜라, 홍차, 우롱차, 초콜릿 등을 삼간다. 에페드린은 알코올과도 상호작용하여 심장에 무리한 부담을 주므로 금주하는 것이 좋다. 또한 감기나 알레르기, 천식치료제에는 카페인이 함유되어 있는 경우가 있으므로, 이러한 약물과 커피나 홍차 등의 카페인 함유 음료를 복용할 경우 카페인 과잉 상태가 돼 예상하지 못한 부작용을 일으킬 수 있다. 보통의 기침감기약과 마찬가지로, 진정제, 수면제, 항불안제 등을 술과 함께 복용시 심각한 부작용을 유발하여 증상을 악화시킬 수 있으며, 만성적으로 알코올을 섭취하는 사람은 약의 대사가 신속하여 약효가 감소할 수 있다.

13) 골다공증 치료제

골다공증 환자는 하루 1.0~1.5g의 칼슘과 비타민 D가 풍부한 간, 생선, 계란 등을 많이 섭취하고 햇빛을 자주 쬐는 것이 바람직하다. 반면 고지방식은 칼슘 흡수는 저해하고 칼슘 배설은 촉진시키므로 피하는 것이 좋다. 또한 탄산음료, 커피, 홍차 등 카페인이 많은 음료는 신장에서 칼슘 배설을 증가시키므로 삼가야 한다. 특히 탄산음료에는 다량의 인 성분이 함유되어 있어 뼈의 칼슘을 감소시키는 작용을 나타낸다.

14) 갑상선기능저하증 치료제

갑상선기능저하증에 사용하는 티록신(thyroxine) 및 리오티로닌(liothyronine)은 요오드를 함유한 구조를 갖고 있으며, 양배추와 같이 티오옥사졸리딘(thiooxazolidine)이 풍부한 음식과 함께 복용시 요오드의 흡수가 저해된다.

15) 비타민

▶ 수산화 알루미늄 겔(Aluminium hydroxide gel)은 비타민 A의 흡수를 저해한다.

▶ 고콜레스테롤혈증 치료제인 콜레스티라민(cholestyramine), 콜레스티폴(colestipol)은 콜레스테롤은 물론 비타민 A, D, E, K, B12의 흡수를 억제한다. PAS, 콜키신(colchicine) 등은 비타민 B12의 흡수를 억제한다.

▶ 클로람페니콜(chloramphenicol)은 비타민 B12의 효과를 감소시킨다.

▶ 비타민 D와 강심배당체인 디기탈리스(digitalis)를 병용시 고칼슘혈증으로 부정맥이 초래될 수 있다.

▶ 페노바비탈(phenobarbital)과 페니토인(phenytoin)은 비타민 D의 활성을 감소시킨다.

▶ 비타민 C는 혈액중의 에티닐 에스트라디올(ethinyl estradiol)의 농도를 상승시켜 돌발적인 출혈을 일으킬 수 있다.

5. 결론

약물을 복용하는 경우 함께 섭취하는 음식물이 다양한 방법으로 약물과 상호작용하여 약효를 증가시키거나 부작용을 발현시키기도 하며, 경우에 따라서는 약효가 나타나지 않도록 하기도 한다. 이러한 상호작용은 섭취하는 음식에 함유된 다양한 성분의 영향을 받아 일어난다. 따라서 최적의 약물 치료효과를 얻기 위해서는 섭취하는 음식의 종류 및 약물 복용 시간을 약물의 특성에 맞게 결정해야한다.

Chapter 10

새로운 약물전달 시스템과 미래의 약물

김종오

1. 새로운 약물전달 시스템

1) 새로운 약물 전달 시스템의 필요성

환자를 치료하기 위해서는 약효를 지닌 순순한 물질(drug)만을 투여하는 것이 아니라 치료효과를 극대화하고 환자가 사용하기 편리하도록 물리화학적 방법으로 고안된 시스템(medicine)을 사용한다. 이러한 시스템을 제형이라 하며 오래 전부터 가장 많이 사용되어 온 제형의 범주로 주사제(injection), 캅셀제(capsule) 및 정제(tablet)등을 들 수 있다. 약물을 어떠한 제형으로 할 것인가를 선택할 때 그 약물의 효능과 안전성을 고려해야 한다. 즉, 일반적으로 약물은 수동적으로 작용부위에 도달한 후 약리 수용체와 선택적으로 반응을 해야하며, 원하지 않는 부작용을 유발할 불필요한 약물의 독성이 작거나 없어야 한다. 그러나 위에 열거한 기존의 제형은 종종 부작용을 나타내거나 낮은 혈중농도로 인해 치료효과가 작기도 하며 빈번히 사용해야하는 불편함 등의 단점을 갖고 있다. 현대의 약학은 이러한 전통적인 제형이 지닌 여러 단점들을 극복하여 사용이 간편하며 부작용을 극소화 할 수 있는 새로운 제형의 개발에 많은 노력을 기울이고 있다. 약물의 치료효능을 극대화하기 위한 이러한 시도는 생체이용율의 증진, 치료계수의 증진, 부작용의 감소, 환자의 약물복용 순응도 증가 등을 가져 왔다. [그림 1]은 약물을 투여할 수 있는 여러 경로를 나타내며 이 때 약물이 체내에서 반응을 보이는 정도는 혈액중에 있는 약물의 농도를 측정해 예측할 수 있다.

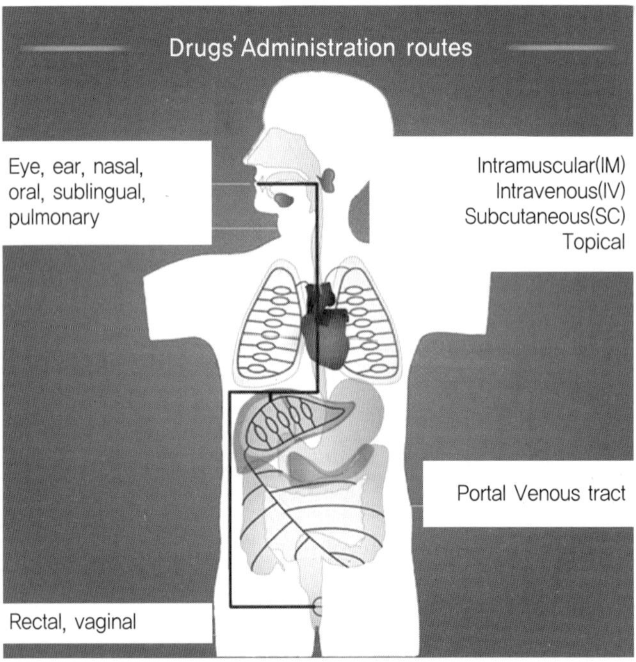

[그림 1]

약물이 약효를 나타내기 위해 환자의 특정 부위의 세포와 반응을 하여야 한다. 여러 경로를 통해 체내로 투여된 약물은 여러 생체막과 조직을 통과하여 특정 장기에 도달하며 이 때 혈액이나 림프계가 약물의 운반에 관여한다. 특정장기에 도달한 약물은 장기에 분포되어 있는 수용체에 결합하여 약효를 발현한다. 이후 약물은 간 등에 의해 대사되고 대변이나 소변으로 배설된다. 대부분의 약물을 약효를 나타내는 부위로 전달시키는 과정은 일반적으로 인위적으로 조절하기 어렵고 비능률적으로 일어난다. 예를 들어 어떤 환자가 정제를 삼켰을 때 매우 적은 양만이 약효를 나타내는 부위로 이동하며 그 과정을 예측하거나 조절하기는 쉽지 않다. 그러므로 치료효과를 얻기 위해 종종 필요 이상으로 과량의 약물을 사용해야 하는 경우가 많게 된다. 이것은 25 층에 있는 한 쓰레기통에 불이 났을 때 그 불을 끄기 위해 고층 빌딩 전체를 물로 덮어씌우는 일과 같다.

[그림 2]는 다양한 경로를 통해 약물이 투여됐을 때의 혈중농도의 변화를 나타내며 정맥 주사시 초기의 높은 혈중농도로 인해 부작용이 나타날 가능성이 크며 신속하게 소실된다. 반면 경구투여시 치료효과를 얻는데 시간이 걸리는 단점이 있다. 그러므로 이상적인 치료효과를 얻기 위해 혈중농도가 치료 영역 내에 존재하는 것이 바람직하다. [그림 3]에서 보여주듯이 가장 이상적인 약물 투여방법은 약을 삼킨 즉시 약효가 나타나고 치료기간 중 일정한 혈중농도를 유지한 후 체내에서 제거되는 것이다. 그러나 [그림 4]에서 보듯이 동일한 용량을 각각 다른 형태의 제형으로 경구 투여할 경우 각각 다를 혈중농도의 변화를 나타낸다. 1번 제형은 빨리 흡수되어 초기에 높은 혈중농도를 나타내며 이로 인해 종종 심각한 부작용을 나타낼 수 있다. 2번 제형은 서서히 흡수되어 약리 효과를 나타내는 시간이 지연되거나 약효를 나타내는 시간이 단축

된다. 3번 제형은 매우 느린 흡수속도로 인해 약효를 나타낼 수 없다. 이렇게 어떠한 형태로 약을 만드느냐에 따라 위장관에서의 흡수가 5배 정도 차이가 날 수 있으며 실제의 약효는 60배 정도 차이가 나는 경우도 있다. 그러므로 가장 적합한 제형을 개발하면 가장 적은 양을 투여해 가장 큰 약효를 얻고 불필요한 부작용을 최소화시킬 수 있다.

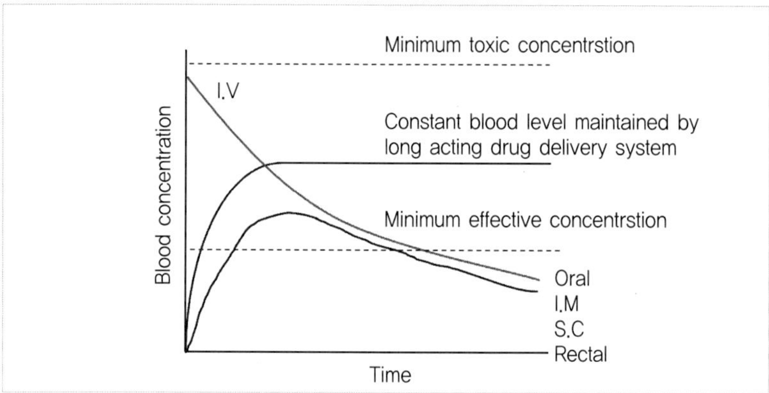

[그림 2]

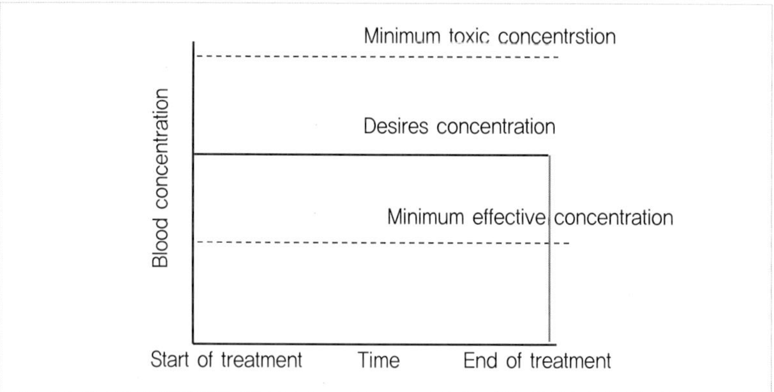

[그림 3]

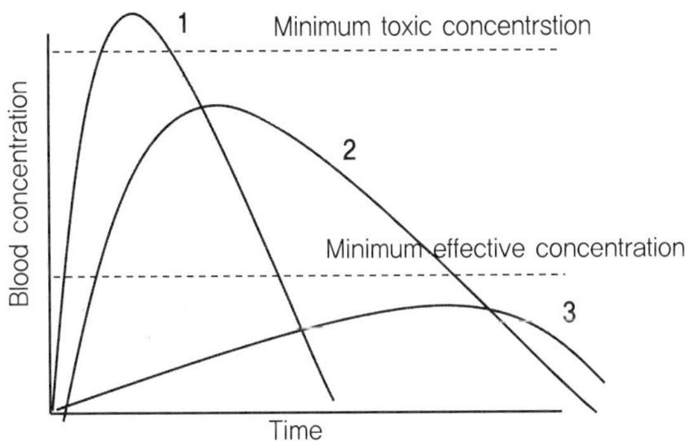

[그림 4]

Paracelsus는 400년 전 다음과 같이 말했다. "모든 물질은 독이다. 독이 아닌 것은 아무것도 없다. 단 독이냐 약이냐를 구별짓는 것은 올바른 양을 선택할 수 있느냐에 달려 있다." 이 표현을 현대의 이상적인 투여방법과 연관지어 해석하면 "약물을 어떻게 올바른 위치에 원하는 양을 원하는 시간에 투여할 수 있는가?"와 "어떻게 원하지 않은 부작용을 없애거나 혹은 최소한도로 줄일 수 있는가?"로 풀이된다.

2) 약제학의 동향

다른 과학의 발달에 비해 제형의 개발은 상대적으로 서서히 진행되어 왔다. 주사제, 정제 및 캅셀제 등이 지난 세기에 도입되어 근 100년 동안 큰 변화없이 약물투여 방법의 근간을 이루어 왔다. 100년 전 활동하던 약사나 의사라도 현재 사용중인 대부분의 제형을 알 수 있다. 그 이유는 지난 100년 동안 대부분의 과학자들이 제형의 개발보다는 새로

[표 1]

제형	최초사용시기
주사제	1830
기계로 압축해 만든 정제	1852
경질캅셀제	1870
장용피정	1900
서방성 입상체(pellet)(spansule)	1950
실리콘 중합체로 만든 장치(silicon polymer devices)	1960

운 약을 발견하여 화학구조 및 약리 효과를 규명하여 그 약물을 순수한 형태로 합성하는데 모든 노력을 집중했기때문이다. [표 1]은 제형의 도입시기를 보여준다.

1950년 이전만 해도 약사들은 단지 어떤 제형에 정확한 양의 약물이 들어 있으면 만족해했다. 그 당시 약사들이 의약제품을 평가하는 방법은 외형적인 균일성 즉 크림과 연고제의 경우 얼마나 쉽게 피부에 도포될 수 있는가의 정도, 정제의 경우 기계적 강도 및 광택, 엘릭사제 및 주사제는 투명도, 현탁제 및 엘릭사제의 경우 용기에서 얼마나 쉽게 흘러나올 수 있는가 하는 것들이었다. 이와는 대조적으로 1950 년부터 1970 년 사이에 물리약제학의 모든 관심은 약제학에서의 모든 과정 및 현상을 정량적으로 설명하려는 시도로 일관되었다. 분체의 흐름 및 타정할 때 관여하는 힘과 에너지의 측정, 계면활성제, 현탁제, 유탁제 등과 관련된 콜로이드학, 반고체 제형과 관련된 유체학 및 약물의 분해 과정 등이 중요한 연구분야를 이루었다. 최근에 이러한 관심은 약물의 흡수, 분포, 대사 및 배설과정을 정량적으로 해석하려는 시도로 옮겨왔다. 그러나 다른 과학분야의 발달속도에 비해 약물 전달시스템의 발달은 원시적인 단계에 있다고 해도 과언이 아니다. 예를 들어 진단에 사용되는

body scanner는 X-ray 단층 사진을 3 초간에 150 만번 찍으며 수학적 계산을 천만번 수행할 수 있을 정도로 개발되어 있다. 물론 이러한 획기적인 발전은 마이크로프로세서의 발달에 힘입었다. 만약 오늘날 컴퓨터 산업이 발달하는 속도의 0.1 % 로 약물 전달시스템을 개발할 수만 있다면 가히 혁명적인 치료방법을 얻을 수 있을 것이다. 다행히 지난 수 년 전부터 많은 제약회사들이 새로운 약물 하나를 개발하는 데 적어도 1200 억원의 막대한 예산이 소요되므로 기존 약물의 효능을 증진시킬 수 있는 새로운 약물 전달시스템의 개발로 투자방향을 바꾸기 시작했다.

3) 새로운 약물전달 방법

가장 전망이 있는 약물의 효과적인 전달방법을 크게 두 가지로 나눌 수 있다. Prodrug을 개발하거나 새로운 약물 전달시스템을 고안하는 것이다.

3.1 Prodrug

Prodrug이란 화학적으로 약물의 구조를 변형시켜, 일단 체내로 흡수시킨 다음, 대개의 경우 체내의 효소작용에 의해 활성을 나타내는 약물로 전환된 수 있게 하는 방법이다.

원하는 치료효과를 나타내기 위한 약물의 구조가 약효를 나타내는 장소로 이행하는 데 부적합한 경우가 있다. 약물이 약효 발현 부위로 이행하는 동안 여러 단계의 물리화학적 과정을 거치며 대사 및 화학적 변화를 받을 수 있다. 약리 반응을 일으킬 수 있는 약물의 구조와 약물 수용체에 가장 쉽게 도달할 수 있는 약물의 구조는 현저하게 다를 수 있다. 그러므로 약물이 prodrug의 형태로 일련의 생리학적, 약물학적 장애물을 통과한 후 효소에 의해 쉽게 제거될 수 있는 약한 화학적 결합을 이용해 약물이 갖는 불필요한 특성을 최소화하여 원래의 약물과 약물학적으로 불활성인 부분으로 분리되어 결과적으로 원래의 형태로 약물을 투여했을 경우와 비교해 상당히 높은 농도로 작용부위에 도달해 약물의 부작용을 줄이고 치료효과를 증진시킬 수 있다. 물론 이러한 특징을 지닌 모든 약물을prodrug이란 이름으로 부르지는 않았지만 오래 전부터 사용되어 오는 약물들이 있다. 예를 들어 아스피린은 부식작용이 없는 살리실산의 prodrug이며, protonsil은 구조중에 azo기를 갖는데 체내에서 환원되어 항균작용을 갖는 활성물질인 sulphanilamide로 전환되는 과정이 밝혀진 후 이것을 모핵으로 여러 sulpamine제가 개발되었다. 파킨슨씨병 치료에 사용되는 레보도파(L-DOPA)는 신경전달물질인 도파민의 prodrug이며 Talampicillin은 암피실린의 prodrug이다.

Prodrug을 디자인할 때 고려해야 할 점은 다음과 같다.

a. 위장관 벽, 피부, 눈, 직장, 구강, 점막 및 허파를 쉽게 통과하여 흡수가 증진될 수 있도록 prodrug을 디자인하는 방법의 개발.
b. 뇌혈관문(blood-brain barrier)을 통과할 수 있는 prodrug의 개발.
c. 이러한 prodrug을 활성화시키는 효소계 및 작용기전의 규명.
d. prodrug을 이용한 화학적 구조변화를 통해 대사과정에 의한 약물의 손실을 지연시키거나 줄이는 방법의 개발.
e. 보다 효과적인 prodrug개발에 필요한 화학적 방법의 개발.

3.2 새로운 약물 전달시스템

두 번째로 시도할 수 있는 방법은 현재까지 많이 사용되어 오는 약물 중에서 약효 및 안전성이 확립되었으나 최적의 치료효과를 얻지 못하고 있는 약물을 새로운 형태의 제형으로 디자인하여 특정부위로 전달하는 것이다. 물론 prodrug을 새로운 약물 전달시스템과 접목하는 방법도 시도해 볼 수 있다.

다음은 최근에 도입된 약물 전달시스템으로써 실험단계에 있거나 임상적으로 사용되고 있는 것들이다.

① **리포좀** (liposome)

리포좀은 양친화성(am-phipathic) 지질이 수상에 분산될 때 자발적으로 형성될 수 있다. 인지질의 일종인 phosphatidylcholine은 수용성을 갖는 머리부분과 지용성을 나타내는 탄화수소체인 꼬리로 구성되어

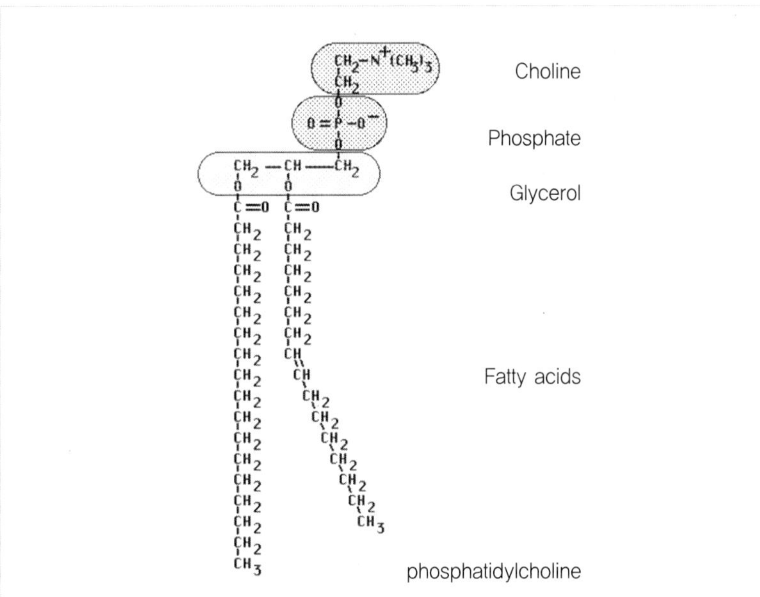

[그림 5]

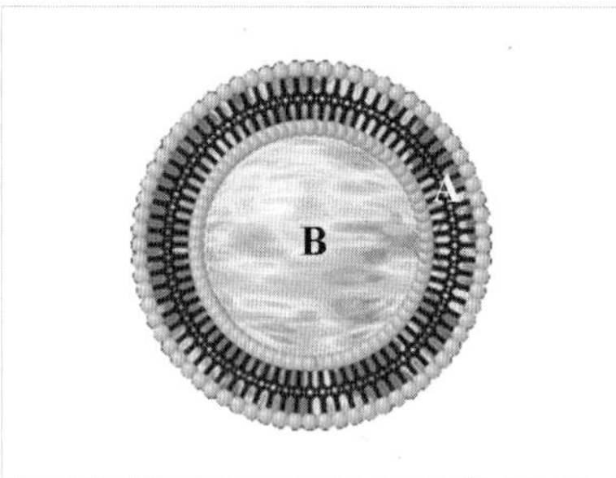

[그림 6]

있으며[그림 5], 모식적으로 간단하게 표시할 수 있다. [그림 6]은 리포좀을 도식화했다. 인지질이 친수성의 머리부분을 물 쪽으로 향하고 소수성의 탄화수소 부분이 서로 밀착해 2중의 층을 형성한다. 리포좀은 생체 내에서 제거될 수 있고, 제법이 간편하며, 수용성 및 지용성 약물을 운반할 수 있으므로 약물 전달시스템으로 사용될 수 있는 가능성이 크다. 수용성 약물은 B에 지용성 약물은 A에 포획되어 운반된다.

리포좀은 생체내에서 주로 세망내피계(reticuloendothelial system)에 포획된 후 리소좀 안에서 분해되어 제거된다. 이러한 특성을 이용하여 세망내피계에 속한 세포로 선택적인 약물 수송이 필요할 때 이상적인 전달체로 사용될 수 있다. 리포좀은 효소결핍에 기인하는 병의 치료에 이용될 수 있다. 즉 효소를 리포좀 안에 포획하여 사용할 경우 면역반응의 가능성을 감소시키며 체순환계 내의 여러 생리물질에 효소를 노출시키지 않는 장점이 있다. 예를 들어 리포좀에 포획된 아밀로글루코시다제(amyloglucosidase)는 간으로 운반된 후 리포좀이 파괴되면 간에 저장되어 있는 글리코겐(glycogen)에 작용을 한다. 리포좀 안에 인슐린을 포획하여 경구로 투여할 경우 위장관 내의 효소로부터 인슐린을 보호하여 흡수가 증가되어 혈중 포도당의 농도를 낮출 수 있다.

암의 화학요법치료시 리포좀에 포획된 블레오마이신(bleomycin), 액티노마이신디(actinomycin D) 혹은 아스파라지나제(asparaginase)를 사용할 경우 독성이 감소하며 암세포에 쉽게 침투할 수 있는 장점이 있다. 특히 항암제인 아드리아마이신(adriamycin)이나 암포테리신비(amphotericin B)와 같은 항생제를 리포좀에 포획시킬 경우 독성이 현저하게 감소한다. 독소루비신(doxorubicin)을 리포좀에 포획할 때 면역반응을 일으키는 것을 방지할 수 있다.현재 리포좀을 이용해 스테로이드 prodrug을 관절 내로 주사하는 방법과 Leishmaniasis를 치료하는 방법이 사용중이다. Leishmania 기생충은 식세포의 리소좀에 서식한다. Meglumine antimoniate는 Leishmaniasis 치료제로 사용되며 독성이 매우 강한 이 약물을 리포좀에 포획시킨 후 정맥주사할 수 있다. 이 경우 리포좀을 사용하지 않을 때에 비해 거의 1000배에 가까운 농도가 식세포작용에 의해 세포내에 얻어질 수 있다.

식세포는 암세포의 번식과 전이를 저해한다. 이 원리에 입각하여 면역조절제를 이용해 식세포를 암세포에 대해 더욱 세포독성이 강하게 할 수 있다. 즉 lymphokine, γ-interferon 및 muramyl dipeptide 등의 면역조절제는 식세포를 활성화시켜 선택적으로 암세포를 죽이지만 정상세포는 그대로 둔다. 그러나 muramul dipeptide등의 면역조절제를 그대로 투여할 경우 신장을 통해 신속히 제거되므로 식세포가 암세포에 대한 세포독성을 갖도록 활성화되지 못한다. 반면 이러한 물질을 리포좀에 포획해 사용할 경우 식세포가 암세포를 죽일 수 있는 능력을 강력하게 할 수 있다.

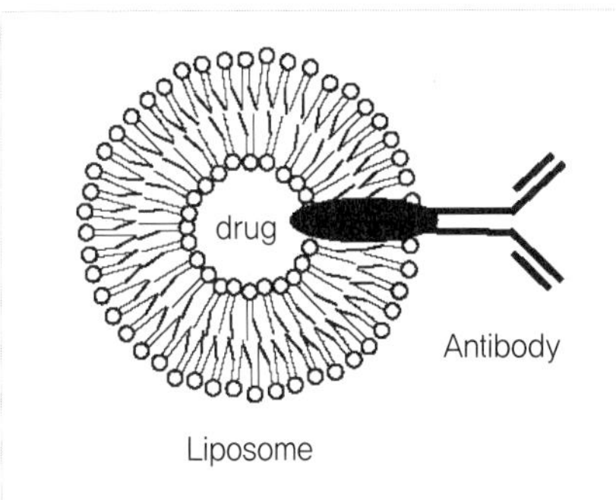

[그림 7]

최근 유전적 병을 치료하는 방법으로 결함이 있는 세포의 결손 부위를 보충하기 위해 리포좀 안에 m-RNA나 DNA를 포획해 이용하는 시도가 진행 중이다. 위에서 언급했듯이 혈액 내에서 순환하는 리포좀은 대부분 간이나 지라에 의해 포획되어 제거된다. 그러나 특정세포에 선택적으로 친화력이 있는 거대분자로 리포좀 표면을 피복하여 원하는 특정부위로 약물을 전달할 수 있다. 리포좀 표면을 단일 클론항체 혹은 F(ab')2 조각으로 피복하여 세포와 리포좀간의 특별한 결합을 유도할 수 있다[그림 7].

② 생체내에서 분해되는 약물전달체

생체내에서 분해되는 약물전달체로 거대분자(macromolcule), 항체, 호르몬, 렉틴(lectin), 탄수화물, DNA 등이 사용되었으며 생체 세포인 간세포, 섬유아세포(flbroblast), 호중구(neurophil), 백혈구, 적혈구 등도 사용되어 왔다. 알자 회사(Alza Corporation)의 chronomer 중합체는 생체내 약효 반응 부위에서 분해되어 제거될 수 있으며 몇 달 동안 원하는 속도로 약물을 방출할 수 있다. Chronomer 중합체는 연고제와 유사한 젤, 고무처럼 부드럽고 탄력 있는 형태, 그리고 단단한 물성을 갖는 형태로 생산되어 각각 필요한 치료목적에 이용될 수 있다. 피임제에 응용될 수 있으며, 관절염, 당뇨병, 내분비물 결핍증 및 정신병 치료에 사용될 수 있다. 국소적 치료방법으로 화상, 감염증, 여드름 및 건선에 이용할 수 있다. 퍼듀 연구소(Purdue Research Foundation)에서는 정제 피복에 쓰이는 가교된 중합체를 개발했다. 이 중합체로 피복된 정제는 위내에서 팽창한 후 액체로 채워진 풍선모습의 형태를 갖게된다. 수화되어 팽창된 막은 정제가 위내에 체류하는 동안 약물을 일정한 속도로 방출하는 일정의 약물방출속도 조절막의 역할을 한다. 정제 안에 녹아 있던 약물이 수화된 막을 통해 확산되어 방출된 후 정수압(hydrostatic pressure)이 떨어지면 팽창되었던 막이 찌부러진 후 위에서 제거된다. 이러한 시스템을 이용하여 장관에서 포화과정에 의해 흡수가 되는 리보플라빈과 같은 비타민의 생체 이용률을 증진시킬 수 있다. 또한 제산제나 구충제의 작용시간을 연장시킬 수 있으며, 진용액(true solution)에 존재하는 약물막이 수화된 막을 통과하는 원리를 이용하여 염산칼리움(KCl) 같은 물질의 국소적인 자극성을 완화시킬 수 있다.

③ 콜로이드 크기의 소체를 이용한 약물전달 시스템

Nanoparticle과 microsphere는 매우 작은 콜로이드 크기의 소체로서 주로 주사에 의해 약물을 체내의 멀리 떨어진 부위로 전달할 때 이용한다. 예를 들어 항암제인 5-fluororacil을 함유한 알부민 소체(albumin microsphere)는 간에 도달하여 서서히 약물을 방출할 수 있다. Ferric oxide를 소체에 함유한 magnetic microsphere는 자석에 의해 특정 부위에 집중될 수 있다. 매우 강력한 자장을 사용해 특정 부위에 항암제인 아드리아마이신의 농도를 100배 증가시킬 수 있다.

④ 중합체를 이용한 약물의 서방성 제어방출

생체이용률이 낮거나, 약물이 너무 서서히 체내로 유입되거나 지나치게 빨리 체외로 배출되는 경우 약물전달 속도를 제어하는 것이 필요하다. 이러한 목적으로 약물을 중합체나 기계적으로 매우 정교한 장치와 삼투압에 의해 작동되는 펌프에 넣어 원하는 속도로 방출시킬 수 있다. 중합체에 의한 약물의 방출은 단순확산, 화학반응 그리고 용매에 의한 활성화에 의해 일어날 수 있다. [그림 8]과 [그림 9]는 확산에 의해 약물의 방출속도가 조절되는 제형을 보여준다. [그림 8]은 약물을 감싸고

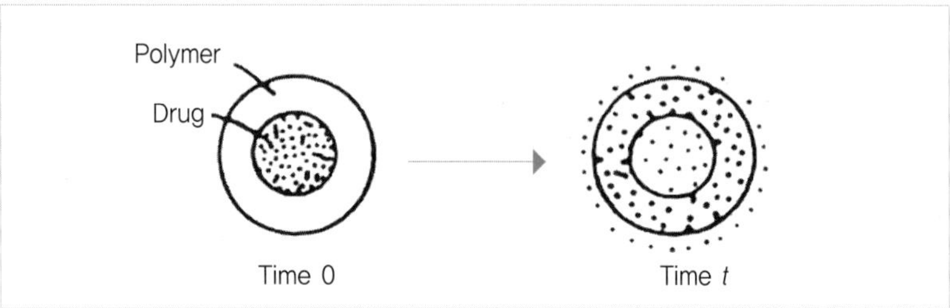

[그림 8]

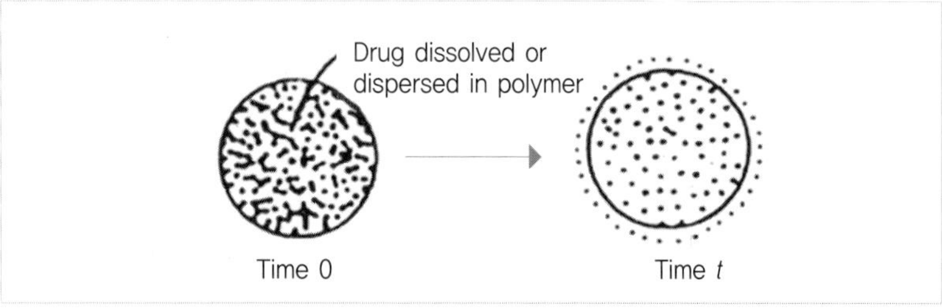

[그림 9]

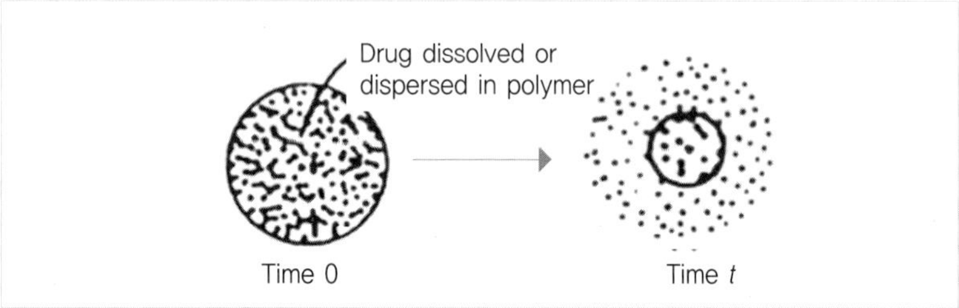

[그림 10]

있는 중합체 필름을 통해 약물이 확산되어 나오는 것을 나타낸다. [그림 9]는 중합체 안에 균등하게 분산되어 있던 약물이 확산에 의해 방출되는 것을 나타낸다. [그림 10]의 경우처럼 중합체가 화학적 기전에 의해 분해되면서 약물을 방출할 수도 있다. [그림 11]은 중합체 polymer backbone에 결합한 약물이 효소나 물에 의해 끊겨져 방출되는 것을 나타낸다. 용매에 의한 활성화는 중합체를 팽창하게 하거나[그림 12] 삼투압효과를 유발한다[그림 14]. [그림 13]은 물이 중합체 안으로 스며든 후 삼투압에 의해 세공(pore)을 형성해 약물이 방출할 수 있게 한다. Alsa 회사는 이러한 제어방출 중합체를 이용해 장시간 치료효과를 갖거나, 불필요한 부적용을 감소시키며, 환자가 쉽게 사용할 수 있는 특별한 장치를 고안하여 생리활성물질 사용의 새로운 장을 열었다. 전술한 원리를 이용해 임상적으로 처음 사용된 제형중의 하나가 Ocusert다.

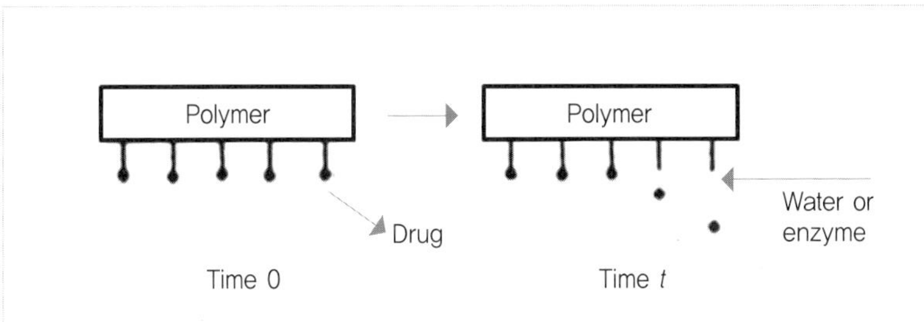

[그림 11]

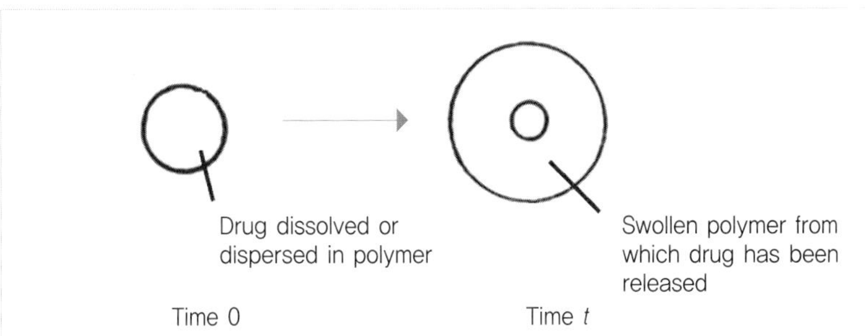

[그림 12]

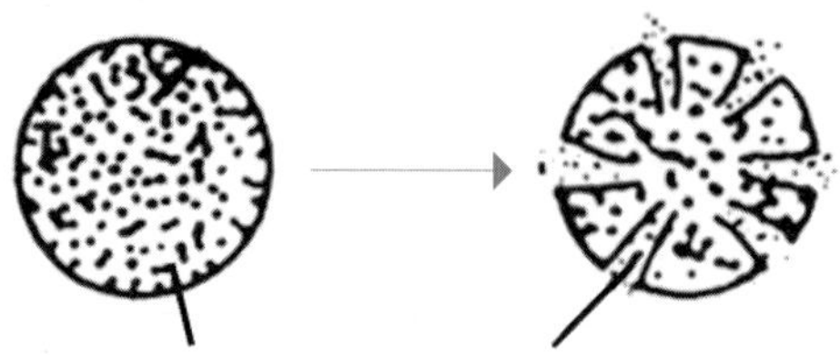

[그림 13]

눈을 통한 약물 전달시스템 (Ocular drug delivery system)

대부분 눈을 통한 약물의 전달은 점안제의 형태를 갖고 있었다. 그러나 눈물의 작용으로 인해 약물이 빨리 소실되므로 자주 약을 투여해야 하며 초기에 높은 농도에 의해 부작용이 야기되는 단점이 있다. 녹내장은 안압상승으로 인해 시신경의 파괴로 실명을 유도한다. 이러한 녹내장치료를 위해 Ocusert장치가 고안되었다. 이것은 콘택트 렌즈 안에 녹내장치료에 효능이 있는 필로칼핀(pilocarpin)을 넣어 눈에 착용시 약물을 방출하는 것과 같다[그림 15]. Ocusert는 매우 정교하며 효과적인 약물 전달 시스템으로서, 아래 눈꺼풀 밑에 사용할 경우 일주동안 특별하게 계산된 속도로 필로칼핀을 눈 속으로 방출한다. 이 장치의 장점은 하루 24시간 정확하게 계산된 양을 1주간 방출하여 치료계수를 높이며, 일반적으로 사용되고 있는 점안제에 비해 적은 양을 사용하며 마취제, 항생제, 항염증제, 스테로이드제제 등의 다른 치료제와 병용사용이 가능하다. 또한 부작용의 강도 및 빈도가 매우 작으며 환자가 사용하기 간편하다. 이 장치의 응용으로서 눈의 염증 및 감염치료를 위한 약물을 포함시킬 수 있다. 예를 들어 과립성 결막염(trachoma)치료를 위한 항생

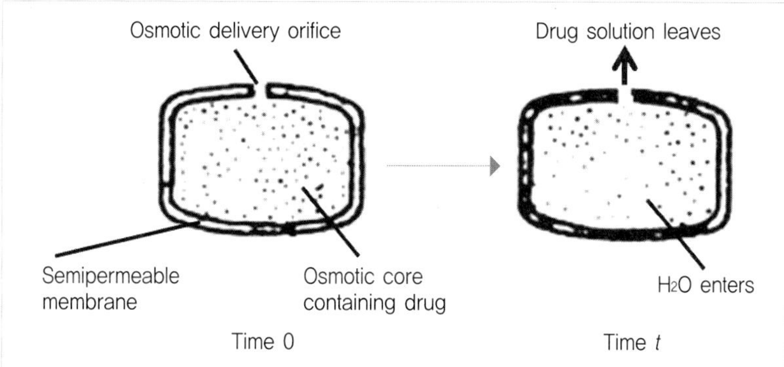

[그림 14]

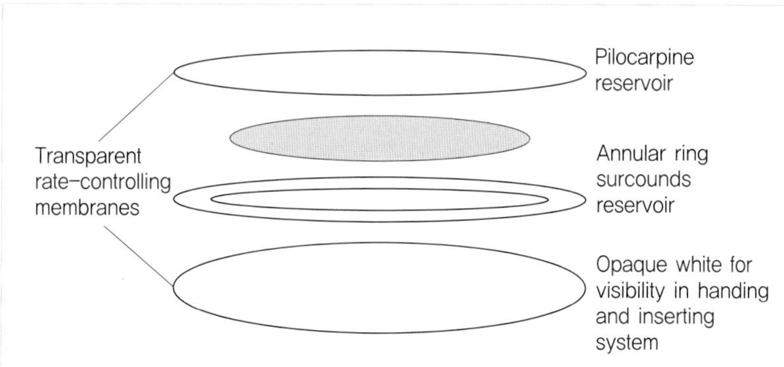

[그림 15]

제의 포함을 생각할 수 있다. 아드레날린의 유도체를 이용한 prodrug을 녹내장치료에 사용할 수 있다. 아드레날린 점안제는 공기 중에서 매우 불안정하므로 pH를 낮추고 항상화제인 bisulphite를 첨가해야 하는 단점이 있다. 아드레날린은 심장 흥분작용이 있어 종종 부작용을 초래한다. 아드레날린 점안제 사용시 사실 눈으로 흡수되는 약물보다 혈류로 유입되는 양이 더 많다. 아드레날린은 수용성이 강하므로 각막을 통해 눈 안으로 흡수되기가 쉽지 않다. 그러나 prodrug인 dipivaloyl epinephrine은 상대적으로 산화에 강하며, 지용성이 높고, 심장에 작용을 강하게 하지 않는다. 일단 이 약물을 각막의 상피세포를 통해 안 방수(anterior chamber)로 흡수되면 내재하던 가수분해 효소에 의해 원래의 아드레날린으로 변하게 된다. 이 prodrug은 원래의 아드레날린에 비해 100배의 약효와 100분의 일의 심장독성을 나타낸다. 위에서 예를 든 Ocusert system과 prodrug인 dipivaloyl epinephrine은 녹내장 치료에 특히 효능이 강한 β-차단제인 Timolol의 발견으로 사용빈도가 증가되고 있지는 않지만 임상적인 면에서 어떠한 방법이 가장 바람직한가 하는 것은 아직도 풀어야 할 문제로 남아 있다.

Lupron Depot

최근 전립선암(prostate cancer) 치료를 위해 펩티드 약물인 luteinizing hormone-releasing hormone(LHRH)의 유사체인 leuprolide를 한 달 동안 방출 할 수 있는 Lupron Depot가 시판되었다. 이 제어방출 장치는 생체 내에서 분해 가능한 lactic acid-glycolic acid coploymer로 만들어진 주사할 수 있는 microsphere다.

중합체를 이용한 피임시스템

피임을 위한 스테로이드 투여를 위해 중합체를 사용해 개발된 제형을 다음과 같이 분류할 수 있다.

A. 생체 내에서 분해되지 않는 중합체를 사용한 시스템

1964년에 약물의 효과를 연장시키려는 방법으로 실리콘 이식을 이용해 주로 피임을 위한 스테로이드 사용을 시도한 이후 최근 Norplant

와 같은 제품의 사용이 허가되었다. 생체내에서 분해되지 않는 중합체를 사용해 피하에 이식하는 방법으로 levo-norgesterol을 5년이상 방출할 수 있다.

B. 생체 내에서 분해되는 중합체를 사용한 시스템

생체 내에서 분해되는 lactic acid-glycolic acid copolymer, poly-caprolactone, cholesterol등을 사용해 피하에 이식하거나 주사할 수 있는 microsphere를 만들어 피임에 사용한다.

C. Intrauterine Device

ⓐ Progestasert

[그림 16]은 자궁 안에서 스테로이드를 방출하는 Progestasert로 ethylenevinyl acetate copolymer 저장소를 사용해 프로제스테론(progesteron)을 평균 65μg/day의 속도로 일년 동안 방출할 수 있다. 프로제스테론을 선택한 이유는 자궁내부(endometrium)에 대해 생체내

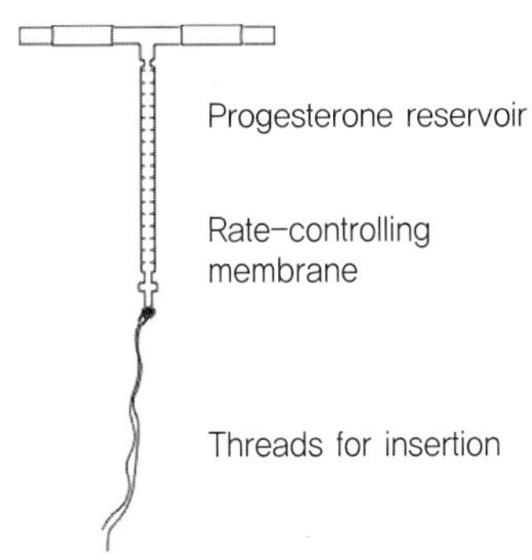

[그림 16]

부 물질이며, 짧은 대사반감기를 갖고, 자궁에 국소적으로 사용될 경우 낮은 농도에서 피임효과를 나타내며, 배란을 방해하지 않아 월경주기에 변화를 일으키지 않으며, 이장치를 제거함과 동시에 신속히 원래의 상태로 되돌아 갈 수 있기 때문이다. 이러한 장치의 능률을 위해 다른 약물을 함께 사용할 수도 있다. 즉 통증이나 출혈 방지를 위한 약물을 포함시킬 수 있고 경우에 따라 영양 공급을 위해 아미노산이나 비타민을 사용하거나, 빈혈치료를 위한 철과 엽산의 사용, 혹은 기생충 제거나 풍토병치료에도 응용될 수 있다.

ⓑ vaginal ring

실리콘에 스테로이드 저장소를 갖고 있으며 3~6개월 동안 tubing을 통해 일정한 속도로 스테로이드를 방출하게 된다[그림 17].

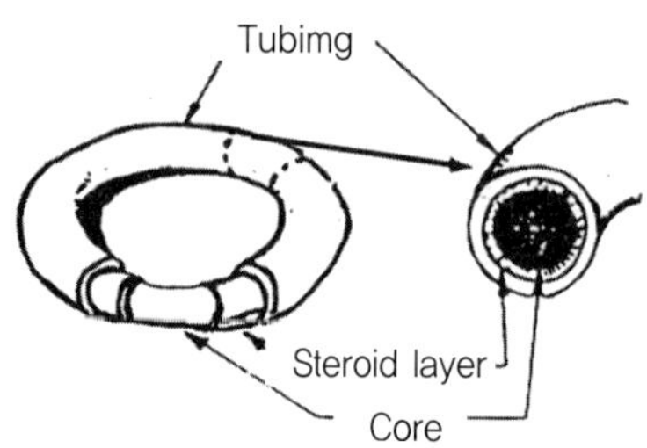

[그림 17]

피부를 통한 약물 송달 시스템(Transdermal drug delivery system)

피부는 외부의 자극이나 화학물질로부터 몸을 보호해 주는 역할을 담당한다. 대개의 물질은 피부를 통과하기가 매우 어렵다. 그러나 지용성이 강하고 분자량이 작은 물질은 어느 정도 피부에 대해 투과력을 갖고 있다. 이와 같은 특성이 있으면서 약효가 강한 약물을 피부를 통해 투여하려는 다양한 연구가 시도되고 있다. [그림 18]은 피부를 통한 약물의 투과경로를 나타내며 죽은 세포로 형성된 stratum corneum이 가장 투과하기 힘든 장해물로 작용하며 2번 경로를 통해 대부분의 투과가 일어난다.

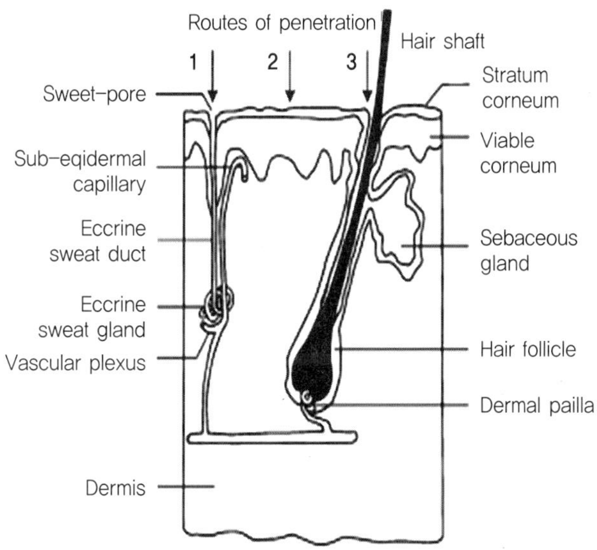

[그림 18]

경구나 주사제의 경로를 피해 피부를 통해 약물을 체순환계로 전달하는 방법은 다음과 같은 여러 장점을 갖고 있다.

a. 경구투여서 흡수에 영향을 미치는 위장관 내의 pH, 위장관내 체

류시간, gastric emptying, 위장관의 운동성, 위장관내의 박테리아, 음식물 등에 의한 변화를 피할 수 있다.

b. 사용하기 간편하여 환자의 약물사용 순응도가 크다.

c. 위장관 내의 효소에 의해 분해가 많이 되는 약물의 생체이용률을 높일 수 있다.

d. 대개 효능이 매우 강하고 치료계수가 낮은 약물이나 생체반감기가 짧은 약물의 투여경로로 적합하다.

e. 경구투여에 의해 흡수된 약물은 전신혈관계로 이행하기 전 간을 통과하며 이 때 약물에 따라 간에서 대사될 수 있다. 경피투과시 직접 전신혈관계로 이입되므로 간을 우회하여 최회통과효과를 피할 수 있으며 종종 부작용과 연관이 있는 약물의 파동형태적 흡수를 방지할 수 있다. 물론 경구, 캅셀, 액제를 사용하면 간편한 점은 있으나 변화가 큰 혈중 농도로 인한 부작용의 심각함을 제거할 수 없다. 그러나 경피투과를 이용하면 지속적으로 일정한 약물을 작용부위로 전달하여 환자들이 쉽게 사용할 수 있으며 이 장치를 제거하는 동시에 즉시 치료를 중단할 수 있다.

최근 피부를 통한 약물의 투여방법에 많은 관심이 집중되었고 여러 제품이 시판되기 시작했다. 이러한 방법은 주로 1970년대 초 알자회사에 의해 선도되었으며 1982년 미국에서 처음 시판되 한해 약 4000억원의 판매액을 기록하고 있는 니트로글리세린 패취(nitroglycerine patch)의 상업적 성공에 힘입어 급속한 발전을 해왔다. 현재 멀미 치료에 스코폴라민을 사용하며, 정제나 주사제 사용시 발생하는 홍분, 혼란, 환각 등의 부작용을 피할 수 있다. 또한 협심증 치료에 니트로글리세린, 고혈압치료에 클로니딘, 금연시 나타나는 금단현상에 니코틴 그리고 폐경

기증상치료를 위한 에스트라디올 패취가 시판 중이다. Testosterone, fentanyl, isosorbide dinitrate, timolol 및 항히스타민제의 경피투과를 위한 patch가 개발 중에 있으면 최근 피임을 위한 패취가 일본 시장에 선을 보였다. 대부분의 경피투과 약물전달 장치는 원형의 얇은 다층으로 구성된 동전 크기의 디스크로 귀밑과 투과성이 큰 피부에 부착하여 사용한다.

[그림 19]는 Transderm-Nitro Transdermal Therapeutic System으로 협심증 치료에 사용되면 약물 저장소에 있는 니트로글리세린이 조절막을 통해 일정한 속도로 방출되며 adhesive layer에 의해 피부에 부착된다.

피부를 통한 약물의 투과성을 증진시키기 위해 다양한 연구가 진행 중이다. Iontophoresis는 전기를 이용해 인슐린처럼 분자량이 큰 물질의 피부 통과를 가능하게 할 수 있으며 초음파를 이용해 경피흡수를 촉진시키는 방법도 개발 중이다. 약물의 화학적 변형을 통해 지용성이 증가된 약물의 피부를 통과한 후 외피효소에 의해 원래의 약물로 전환될 수 있다. 혹은 Azone, dimethyl sulfoxide 그리고 dimethyl formamide등의 투과 촉진제를 사용할 수 있다.

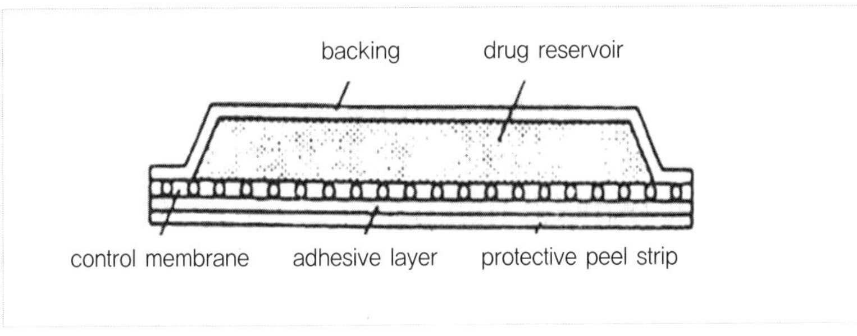

[그림 19]

삼투압을 이용한 약물 송달 시스템

A. Oros system

경구투여 제형인 Oros system은 기존의 정제와 유사한 크기와 형태를 갖고 있으나 삼투압을 이용하여 지속적으로 조절된 속도로 약물을 방출 할 수 있다. [그림 20]에서 보듯이 고체의 약물 핵이 반투막으로 싸여 있으며 작은 구멍을 갖고 있다.

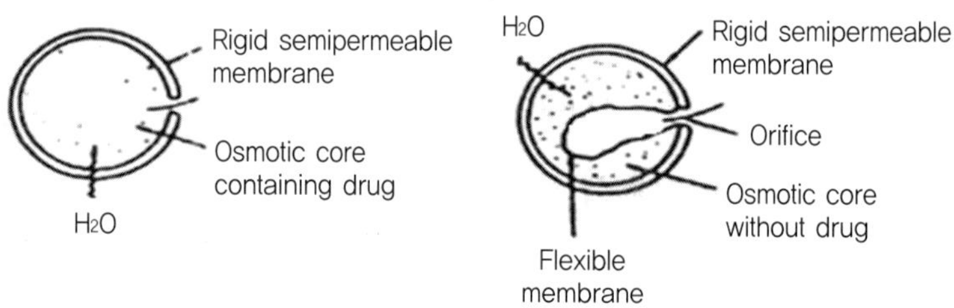

[그림 20]

이 반투막을 통해 위장관 내의 액체가 유입되어 내부의 약물을 녹이면 이로 인해 형성되는 삼투압에 의해 일정한 속도로 약물의 구멍을 통해 외부로 방출된다. 이 방법의 장점은 위장관의 운동성, 산도, 혹은 염기도에 무관하게 일정한 속도로 약물이 방출된다는 점이다. 또한 약물의 용액 상태로 위장관막에 도달하므로 흡수가 용이하며, 위장관 자극과 독성을 줄일 수 있다. 즉, Oros system은 고체형태의 약물이 갖는 편리성, 정확성, 화학적 안전성이 보장되는 동시에 액제의 장점을 보유하고 있다.

B. Alzet osmotic minipump

Alzet osmotic minipump는 Oros 정제와 같은 삼투압의 원리를 이용해 개발된 연구장치로서, 실험동물에게 거의 모든 생물활성물질은 지속적이고 정확하게 계산된 영차 속도로 전달할 수 있는 소형의 이식할 수 있는 펌프다. 실린더 형태의 미니펌프는 [그림 21]에서 보여주듯이 세층으로 구성되어 있다. 즉 용액상태의 약물을 담고 있는 약물저장소와 유연한 불투과막과 삼투압을 만들어내는 물질로둘러싸여 있으며, 이 모든 장치가 속도를 조절하는 반투과막 안에 존재한다. 약물이 담긴 미니펌프가 수액에 담겨질 경우 삼투압제가 반투막을 통해 일정한 속도로 물을 흡수하게 된다. 이 흡수된 물이 삼투압을 형성해 약물을 담고 있는 유연한 불투과막을 누르면 내부에 존재하던 약물이 서서히 일정한 속도로 출구를 통해 배출된다. 오직 미니펌프 내에 존재하던 약물만이 밖으로 유출되며, 삼투압제는 약물이 있는 내부로 유입되거나 반투막을 통해 밖으로 나올 수 없다. 약물배출 속도는 반투막의 물투과도, 반투막의 크기 및 삼투압제의 특성에 따라 조절할 수 있다.

경구 투여용 서방성 제어방출 시스템

경구용 제제의 서방성 제형화는 1952년 Spansule이 도입된 이후 거다란 발전을 거듭해왔다. 새로운 약물전달 방법을 개발 할 때 고려해야 할 세가지지점은 약물의 작용부위, 약물의 작용시간, 그리고 약효의 강도를 들 수 있다. 십이지장궤양 치료를 위해 carbenoxolone을 위장관의 특정부위에서 국소적으로 약효를 나타낼 수 있게 하거나 전신혈관계에 약물을 효과적으로 전달하기 위해위장관의 특정 부위에서 약물이 흡수되게 하는 것이 약물의 작용부위를 고려한 방법이다. 대표적인 예로 장용피정을 들 수 있다. 위에서 분해되기 쉬운 약물을 소장에서 흡수가 잘

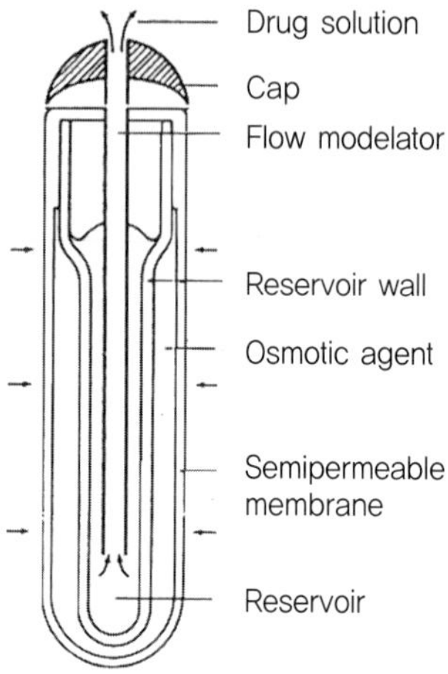

[그림 21]

되게 하기 위해 강산에서 안정하나 약알칼리에서 불안정한 물질로 정제를 피복한다. 이러한 장용피정은 위에서 아무 작용을 받지 않고 통과한 후 소장에서 제피가 분해된 후 약물이 방출되어 흡수된다. 많은 연구가 주로 특별한 약물 운반체를 이용하여 약물 흡수의 정도와 양을 증가시키거나 종종 부작용을 유발하는 피크(peak) 혈중농도를 감소시키기 위해 약물의 서서히 방출되고 흡수되도록 일종의 장애물을 만드는 데 초점을 맞추었다.

위장관 운동은 격렬하고 예측하기 어려운 현상으로 서방성 제제를 고안하는데 큰 걸림돌이 된다. 위장관에서 약물이 서서히 흡수되기 위해 약물이 충분한 시간동안 위장관 내에 머물러 있어야 하는 것 이 전제조건이 된다. 특히 위에서의 약물의 흡수는 위운동 때문에 기술적으로 조절하기 어려우며 이러한 gastric emptying을 극복하기 위한 방법으로 부유력(buoyancy), 모양의 변형(dimensional change), 위점막 점착제

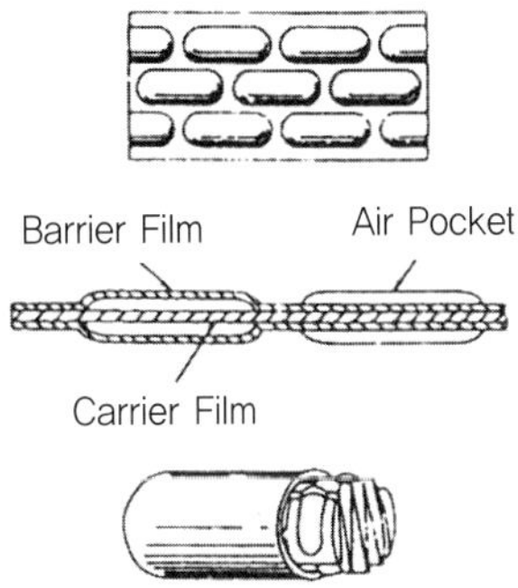

[그림 22]

(mucosal adhesive) 등을 이용한 연구가 진행되어 왔다. [그림 22]는 부유력과 모양의 변형을 이용해 위내에서 오랫동안 약물을 머무르게 하는 장치다. 약물과 수용성 부형제(exipient)가 운반체를 막에(ethylcellulose 등으로 제조) 포함되어 있다. 물이 통과할 수 있는 막이 운반체 막 양쪽에 있으며 적당한 간격마다 공기주머니를 갖고 있어 밀도가 약 0.65를 유지한다. 이렇게 복잡하게 만들어진 박판(laminate)이 적당한 길이로 접혀져 캅셀 안에 들어있다. 캅셀을 삼키면 위 안에서 이 장치가 펼쳐진 후 위 내용물 위로 뜨게 된다. 이때 운반체 막과 장애물 막의 투과성에 따라 정해진 일정한 속도로 약물이 방출하게 된다.

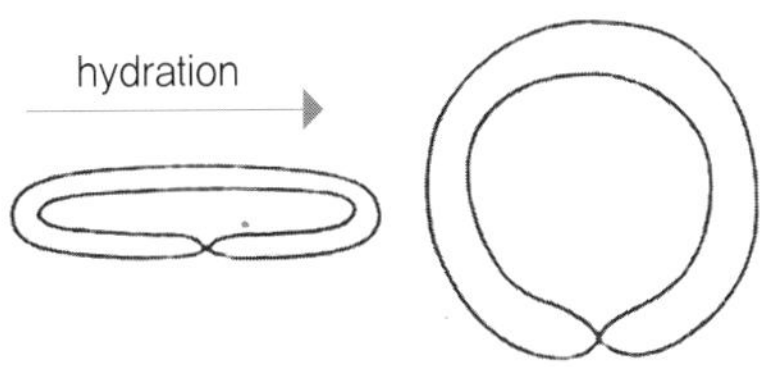

[그림 23]

형태의 변형을 이용한 예는 [그림 23]에서 볼 수 있다. 작고 흐늘흐늘한 약물수송체가 도우넛 형태로 팽창되고 상대적으로 단단해지는 경우다. 건조된 하이드로겔(hydtogel)을 사용해 삼킬 수 있고, 위에서 위액을 흡수하여 부피와 형태의 변화를 일으키는 것을 이용한 방법이다. 이러한 형태로 존재할 때 위에서 오래 머물 수 있다. 약물은 하이드로겔에 포함시킬수 있으며 하이드로겔의 특성에 따라 방출속도를 조절할 수 있다.

4) Potential areas of future drug delivery interest

3항에서 설명한 약물 송달시스템을 포함해 앞으로 더욱 개잘 가능성이 높거나 미래의 약물 투여방법으로 각광을 받을 수 있는 영역은 다음과 같다.

4.1 Pulsatile systems

신경전달물질 및 펩티드 호르몬 등은 연속적으로 사용할 경우 반응성이 감소하거나(tachyphylaxis), 과민반응(supersensitivity)을 야기할 수 있다. 이러한 문제를 해결하기 위해 맥박이 뛰는(pulsatile) 형식의 약물전달 방법이 개발 중이다. 펄스를 조절하기 위해 생체 내에서 일정한 속도로 분해가능한 중합체를 이용하거나, 마이크로칩을 사용해 약물배출속도를 조절할 수 있다. [그림 24]는 중합체를 이용한 맥박 뛰는 형식의 약물전달 방법이다. A는 약물과 생체 내에서 녹는 중합체막이 교대로 피복된 단일 입자를 이용하며 B는 두께가 다르게 중합체를 피복한 다양한 입자를 이용해 약물 방출 속도를 조절한다.

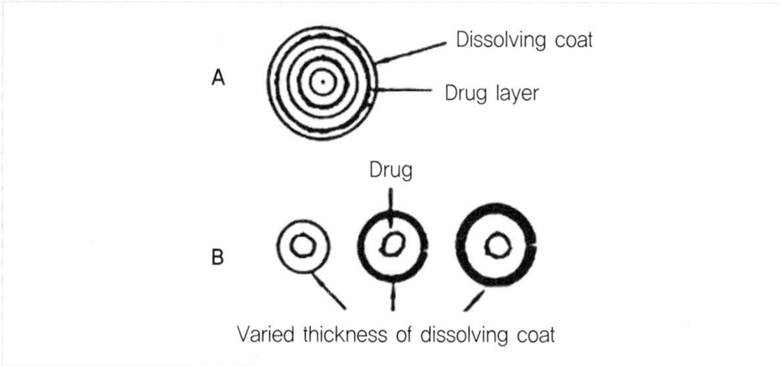

[그림 24]

4.2 Feedback control

생물체는 다양한 피드백 조절장치를 갖고 있다. 이러한 생체 매개물질의 역할을 규명하여 그 원리를 약물방출속도 조절에 이용하려는 시도가 진행 중이나 아직 초보적인 단계에 머물고 있다.

4.3 Implants

여러 약물치료 방법 중 큰 관심을 끄는 분야로 물리적인 혹은 전기적인 힘에 의해 작동되는 소형의 펌프를 이식한 후 마이크로프로세서에 의해 약물배출속도를 조절하는 방법을 사용하거나, 생체 내에서 분해되어 소실되는 중합체를 이용하여 이식할 수 있는 약물전달체를 개발하는 것이다.

4.4 Drug targeting

약물의 부작용이나 독작용은 주로 비표적부위에서 약물이 작용하기 때문이다. 그러므로 부작용이나 독작용을 줄이기 위해 투여할 약물의 양을 제한하게 되어 약물의 효능을 떨어뜨리는 결과를 가져오게 된다. 이러한 단점을 극복하기 위해 [그림 25]에 나타냈듯이 이상적인 전달체를 사용해 불필요한 분포를 억제하고 비표적 부위를 분포를 억제하고 비표적 부위를 보호하여 표적부위로만 약물을 전달하는 방법이 개발중이다. 이러한 약물의 표적 화를 위한 이상적이 시스템 개발을 위해 다음과 같은 점을 고려해야 한다.

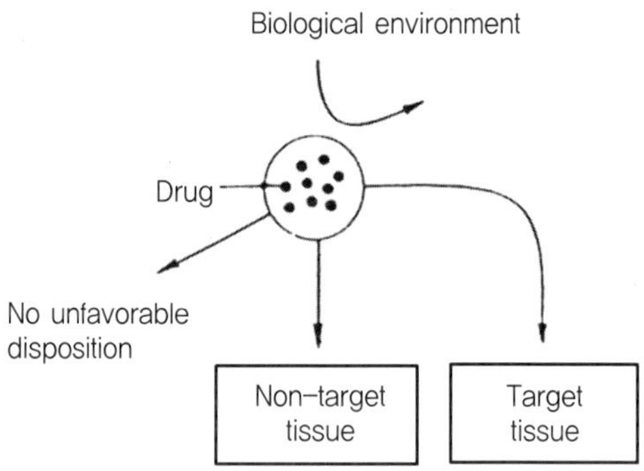

[그림 25]

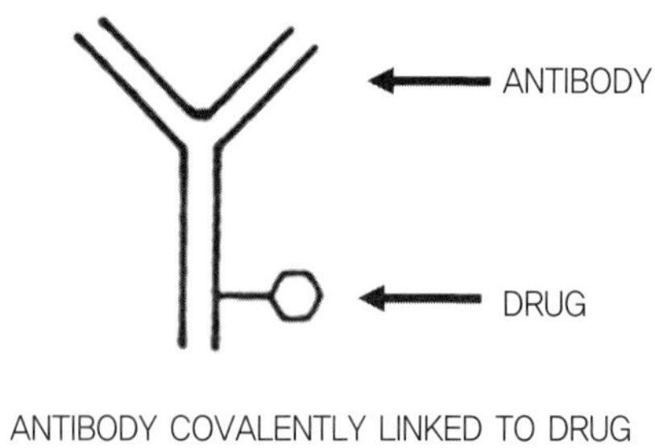

[그림 26]

a. 생물수용체의 선택성을 이용하여 오직 어떤 특정부위나 병소에서만 작용을 나타낼 수 있는 물질을 발견해 표적화에 사용한다. 많은 약화학자들이 이 분야에서 연구하고 있으며, 선택성을 증진시키기 위해 더욱 세분화 된 수용체의 발견이 선행되어야 한다.

b. 필요한 부위에서만 약물이 활성화 물질로 바뀔 수 있는 특성을 이용할 수 있다. 화학자 및 약제학자들에 의해 다양하게 시도되어온 방법이며 가장 고전적인 예를 들자면 파킨슨씨 병 치료에 도파민의 전구물질인 엘-도파를 사용하는 것이다.

c. 세포내 감염(intracellular infection)등 기존의 방법으로 불가능하였던 부위로 약물을 전달하는 방법을 개발한다.

d. 원하지 않는 반응이나 대사를 유발할 수 있는 불필요한 약물이 체내로 분포되는 것을 배제한다.

e. 투여할 약물 양을 감소시키며 약리수용체에 조절된 속도로 약물을 전달하는 방법을 개발한다.

효과적인 표적화를 위해 원래부터 타고난 표적 특이성이 있는 물질은 약물수송체로 사용될 큰 가능성을 보여준다 이런 관점에서 항체는 처음 발견된 이래 약물수송체 후보로서 깊이 연구되어 왔다. 하이브리도마 기술의 발달로 단일클론항체의 생산이 가능하게 되어 암의 치료나 진단에 단일클론항체를 이용하려는 다양한 시도가 있어 왔다. 예를 들어 항암제나 세포독성이 매우 강한 독소(toxin)를 항체와 결합시켜 공유체를 만들 수 있다[그림 26]. 항체는 특정 세포에 존재하는 항원에 특이성을 나타내어 공유체가 특정세포의 표면에 결합될 수 있게 한다. 암세포 표면에 결합한 공유체는 endocytosis에 의해 세포 내로 이입된 후 암세포를 죽일 수 있다.

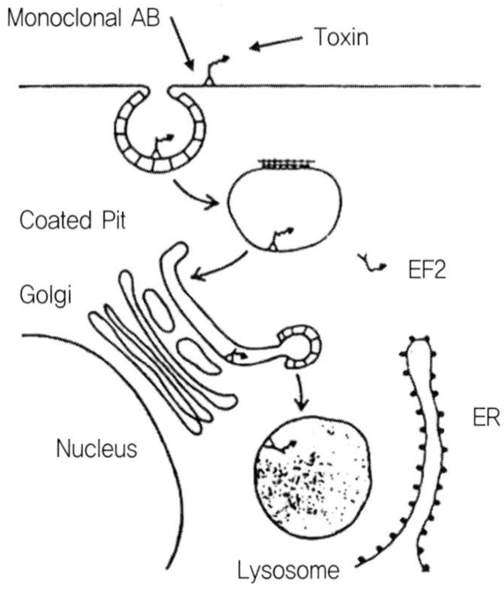

[그림 27]

[그림 27]은 endocytosis의 과정을 도식적으로 표현하고 있다. 세포표면에는 다양한 종류의 수용체가 존재한다. 독소와 공유결합한 항체를 면역독소(immunotoxin)라 하며 세포표면의 특정한 항원과 결합을 하면 세포표면은 coated pit를 형성해 표면의 면역독소를 함몰시켜 포획한다. 면역독소를 함유한 coated pit가 receptosome이 된 후 골기체를 거쳐 리소좀으로 간다. 리소좀내에는 다양한 효소가 존재하여 면역독소를 분해시켜 독소가 cytosol로 나온다. 독소가 cytosol의 elongation-factor-2 혹은 리보좀을 불활성화 시켜 단백질의 합성을 저해하여 세포를 죽이게 된다. 일반적으로 표적지향된 약물은 이러한 endocy tosis에 의해 약효를 나타내게 된다. 항체를 이용한 위의 방법이외에 크게 두 가지 형태의 표적지향적 약물전달방법을 생각할 수 있다.

① 수용체의 중합체를 사용한 약물전달시스템 합성해 얻은 수용성 중합체는 생체 내에 많은 표적 부위를 갖고 있어 소립체를 이용한 약물 전달체보다 다양하게 사용될 수 있다. 이러한 수용성의 거대분자를 이용한 약물의 특적부위로의 전달을 [그림 28]로 나타낼 수 있다. 수용성 거대분자에 간격자(spacer)가 결합되어 있고 간격자에 약물이 공유결합되어 있다. 간격자는 리소좀 효소에 의해 분해되어 약물을 방출 할 수 있다 중합체는 표적세포 표면에 있는 수용체를 인식하여 결합할 수 있는 표적부분(targeting moieties)을 갖고 있다.

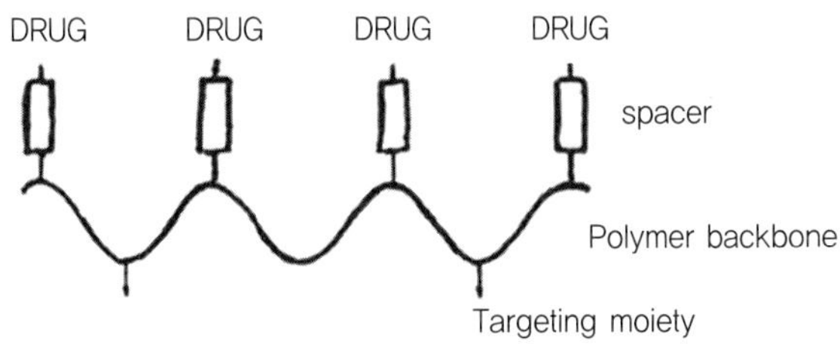

[그림 28]

이상적인 약물전달체로서 거대분자가 갖출 조건은 다음과 같다.

a. 충분한 약물수용 능력

b. 약물을 결합한 후 수용성 유지

c. 분자량이 사구체 여과를 하지 않을 정도로 큰 동시에 a hems 세포에 도달할 수 있을 정도로 작아야 한다.

d. 전달체와 약물간의 결합이 생체액(body fluid)에서는 안정하나 리소좀에서는 분해된다.

e. 전달체는 세포외 구획(extracellular compartment)에서는 서서히 분해되고 리소좀에서는 분해된다.

f. 독성이 없고 면역반응을 유발하지 않으며 생체와 적합(biocom patible)해야 한다.

② 소립자(particulate)형태의 약물전달 시스템

다음은 소립자 형태의 약물전달체(microparticular drug carrier)로 사용되는 물질이다.

[표 2]

형	물질 및 예
지질 전달체	liposomes, low density lipoprotein, chylomicrons lipid emulsion, waxes
중합체 전달체	Polyalkylcyanoacrylate, polyactide, polyzmide
단백질 전달체	albumin, gelatin
탄수화물 전달체	starch, dextran(cellulose, agarose)
자연적 입자	erythrocytes

4.5 Selective drug delivery to CNS

중추신경계에 선택적으로 약물을 전달시키는 방법은 큰 장점을 갖는다. 종종 중추신경계에 존재하는 수용체나 효소를 말초에 존재하는 수용체나 효소와 분리하여 약물과 반응시키는 것은 매우 힘이 든다. 특히 콜린계의 경우 심각한 말초적 부작용으로 인해 강력한 치료효과를 지닌 약물의 임상적 사용이 좌절되는 경우가 있다. 그러나 어떠한 경우 주의 깊게 약물투여를 할 경우 부작용을 유발하지 않고 중추신경계에서 충분히 약효를 나타낼 수도 있다. 예를 들어, aromatic L-amino acid decarboxylase(AADC)의 말초에서 L-dopa의 부작용을 감소시키는 것을 이용하여 , 중추신경계에 대한 선택성을 효과적으로 증진시킬 수 있다. 앞에서 예를 든 L-dopa의 사용을 생각할 수 있다.

4.6 Delivery of peptide and protein drigs

펩티드의 화학적 합성과 제조합 DNA기술의 급속한 발달에 힘입어 강력하고 새로운 형태의 치료방법이 도입되고 있다. 펩티드 및 단백질 약물은 특정 작용부위에서만 약효를 발현하므로 다른 약물에서 흔히 볼 수 있는 부작용이 거의 없고 효소적으로 반응하므로 작은 양으로 치료에 이용될 수 있다. 그러나 이러한 약물의 단점은 경구투여가 불가능하므로 현재까지 주사제로 투여해야하는 불편한 점이다. 이 분야의 모든 관심은 크게 두 가지로 나눌 수 있다. 첫째, 안정하고 효과적인 주사제를 개발하려는 노력으로 다음과 같은 문제를 해결해야 한다.

a. 단백질의 안정성

b. 용해도

c. 표면에의 흡착정도

이러한 생화학자나 약화학자들의 공조의 노력으로 해결이 가능하다. 그러나 펩티드 및 단백질 약물을 주사제 이외의 경로로 투여하는 것은 쉽게 해결될 수 없는 문제다. 예를 들면 인슐린의 경구투여시 1%내외의 생체이용률을 나타내므로 이보다 큰 단백질의 위장관내 흡수를 생각하기가 곤란하다. 또한 현재까지도 분자량이 작은 펩티드의 경구흡수에 대한 명확한 기전이 밝혀지지 않은 상태다. 몇 가지 경구투여가 가능한 시판 제제가 있을 따름이다. 그 가운데 하나가 angiotensionconverting enzyme(ACE) 억제제인 enalapril로 전환하게 된다.

몇몇 펩티드 약물의 흡수에 대한 연구 보고가 있다. Cyclic hecapeptide인 somatostatin유도체는 경구투여 시 낮은 생체이용율을 나타내는 반면 cyclic undecapeptide인 cyclosporin A는 비교적 좋은 흡수를 보여주었다. 이것은 분자량과 구조적 양상에 따라 흡수가 달라지기 때문이다. 펩티드 및 단백질 약물의 투여를 위한 다양한 경로가 검토되었으며 oxytocin과 vasopressin을 경비투과 하려는 많은 연구가 시도되어 왔다. 또한 낮은 생체이용률을 극복하기 위해 흡수촉진제의 사용에 대한 여러 연구가 진행되어 왔다. 담즙산은 인슐린의 흡수를 촉진시키지만 자극성이 강하고 점막세포를 손상시키는 단점이 있다. 최근 polyacryl acid 겔을 비강흡수 촉진에 사용하여 인슐린과 칼시토닌의 생체이용률을 증진시켰다. 펩티드 및 단백질 약물의 생체이용률과 밀접한 관계를 갖는 인자로 약물의 구조와 간에서의 대사속도와의 상관관계를 생각할 수 있다. 이러한 관계의 명확한 규명을 통해 생체반감기가 긴 약물을 디자인하여 투여량과 투여 빈도수를 감소시켜 장기적인 투여를 쉽게 할 수 있다.

4.7 Cellular transplantation

재조합 단백질을 전신순환계에 전달하기 위해 in vitro에서 재조합 유전자 형질을 도입한 세포를 이식하여 이 세포가 재조합 단백질을 합성하여 전신순환계로 배출할 수 있는 방법이다. 이식할 세포계(cellular system)로 각질세포(keratinocyte), 피부조직아세포(skin fibroblast), 간세포(hepatocyte), 임파구(lympocyte), 근원세포(myoblast) 및 골수(bone marrow)등을 사용하여, 당뇨병에 인슐린, 혈우병에 factor Ⅷ, 뇌하수체 왜소증(pituitary dwarfism)에 성장호르몬을 분비하게 한다.

4.8 Intranasal drug delivery

유전공학의 발달로 과거에는 얻기 힘들었던 펩티드나 단백질 약물의 대량생산이 쉬워진 이래 이러한 약물이 경구로 투여될 수 없는 단점을 극복하기 위해 주사결로를 제외한 경로를 통해 투여하려는 다양한 노력이 있어 왔다. 전신작용을 목적으로 경비투과에 대한 여러 보고가 있다. 살리실산을 경비투여할 경우 주사제와 비슷한 약효를 보였으며 경구로 흡수가 어려운 항생제인 세파졸린(cefazolin)의 경우 근육주사의 50%정도의 흡수를 나타냈다.

고혈압치료제인 propranolol, 호르몬인 progesteron, 협심증치료제의 nitroglycerin등은 경비투여시 빠르고 좋은 흡수를 나타냈다. 25년전 oxytocin과 vasopressin이 경비로 흡수되는 것이 보고된 이래 luteinzing hormone-releasing hormone(황체호르몬 배출 호르몬), enkephalin 유사체, growth hormone-releasing factor(성장 호르몬 배출인자), 인슐린, 인터페론 등이 이 경로로 흡수 될 수 있음이 보고되었다. 이러한 물질의 경구투여시 생체이용률은 매우 낮다. 혈관이 잘 분포되어 있는 비점막을 통해 흡수가 쉽게 일어나며, 직접 체순환계로 들어가 초회통과효과를 피하고, 신속한 흡수에 의해 약효가 빨리 나타나며, 주사제로 사용할 때의 단점을 피할 수 있어 새로운 투여경로로 연구되고 있다. 특히 생체반감기가 짧은 약물에 대해 정맥주사와 비슷한 효과를 얻을 수 있는 비점막을 통한 서방성 제형이 개발되고 있다.

4.9 Muocoadhesive polymer

경구투여후 약물이 서서히 방출되고 흡수되기 위해서는 충분한 시간 동안 약물수송체가 위장관 내에 머물러야 한다. 이러한 목적으로 점착성 중합체를 이용한 약물조절 방법이 개발되고 있다. 점착성 중합체는 위장관 내의 점액질이나 상피세포 표면에서 점착을 일으키며 대개 수소결합이나 반데르발스 힘 등에 의한 일시적인 결합을 형성한다. 이 방법의 가장 중요한 목적 중의 하나는 하루 한번의 투여방법을 얻는 것이다. 하루 한번의 투여방법은 환자의 약물복용 순응도를 높일 수 있기 때문이다. 일반적으로 약물이 입으로부터 대장까지 체류하는 시간은 8

~10시간이며 변수가 상당히 크다. 대부분의 변수는 gastric emptying에 의해 유발되며 제형의 형태와 음식에 커다란 영향을 받는다. 작은창자에서의 흡수는 위에서의 흡수보다는 이러한 요인에 영향을 작게 받는다. 그러므로 mucoadhesive를 이용한 제형이 gastric emptying을 조절하는 방법으로 연구되고 있다. 약물의 위장관 안에서의 흡수 속도와 양은 그 위치에 따라 크게 영향을 받는다. 그러므로 위장관의 특정부위에 약물을 국소적으로 집중시켜 생체이용률을 증가시킬 수 있다. 특히 특정부위에서만 흡수가 되거나 특정부위에서 불안정한 약물의 경우 현저하게 약물의 흡수량과 속도의 증가를 기대할 수 있다. 이러한 약물의 수송과 위장관내에서의 장시간 체류를 목적으로 사용될 점착성 중합체의 조건을 다음과 같이 요약할 수 있다. 독성이 없고, 위장관 내에서 그 자체는 흡수가 되지 않고, 습기가 있는 조직에 신속히 점착하며, 조절된 속도로 함유한 약물을 방출할 수 있어야 한다.

5) 약물전달 시스템의 전망

화학적으로 약물을 디자인하는 방법과 약물전달체의 특성에 따라 혈중약물의 농도, 약물이 도달하는 곳, 약물의 수명 및 항원성이 크게 변화를 받는다. 비록 이러한 약물전달 방법이 초기단계에 지나지 않으나 이미 임상적으로 혹은 상업적으로 큰 영향을 끼쳐왔다. 이러한 기술은 단지 치료약물에 한정되는 것이 아니다. 약물제어 방출장치는 이미 향수, 비료 악취 제거제, 구충제 및 pet flea collar에 이용되어 오고 있다. 리포좀은 화장품에 사용된다.

앞으로 도전해 볼 수 있는 가능성과 전망이 있는 여러 분야가 있다.

이상적인 bioadhesive polymer를 개발하여 위장관의 어떤 특정 부위에서만 흡수되는 약물을 경구투여해 그 장소로 전달하기는 더욱 힘들고 어렵다. 현재 코나 허파 등의 경로를 이용해 더 광범위한 약물을 투여하려는 연구가 진행 중이다. 더욱이 세포 수송기전이 밝혀지면 약물을 특정 세포로 표적화하는 데 크게 기여할 것이다. 원하는 물질을 얻기 위해 유전자를 세포안에 삽입하는 연구가 진행 중이며 이를 이용한 세포이식(cell transplantation)에 의한 약물전달방법이 개발되고 있다.

생물공학의 발달로 새로운 약물이 개발되고 있으며 기존의 방법으로는 이러한 약물의 투여가 불가능하므로 새로운 약물전달시스템의 개발이 필요하다. 유전자공학의 발달은 새로운 분자구조를 갖는 물질을 탄생시켜 점차 표적지향성 약물전달을 가능하게 할 것이다. 또한 화학공학과 재료공학의 발달로 개량된 중합체, 지질, 항체 등의 물질이 합성 가능하게되어 효과적으로 약물전달시스템에 이용될 수 있을 것이다.

2. 미래의 약물

1) 과거의 약물

지구상에는 단세포생물부터 고등동물, 인간에 이르기까지 무수한 생명체가 있다. 이들 모든 생명체는 개체를 지탱하려는 항상성 유지(恒常性 維持)와 종족을 번식시키려는 소위 자기복제(自己複製)라는 본능적 특성을 가지고 있다. 만물의 영장인 인류는 지구상에 태어나 현대에 이르는 동안 생노병사(生老病死)를 반복하면서 본능적 특성을 가장 성공적으로 유지한 생명체이다. 이것은 인간이 생명을 유지하기 위해서 태고적부터 두 방향으로 끊임없이 자신을 지키고 죽음으로부터 벗어나려고 노력한 결과이다.

한 사람이 오지의 사막이나 정글 속에서 갑자기 조난을 당하였다고 상상하여 보자. 이 조난자의 생명을 직접적으로 위협하는 것은 첫째, 갈증과 굶주림일 것이다. 사람은 인체에 필요한 영양소와 에너지원의 공급 없이는 한시도 살 수 없기 때문이다. 둘째로 이 사람의 생명을 위협하는 것은 다른 생명체의 공격이다. 사람은 맹수와 벌레를 비롯하여 기생충, 세균, 곰팡이, 바이러스 등… 인간을 먹고사는 다른 생명체의 공격에 대하여 스스로 방어하지 않으면 살 수 없기 때문이다. 이 조난자가 마실 물과 먹거리를 발견하고 맹수나 벌레들의 공격을 막아낼 수 있다면 당장은 살아남을 수 있을 것이다. 그러나 기생충, 세균 곰팡이, 바이러스 등에 의한 질병에 대하여는 결코 자유로울 수 없을 것이다.

인류의 역사는 먹거리를 구하기 위한 한없는 노력과 인간을 끊임없이 공격하는 타 생명체에 대한 투쟁의 역사이다.

18세기 산업혁명 이후 산업기술의 발달로 의식주가 개선됨으로써 영양실조 및 기아에 의한 사망이 현저히 감소되었다. 그럼에도 불구하고 19세기초까지 인간의 평균수명이 크게 늘어나지는 못하였다. 인간의 수명을 연장시킬 수 있는 특별한 약이 없었기 때문이다. 단일 성분의 약이 생긴 것은 1805년 23세의 젊은 독일 약사 Friedrich Sertuerner가 아편에서 몰핀을 순수 분리한 것이 효시이다. 이 때부터 천연물에서 약효 성분을 분리하기 시작하였다. 또한 1844년 최초의 합성약인 nitrous oxide가 등장하면서 많은 의약품이 합성되기 시작하였다.

20세기에 인류가 이룩한 최대의 업적은 인간의 평균수명을 두 배 이상 연장시킨 것이다. 항균제의 개발과 의료기술과 발달로 감염질환에 의한 사망률이 급격히 감소하였기 때문이다.

1932년 독일의 Farbenindustrie가 prontosil의 감염치료제로 특허 출원한 이후 1930년대 후반 설파닐 아마이드를 비롯한 설파제가 출시되고, 1940년대 중반에는 페니실린이 출시되면서 인류 보건의 획기적 전환점이 되었다. 지난 50년 간 개발된 무수한 항균제들로 인하여 세균 감염질환에 의해 사망하는 경우가 거의 없게 된 것이다.

세균감염질환에는 어느 정도 해방되었으나 아직까지 바이러스 감염에는 대책이 없다. 또한 과거에는 많지 않았단 암, 순환기계 질환, 당뇨병, 신경질환, 면역질환 및 노인성 질환 등의 난치병이 계속 증가하는 추세에 있으나 아직까지 뚜렷한 해결책이 마련되어 있지 않다. 이러한 난치병들은 대부분 기질적 질환으로서 바이러스의 감염 또는 유전자 이상에 기인하는 것으로 알려져 있다. 21세기에는 현재의 난치병에 대한 치료제 및 치료기술에 대한 연구가 매우 활발히 이루어 질 것이다.

2) 신약개발 방향

미래 약품의 개발 경향은 크게 4가지로 분류할 수 있다. 첫째, 합성방법을 통한 합성신약 창출, 둘째, 생명공학기법을 이용한 단백질/펩타이드성 의약품, 셋째, 분자생물학적 기술을 이용한 새로운 치료용 유전자의 개발, 넷째, 약물의 부작용을 경감시키고 약물의 체내 동태 및 분포를 변화시킬 수 있는 새로운 약물전달시스템을 통한 신의약품의 창출이다. 특히 기존의 의약품에 나노기술을 도입하여 제조한 의약품인 나노의약품 (nanomedicine)은 대표적인 나노-바이오 융합기술이라는 점에서 새로운 의약품 개발의 패러다임을 제시하고 있다.

3) 작용부위 표적성 약물전달시스템

합성 기술로 창출된 신약의 유효성을 극대화시키기 위해서는 체내동태에 대한 표적지향화가 필수적이다. 단백질/펩타이드 또는 유전자 소재 의약품 개발의 성공여부는 작용부위로 전달하는 수송체를 개발하는 것이다. 따라서 합성 신약 또는 생물공학적 기법으로 만든 단백질/유전자 모두 의약품으로 개발하기 위해서는 특수한 약물전달시스템의 개발이 필요하다. 개발될 약물전달시스템은 [그림 29]에 도식한 것과 같이 다음의 요건들을 충족시켜야 한다. 첫째, 특정 표적 장기로 표적화가 되어야 한다. 이것이 보장되어야 약물의 전신분포로 인한 부작용을 막을 수 있다. 둘째, 암 등 병소조직까지 표적화가 이루어져야 한다. 셋째, 표적세포내로 충분한 양의 약물을 운반할 수 있어야 한다.

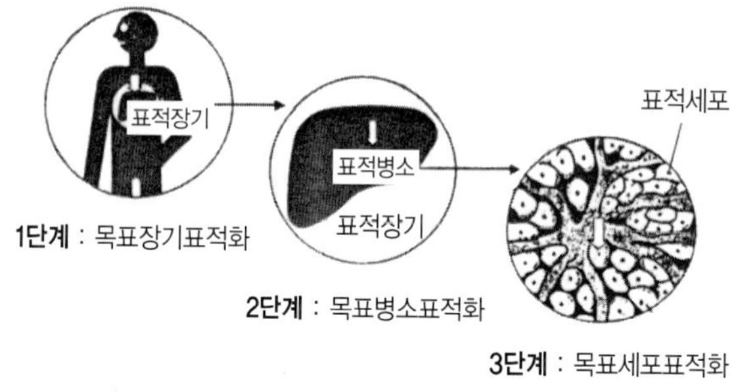

[그림 29] 표식세포 표적성

작용부위 표적성 약물전달시스템은 약물을 함유한 상태에서 수송체 자체의 특성에 따라 특정 작용 부위로 이동하여 약물을 계획된 속도로 방출할 수 있도록 설계된 새로운 개념의 의약품이다[그림 30]. 이 기술은 작용부위에서의 생리현상에 바탕을 두고 설계하기 때문에 약물 자체의 특성에 크게 영향을 받지 않는다. 따라서 우수한 약물 전달 시스템이 개발되면 난용성 약물, 펩타이드/단백질, 유전자 등의 표적장기, 표적세포에 대한 표적성(targeting)이 가능하게 되어 미사일 요법 항암제나 난용성 신약의 경구 및 비경구용 제제화, 유전자 요법, 펩타이드 약물의 경구흡수 등을 실현시킬 수 있다.

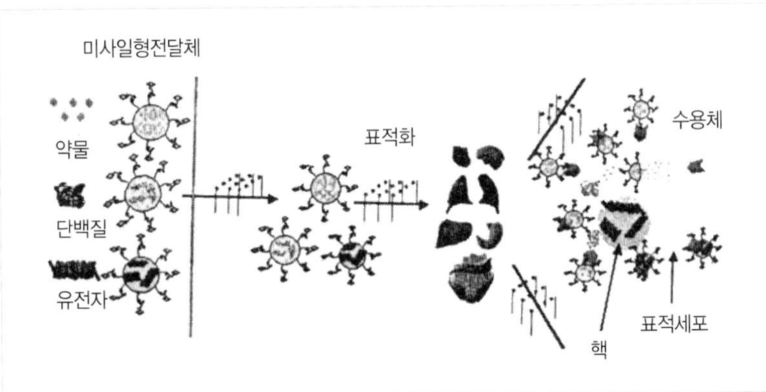

[그림 30] 작용부위 표직상 미사일형 의약품

4) 유전자 및 세포치료기술

2000년 5월 인간게놈염기서열이 대부분 밝혀지게 됨으로써 게놈기능 연구가 본격화되는 포스트게놈 시대 (postgenome era)에 돌입하게 되었다. 이 때에는 유전자의 발현 양상 및 각 유전자의 기능을 밝히는데 주력할 것이다. 이를 근거로 인체질환의 진단 및 치료에 획기적인 변화를 맞게 되고 질병을 유전자 수준에서 더욱 명확하게 이해할 수 있을 것이다. 포스트 게놈 시대에서는 축적된 인체에 관련된 정보를 바탕으로 질병의 원인유전자를 동정하거나 진단, 치료, 예방에 대한 연구가 활성화될 것이며 또한 이러한 연구결과를 산업화하려고 노력하는 바이오벤처 및 제약기업이 계속 생길 것으로 생각된다. 현재 많은 의약품관련 연구자들은 유전자 의약품 (gene drug) 혹은 유전자 및 세포 치료 (gene & cell therapy)가 21세기의 첨단 신약으로 부상하리라 예상하고 있으며 제약업계에서도 산업적 잠재력이 매우 높을 것으로 기대하고 있다.

유전자 치료

유전자 치료는 인체의 특정목적세포(specific target cell)에 유전정보물질을 도입하여 유전자의 발현을 방해하거나, 잃어버린 유전자 발현을 복구시키거나, 치료기능이 있는 단백질을 합성하여 질병을 합성하여 질병을 치료하는 새로운 개념의 약물요법이다. 현재 사용하는 약물이 대부분 질병의 증상을 완화시키는 것이라면 유전자 치료는 질병의 원인을 치료한다는 점에서 지금까지의 의약품과 근본적으로 다른 성격을 가지고 있다. 1990년 9월 14일 미국에서 유전자의 일부를 환자에게 투여하는 공인된 첫 임상시험을 시도하였다. 즉 adenosine deaminase (ADA) 결핍증에 의한 선천성 면역결핍질환 환자에게 정상 ADA유전자를 전달하는 치료목적의 임상시험을 실시하였으며 결과는 성공적이어서 정상적인 ADA효소가 생성되는 것을 확인하였다.

이후 유전자 치료에 대한 관심이 더욱 고조되어 단일 유전자 질환뿐만 아니라 종양질환, 신경계 질환에도 유전자 치료가 임상시험단계 및 임상응용단계에 도달하였다. Pharmaceutical Research and Manufacturers of America (PhRMA)의 최근 보고에 의하면 제약 및 생

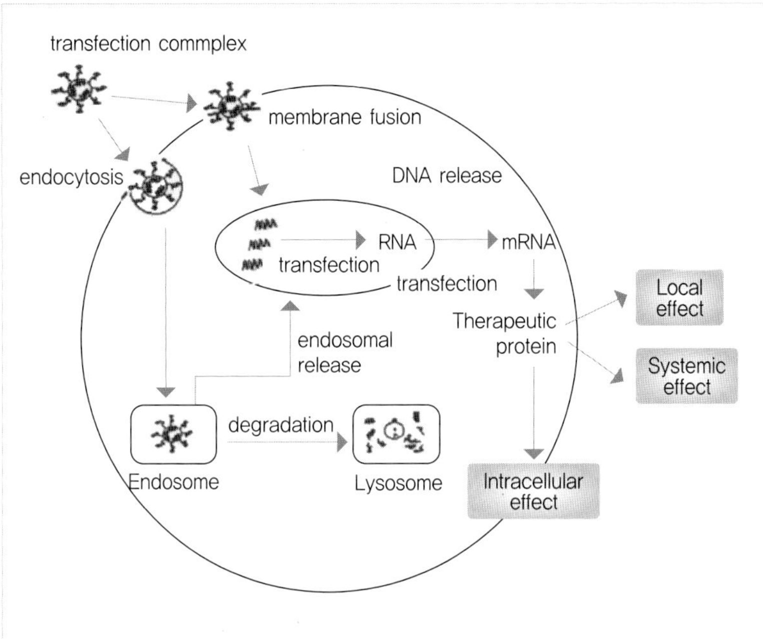

[그림 31] 표적세포에서의 유전자 발현과정

물공학 회사들에서 200종류의 질환을 대상으로 369개의 유전자 의약품에 대한 연구가 진행중이다. 이 중 175개가 암 치료를 목적으로 하는 유전자 치료제이다. 혈관생성을 억제하여 암을 굶겨 죽이도록 하는 대장암, 직장암, 비면역세포, 폐암에 대한 치료제와 환자 자신의 수지상 세포 (dendritic cell)로 만든 전립선암에 대한 백신도 개발되고 있다. 그 외에 임상시도 중이거나 미국 FDA의 승인을 기다리고 있는 제품들로는 심장질환, 감염질환, 관절염, 천식, 다발성 경화증 (multiple sclerosis), 알츠하이머병 (Alzeimer's disease), 후천성 면역결핍증, 혈우병, 겸상 적혈구 빈혈증, 당뇨병, 낭포성 섬유화증 및 Crohn's disease 등이 있다.

현재까지 진행된 대부분의 유전자 치료 임상시험은 결함 유전자를 교정하거나 대체하기보다는 유전자를 첨가하는 방식으로 이루어지고 있다. 현재보다 더욱 발달된 약물 전달 시스템이 개발된다면 유전자를 직접 교정하거나 대체할 수 있을 것이다.

세포치료기술

유전자치료의 방법 중 하나인 세포치료기술은 환자로부터 세포를 분리하여 변형된 유전자를 바로 잡거나 새로운 유전자를 세포 내로 도입한 다음 이 세포를 환자에게 다시 이식하는 방법이다. 세포치료기술은 장기이식에 기초한 방법으로 이식이 가능한 모든 조직과 세포에 적용할 수 있고 생체 내에 존재할 수 있는 생물학적 장벽을 피할 수 있다. 세포치료기술은 유전자를 체내에 효율적으로 전달할 수 있으며 또한 유전자의 발현량을 조절할 수 있는 장점을 가지고 있다. 그러나 세포조작과 이식에 따른 비용과 위험이 단점으로 지적되고 있다. 1999년 혈액생성 간세포 (stem cell)를 체외에서 증식한 후 장기보관 하는 방법이 개발되면서 세포치료기술을 암환자에게 적용할 수 있는 가능성을 검토할 수 있게 되었다. 다발성 경화증을 체외에서 키운 세포로 치료하는 방법은 세포치료기술로 신경계 결함이 치유될 수 있다는 것을 보여주는 것으로서 뇌 및 신경계 질환에 대한 치료도 가능하리라 생각된다. 또한 암환자에게 수지상세포 (dendritic cell)를 이식하는 방법도 현재 연구되고 있다. 이외에도 세포치료기술로 각질세포 (keratinocyte),내피세포, 섬유모세포 (fibroblast), 골수세포, 말초혈액세포, 간세포 (hepatocyte)등을 치료하는 연구도 진행 중이다. 특히 암세포에 대한 백신도 이 방법을 활용하여 개발할 수 있을 것이다.

5) 맞춤형 의약품

동일한 의약품을 사용하더라도 환자에 따라 효능 및 부작용이 다르게 나타난다. 이는 환자 개인이 가지고 있는 유전자형의 차이에 의해 약물의 흡수, 분포, 대사, 배설 그리고 작용부위에서의 약물의 농도 등의 인자가 달라지기 때문이다. 이러한 인자들은 유전자를 구성하고 있는 염기 서열이 하나만 바뀌어도 차이가 나타난다. 개인마다 염기서열이 1000개당 하나 씩 달라진다고 추정되고 있으므로 약물에 대한 반응을 결정하는 인자 역시 개인에 따라 많은 차이가 있다. 게놈프로젝트가 완성되어감에 따라 인간의 유전자 각각이 체내에서 어떤 역할을 하는지 더욱 더 분명하게 규명될 수 있기 때문에 많은 연구자들은 개인의 유전자형의 차이를 빠른 시간 내에 확인할 수 있는 방법을 찾기 위해 노력하고 있다. 이 방법이 확립된다면 환자의 유전적 특성에 따라 가장 최적화된 의약품과 용량을 선택해 치료할 수 있게 된다, 현재처럼 증상에 의한 진단과 치료가 아닌 유전자형에 따른 진료가 이루어지는 것이다. 즉, 환자에게 가장 적합한 약물을 선정하여 용량을 설정한 후, 최적의 투여경로로 약물을 목표 부위에 보낼 수 있는 '맞춤형 의약품' 시대가 열리는 것이다.

6) 미래의 미사일형 의약품

현대는 분자의학의 시대이다. 즉, 발달된 과학기술은 질병을 분자수준에서 이해할 수 있게 되었다. 이를 가능케 한 것은 초고속 컴퓨터, 생물정보학, 약물수송체 제조기술, 반도체 및 신소재의 개발, 초미세입자

제조기술의 발달에 기인한 것이다. 이 기술들은 서로 연합되어 빠르게 실용화되고 있다. 따라서 미래에는 의료의 질과 형태에 많은 변화가 있을 것이다. 특히 컴퓨터, 나노기술, 첨단 소재 기술 등을 의약품개발에 응용하여 새로운 분석 및 진단법과 약물전달시스템을 구축할 수 있을 것이다. 예를 들어 외부에서 조립이 가능한 약물 전달 로봇을 개발할 수 있을 것이다. 이 로봇은 나노단위 정도의 크기이므로 혈관을 자유자재로 돌아다닐 수 있다. 특정병소에 도달하면 몸 속에 지니고 있던 약물을 주입하고 자기 자신은 몸밖으로 배출되거나 분해되는 것으로 자신의 역할을 할 것이다. 이런 로봇형 의약품은 단백질, 유전자 등 거대분자를 표적부위까지 운반할 수 있을 뿐만 아니라 독성이 심한 약물에 대한 부작용을 획기적으로 감소시킬 것이다.

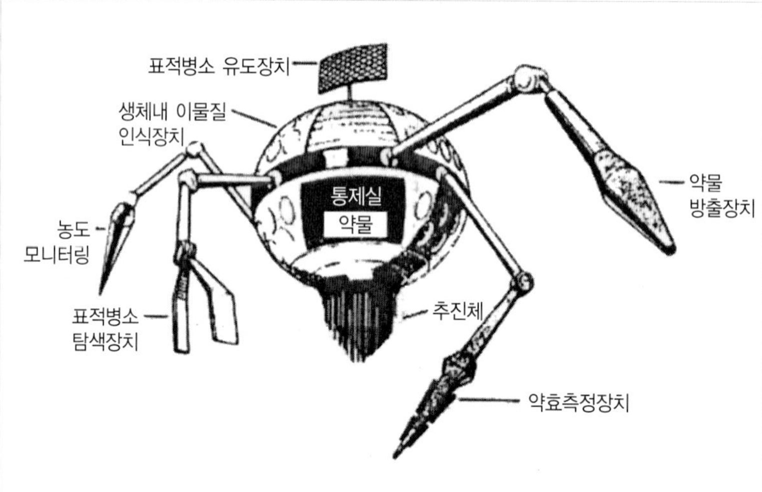

[그림 32] 미래의 로봇형 의약품 상상도

chapter / 11

약물의 오·남용

장영동

1. 약물의 오·남용

보다 안락한 삶을 추구하려는 인간의 욕망은 육체적, 정신적으로 괴로움을 느낄 때 그 괴로움을 완화시켜줄 수 있는 대상을 찾게 한다. 그것은 종교일 수도 있고 물질일 수도 있다. 고통의 해소를 위하여 물질을 이용한 시초는 草根木皮를 이용하는 것이었으며 생약(제) 즉 한약(제)이다. 과학의 발달은 草根木皮로부터 有效成分의 究明을 가능하게 하였을 뿐 아니라 단일 또는 복합성분으로 분리·정제하여 이용하는 것을 가능하게 하였다. 이와 같이 분리·정제하여 확보된 단일 성분 또는 복합성분이 현대적 의미의 약(藥)이다.

문명의 발달과 더불어 육체적 정신적 고통은 점차로 증가하게 되었으며 특히 정신적인 고통이 차지하는 비중은 더욱 크게 되었다. 정신적인 고통을 덜기 위하여 사용하는 약이 향정신성 약물이고 이를 정상적인 치료의 목적에서 벗어나 정신세계의 왜곡을 위하여 이용함으로써 약물의 남용은 시작되었다.

인간이 필요에 따라 약물을 이용하는 행위에 대하여 미국의학회(American Medical Association)은 1966년 사용(use), 오용(misuse), 그리고 남용(abuse)의 3가지로 구분하여 정의하였다. 사용이라 함은 질병의 치료를 목적으로 전문가가 지시한 용법대로 약물을 사용하는 것을 의미한다. 즉 몸이 아파 병원을 찾았을 때 의사가 질병에 대한 진단을 한 후에 발행한 처방전에 따라 약의 전문가인 약사가 조제한 약을 지시한 용법대로 복용하는 것을 의미한다. 오용은 잘못된 사용(wrong use)로 예를 들면 약에 대한 전문가의 지시에 따르지 않은 채로 사용하거나 용법을 적절하게 따르지 않은 채 이용하는 것을 말한다. 그러나 이 경우는 그래도 조금은 낫다. 이유는 비록 잘못된 사용이기는 하지만 오용은 치료의 목적을 가지고 사용하고 있다는 것이다. 즉 어떤 질병을 예방하고 치료하기 위하여 약물을 의학적인 용도로 사용하였다는 것이다. 그러나 남용의 경우는 전혀 별개의 문제다. 즉 의학적인 치료의 목적 없이 사용하는(··· as a general rule, we reserve the term drug abuse to apply to the illegal, nonmedical use of a limited number of substances, most of them drugs, which have properties of altering the mental state ···) 것으로 1932년 미국정신병학회 (American Psychiatric Association)에서 처음 정의하였으며 최근 물질 남용(substance abuse)으로 변경하여 사용하고 있다. 알코올과 환각성 약물을 포함한 정신신경계에 작용하는 약물을 사용하는 것으로 정의한다. 즉 정신세계에 영향을 미칠 수 있는 약물을 의학적인 치료의 목적 이외의 다른 목적 즉 euphoria를 추구하기 위하여 사용하는 것으로 정의할 수 있다. 여기서 정신세계에 영향을 미칠 수 있는 약물을 向情神性 약물이라 칭하는데 이는 그 語源에서 그 의미를 살펴볼 수 있다. 즉 [情神]을 의미하는 [psyche]와 [向한다]는 의미의 [tropic]이 합쳐져서 만들어진 psychotropic을 말한다. 여기서 추가하고 싶은 것은 정신은 腦에서 나오고 腦는 중추신경계로 구성되어 있기 때문에 향정신성 약물은 중추신경계에 작용하는 약물을 의미한다. 다시 말해서 약물의 남용은 인간의 감정, 인식 및 행동에 대하여 인위적인 변화를 일으키고자 하여 향정신성 약물(중추신경계에 작용하는 약물)을 치료목적이 아닌 비의학적인 목적으로 그리고 불법적으로 사용하는 것을 말한다.

구체적으로 아편을 예로 약물의 사용, 오용, 및 남용에 대하여 설명하기로 한다. 설사병에 걸린 환자가 의사의 처방과 약사의 지시에 따라 아편을 이용하였다면 약물의 사용이 되는 것이다. 이 때 아편의 用量이 지나쳤다(過用)거나, 모자랐다(低用)면 오용이 된다. 그러나 환자가 완전히 회복이 되어서 병적 증상이 없는 데도 아편을 사용했을 때 느꼈던 묘한 감정의 세계(euphoria)에 대한 느낌 때문에 그와 같은 감정의 재현을 위하여 아편을 사용하게 되면 이는 의학적 목적과 관계없이 약물을 사용한 것이기 때문에 약물의 비의학적 사용으로 약물의 남용이 되는 것이다.

약물남용 혹은 마약류 사용의 역사적 배경은 원시인들의 종교의식에서부터 시작되었다. 원시인들은 그들의 생활을 지배한다고 생각하는 神과 접하는 종교의식을 가지게 되었고 이 종교의식에서 신과의 대화를 위하여 초근목피를 이용하였던 데서 그 유래를 찾을 수 있을 것이다. 예로 미국의 원주민 인디언들은 종교의식 직전에 선인장(peyote cactus)을 씹고 나타나는 환상에 따라 신에 의한 자신에 대한 관심의 정도를 판별하였던 것이다. 즉 환상이 좋게 보이면 이는 good trip(환상여행)으로 신의 마음속에 자기가 있다고 생각하고, 환상이 나쁘게 보이면

bad trip(공포여행)으로 신의 마음속에 자기가 없다는 뜻으로 해석하여 자신의 영적 세계를 더 강화하고 淨化하여야 한다고 생각하였던 것이다. 이렇듯 이들에게는 자기 자신과 신과의 관계의 판단 내지 설정을 위한 방법으로 이용되었다면 현대적의 의미의 약물의 남용문제는 1960년대 미국에서 그 유래를 찾아야 할 것 같다. 당시의 미국은 문자 그대로 불안의 시대였다. 자신들의 사회적 지위향상을 위한 흑인들의 민권투쟁은 파워혁명을 기대하며 대도시 중심가에 폭동, 방화 및 각종 범죄를 급속히 증가시켰으며 케네디 대통령과 킹 목사 같은 국가 지도자들이 암살될 정도로 살벌하였다. 또한 월남전에 대한 의미(무의미한 죽음)를 인정할 수 없는 젊은 대학생들의 반전 시위는 결국 기성세대에 반기를 들게 되었고 이는 새로운 생활관의 정립을 요구하게 되었다. 그리고 이에 대한 상징의 하나로, 죽음 앞에서 취할 수 있는 인간의 가장 극단적인 면 즉 쾌락추구를 위한 도구의 하나로 약물을 선택했고 이로써 환각의 시대, 약물남용의 시대가 막이 올랐다. 첫 번째 선택된 약물이 마리화나(대마 : Cannabis sativa L.)였다.

물론 여기에도 먼 장래를 내다보지 못했던 기성세대의 잘못이 약물남용시대의 도래를 부추기고 있었다. 기성세대는 인체에 해롭다는 술을 과다하게 마시고 담배를 과도하게 피우는데, 대마는 이것들 보다는 유해성이 약하다는 당시의 의학적, 과학적 분위기가 기성세대의 무관심을 유발하고 있었다. 이를 젊은 세대는 최대한 악용하여 보다 강렬한 이미지와 폭발적 욕구를 충족시켜줄 새로운 것을 찾고자 아무거나 닥치는 대로 이것 저것 그 효능을 시험하기 시작하였으며 특히 향정신성의약품의 경우가 그러했다.

한편, 이 시점에 일부 심리학자들은 환각제를 이용하여 대학생들을 대상으로 한 일련의 환각실험을 하고, 그 결과를 발표하면서 다음과 같이 부르짖었다. '환각제야말로 나 자신과 우주를 이해할 수 있는 기막힌 약물이다' 라고. 일면 새로운 세계에 대한 동경에서, 일면 불안하고 답답한 현실에서의 도피를 위하여 마리화나를 선택하였다면 이들의 주장은 젊은이에게 오아시스를 찾은 느낌을 주게 되었다. 물론 다른 이유와 복합된 원인이 있겠지만 대학생들은 너나 할 것 없이 기회가 주어지면 환각제를 삼켰다. 그러나 현실적으로 환각제를 입수하는 데는 상당한 제약이 따를 수밖에 없었고 따라서 환각제의 입수가 어려운 지역에서는 대체약물로 정신적 기능을 왜곡시킬 수 있는 것이면 무엇이든지 취하게 되었다. 결국 향정신성 의약품을 주로 선택하게 되었고 남용으로 이어지게 되었다. 본 장에서는 약물남용의 원인, 문제 및 현황을 소개하고 그 대책에 관하여 다루고자 한다.

2. 약물남용의 원인

심리학적으로 한 개인의 특정 행위능력은 어느 상황에서나 어떤 발생 확률을 가지고 있는 특수한 반응들 또는 대응 유형들로 이루어진다. 이 때 개인에게 나타나는 여러 가지 반응들은 강도가 다르기 때문에 주어진 특정 상황하에서 가장 발생 가능성이 높은 것으로부터 발생 가능성이 가장 낮은 반응에 이르기까지의 대응 위계질서가 확립된다. 여기에 대하여 약물 또한 특정의 어떤 약물과 상황에 특수한 방식으로 개인의 대응위계를 재조정한다고 전제되고 있다. 따라서 인간이 처한 환경에서 자신이 대응하여야 할 방식을 찾을 수 없는 경우에, 선택하여 취할 수 있는 행위의 순서를 약물에 의존한 상태에서 비자의적으로 조절.선택한다는 것이다.

사람들이 약물을 남용하게 되는 동기 내지 원인으로는 여러 가지가 지적되고 있는데 이를 크게 분류하면 긍정적 측면과 부정적 측면에서 그 원인을 찾을 수 있다. 우선 긍정적 요인으로는 호기심에서, 괴로움을 잊기 위하여, 동료들과 어울리기 위하여, 구입이 용이해서와 같은 이유들이 제시되고 있다. 한편 반항이나 현실로부터의 도피, 그리고 자아의식의 결핍에서 비롯된 경우가 부정적 측면에서의 약물남용의 원인이 되는 것이다. 일차적으로 비행 청소년의 경우 호기심이나 괴로움을 잊기 위한 수단의 하나로 시작한 경우가 가장 많은 것으로 조사되고 있다. 한편 학생들의 경우에는 처음의 시작이 매우 순수하다고 볼 수 있다. 공부하는 시간을 늘이기 위하여 즉 잠을 자지 않기 위하여 각성제를 택하게 되었고, 심심해서, 성적에 대한 갈등 때문에, 그리고 새로운 무엇을 얻기 위한 모험심으로 약물을 사용하는 경향이 있는 것으로 나타나 있다. 이것은 비행 청소년의 경우에는 문제를 많이 가지고 있고, 정신적인 고통이나 스트레스, 그리고 비현실적인 쾌락의 추구나 강한 힘을 얻기 위한 것으로 나타난 반면 학생들은 주로 호기심이나 실험적 새로운 경험에 대한 동경에서 사용하는 풍조임을 알 수 있다. 후자의 경우 즉 긍정적인 측면에서 약물의 남용에 접한 경우에는 건전하고 정상적인 사고를 갖고 있는 사람들의 경우로 대부분 몇 번의 실험적 경험을 거친 후 그와 같은 행위가 의학적으로 좋지 못하며, 법률적으로 허용되지 않을 뿐 아니라 사회적으로도 용납이 되지 않는다는 사실을 알게 되면서 그 이상의 남용으로 발전하기 전에 중단이 될 수 있다. 하지만 부정적인 입장에서 보는 남용의 행위들은 일단 시작이 되면 그 중단은 어렵고 예후는 나쁜 쪽으로 흐른다. 주변 환경에 의하여 정신적 고통을 받고 있는 경우, 자신에 처한 주변상황에 저항을 목적으로 하는 경우 혹은 공허감으로부터의 탈출이나 향락의 추구를 위하여 약물남용에 빠지는 경우

이들은 현실도피 수단의 하나 또는 반항의 목적으로 약물을 사용하기 때문이다. 그러나 양자 어느 쪽이던 자기 억제능력이 부족한 청소년층에서는 일단 약물의 남용에 발을 들여 놓게 되면 헤어나기가 어렵게 되는 것이 어떤 이유에서 접근하든 심각한 문제가 되는 것이다.

약물의 남용에 관한 학설로는 약물의 남용에는 단계가 있다는 발전단계설이 가설로 Kandel(Eric R. Kandel, 생리심리학자, 2000년 노벨 생리 의학상 수상)에 의하여 제시되었다. 여러 가지의 사회심리학적 요인들이 서로 상이한 단계의 약물 사용에 대한 사람들의 특히 청소년기에 있어 약물남용의 시작을 예견함을 나타내어 보여주는 연구결과는 약물남용의 단계가 있음을 보여주고 있다. 첫째로 약물을 사용하지 않는 단계, 둘째로 맥주나 포도주를 마시는 단계, 셋째로 독한 술을 마시는 단계, 넷째로 마리화나를 피우는 단계, 그리고 다섯째로 좀 더 심각한 불법 약물남용의 단계로 나누고 있다. 그 중에 실재로 문제가 되는 단계는 끝의 세 단계이다.

한편, 약물남용의 시작에 영향을 주는 인자로는 ① 부모의 영향, ② 친구의 영향, ③ 청소년기적 행동, ④ 청소년 자신들의 약물에 대한 믿음이나 가치관 등으로 나눌 수 있다. 네 가지 군의 예언 변수들 각각과 각 군 안의 단일 예언인자는 약물 행위의 각 단계마다 다른 의의를 가진다. 그러나 이들은 각각이 서로 다음 단계를 예견하는 데 가장 중요한 단서가 된다. 예를 들면 약물에 대한 믿음과 가치관이 마리화나 사용 및 마리화나를 사용하는 동료들과의 교재에 호의적이라면 이는 마리화나를 사용하기 시작할 것임을 예언하는데 필요한 확실한 단서가 된다. 또한 부모와의 대화 및 유대 결여, 침체된 감정 및 약물을 사용하는 동료들과의 접촉은 마리화나 이외의 불법적인 약물을 처음 사용하는 동기를 예견하는데 있어서 가장 중요한 단서가 된다. 그러므로 약물사용에 대한 참여의 초기 단계에서 최소한의 비행 또는 탈선행위로 이어짐에 있어 이들의 상대적 영향력은 약물사용의 단계마다 다른데 강한 독주를 마시는 경우 부모의 영향 23%, 친구의 영향 34%, 가치관 2%, 그리고 청소년기적 행동 42%라고 보고된 바 있다. 반면에 마리화나로의 이행은 부모의 영향력 14%, 친구의 영향 43%, 가치관 26%, 청소년기적 행동 12%, 그리고 마지막 단계인 좀 더 심각한 마약이나 기타 불법 약물의 남용은 부모의 영향 40%, 친구의 영향 39%, 가치관 15%, 청소년기적 행동 12%로 나타나 있다.

말하자면 부모의 영향과 친구의 영향이 일반적으로 가장 크게 나타남을 알 수가 있으며 심각한 약물의 사용일 경우에 더 큰 것으로 나타나고, 음주나 흡연의 경우 등에 있어서는 친구의 영향이나 청소년기적 행동으로서 다분히 실험적인 면이 많은 것으로 나타나 있다.

약물남용의 원인을 크게 환경과 유전에 의한 것으로 보는 견해도 있다. 유전의 경우는, 일부를 제외하고는 그 원인 혹은 책임의 소재를 찾는 것이 어렵다. 그러나 환경에 그 원인이 있는 경우에는 원인의 제공자 혹은 책임의 소재를 가려낼 수가 있는 경우가 흔하다. 즉 주변 환경(가정, 친구, 사회 등)의 영향에 의한 것이라는 설이다. 일반적으로 부모의 문화가 젊은이들에게 영향을 끼치게 되고 부모들의 가치관이 친구를 선택함에 있어서도 영향을 끼친다는 데서 유래한다고 생각한다. 원인의 하나로 지적되고 있는 [친구들에게 받아들여지고 동료들과 어울리기 위하여] 약물을 이용하는 경우라면 더욱 그러하다. 즉 친구집단들의 활동, 동료들의 가치관 등이 결국 한 사람에게 영향을 끼쳐 동일한 문화와 가치관을 가지게 하고 그것이 약물의 사용에 동참하게 하는 것이다.

이런 측면에서 보면 앞의 발전단계설에서 주장하는 약한 약물에서 강한 약물로의 남용이동에 의한 약물의 남용이 이루어지기 보다는 약물남용의 시작은 어떠한 약물들을 손쉽게 구할 수 있느냐에 따라 손쉽게 구할 수 있는 약물로부터 시작이 된다는 설(입수 가능성 및 성향의 설)이 설득력이 있다. 이는 현재 우리나라의 경우에서 보면 가장 흔한 약물의 남용 例가 본드와 가스 류의 사용에 있음에서도 알 수 있다. 다시 말해서 청소년들이 손쉽게 구할 수 있는 약물(예 본드, 부탄가스 등)을 사용할 뿐이지 그들이 헤로인(heroin), 히로뽕(hiroppon), 코카인(cocaine) 등을 보다 쉽게 구할 수 있다면 이들 약물의 남용에서 시작하였을 것이다. 이렇게 보았을 때 청소년들의 약물환경, 즉 약물 구입의 용이성이 무엇보다도 약물을 남용하게 하는 중요한 원인이 됨을 알 수 있다.

그 밖에도 수많은 학설이 제시되고 있으며 그 일부를 소개하면 다음과 같다. 육체적이나 정신적으로 자신이 절망적 상황에 처해 있다고 느끼나 해결책을 찾지 못할 때 약물사용에 의지한다는 생물학적 리듬설, 내적인 충돌들과 정서들을 극복하는데 필요한 적절한 내부기전을 찾는데 실패하여 [자기보호의 방편으로] 약물을 찾게 된다는 자아설, 사람들은 특별히 지칭할 수 없는 수없이 많은 動機들 중에서 어느 하나 때문에라도 약물의 사용을 시작할 수 있으며 그 여파로 약물의 남용에 이른다는 중독경험설과 자연발생설 등이 있다.

3. 약물의 오용, 왜 문제가 되는가?

앞에서 다루었듯이 오용은 잘못된 사용으로 이와 같은 잘못된 사용이 초래하는 문제점을 살펴보자. 많은 약물의 오용이 문제가 되지만 가장 심각한 경우가 항생제(antibiotic)의 경우이다. 항생제의 경우 잘못된 사용은 무분별하게 또는 과다하게 사용하는 것을 의미한다. 이와 같은 항생제의 무분별한 및/또는 과다한 사용은 항생제에 의하여 죽어야 할 세균들이 항생제에 대하여 견딜 수 있는 능력(내성, tolerance)을 가지게 하는 결과를 초래할 수 있다.

1999년 1월 WHO는 우리나라의 항생제 오용 실태에 대한 매우 우려되는 통계자료를 발표한다. 1997년에 조사한 임질균에 대한 페니실린 내성율(임질균이 페니실린을 먹고 죽지 않고 살아남을 확률, tolerance rate of penicillin against some microbes)에 대한 자료로 대부분의 OECD국가의 경우 7-12%인데 비하여 우리나라는 91%라는 매우 높은 수치를 나타내었다. 이와 같은 수치는 일본의 6%, 필리핀 96% 및 대부분의 아프리카 국가들이 80-90%와 비교할 때 우리나라의 수준이 어떤지를 잘 나타내주고 있다. 페니실린 내성율이 높다는 것이 가지는 의미는 궁극적으로 어떤 항생제에 의하여서도 죽지 않는 세균 즉 수퍼박테리아(superbacteria)의 출현을 예고하는 것이다. 어떤 항생제에도 죽지 않는 세균이 득실거리는 사회 생각만하여도 끔직한 상황인 것이 분명하다.

왜 이와 같은 높은 페니실린 내성률을 나타내게 되었을까? 다음의 통계자료가 그 해답을 제공한다. 표에서 보듯이 우리는 처방율에서 OECD국가의 2.6배, 주사제 처방율에서 3.3배 많은 항생제를 사용하고 있었다. 더욱이 그 당시는 의약분업이 시행되기 전으로 약국에서 항생제를 거의 무제한적으로 구입하는 것이 가능했던 시절이었다. 더욱 심각한 것은 우리나라 국민의 약에 대한 선호도이다. WHO는 이와 같은 높은 페니실린 내성율에 대한 대책으로 대한민국 정부에 대하여 의약분업과 약에 대한 국민의식의 획기적 전환이 필요하다는 권고를 하게 되었고 이에 따라 당시 정부는 의약분업을 시행하게 되었다. 그 결과 항생제 오용에 대한 국민의 경각심은 증대되었으며 내성율 역시 하락추세를 유지하고 있다.

[표 1] 세계 각국의 항생제 처방율, 주사제 처방율 및 비적합율

	OECD 평균(%)	한국(%)
처방율	22.9	58.9
주사제 처방율	17.2	56.6
비적합율	5.6	67.4

4. 약물남용, 왜 문제가 되는가?

1971년 닉슨 당시 미국 대통령은 국가비상사태(national emergency)를 선포하고 미국의 공적 제 1호는 약물남용(America' s Public Enemy No. 1 is Drug Abuse)이라고 선포했다.

왜 이토록 심각한 대응을 하게 되었는가? 약물의 남용은 앞에서 정의한 것처럼 약물을 비의학적인 목적을 가지고 사용하다 보면 중단할래야 할 수 없는 상황에 이르기 때문에 문제가 된다. 어떤 문제가 발생하며 왜 발생하는가?

남용하는 약물은 앞에서 언급한 것처럼 중추신경계에 작용하는 약물로 (일반적으로는 주로 마약류가 문제가 되므로 마약류라 칭한다) 일반적으로 耐性(tolerance), 中毒性(耽溺性, addiction)과 習慣性(habituation)이 있다. 바로 이것이 문제를 유발하게 되는 것이다.

내성은 약물이 원래 가지고 있는 효과와 동일한 치료효과를 기대하기 위하여서는 증가된 용량의 약물이 필요한 현상으로 그 예로 가장 잘

알려진 경우가 아편이다. 아편의 주요성분인 몰핀(morphine)의 경우 정상적인 성인의 경우 10-15 mg 이 일반적으로 사용되는 치료량이다. 그러나 어떤 환자에게 반복하여 투약을 하게 되면 동일한 약효를 기대하기 위하여 점차 용량을 증가시킬 필요가 있음을 알 수 있다. 만약 어떤 환자가 몰핀을 남용하는 상태에 있다면 담당의사는 투여할 적절한 양을 찾는데 어려움을 겪을 수밖에 없다.

중독성은 육체적인 측면에서 약에 빠져 있다는 의미이다. 즉 약물 사용자의 육체가 사용하는 약물에 의존성(physical dependence)을 가지고 있다는 것이며 WHO는 '약물을 사용하는 사람의 행동이 약물에 크게 영향을 받거나 약물에 의하여 지배되는 경우'로 정의하고 있다. 대표적인 약물이 아편(유효성분으로는 몰핀 등)이 있다. 우리가 알고 있는 아편중독이 바로 그 예의 하나이다. 아편을 상당기간 사용하게 되면 사용자의 육체가 아편에 대하여 의존성을 띠게 된다. 즉 사용을 중지하게 되면 눈물, 콧물과 같은 분비물의 증가와 같은 증상에서부터 惡寒, 發汗 나아가서는 痙攣과 혼수상태에 이르며 심한 경우에는 사망에 이르게 된다. 이러한 일련의 신체적 반응은 약물에 대한 의존성을 띄고 있는 사용자가 약물에 접하지 못함으로써 나타나는 증상으로 금단현상(abstinence syndrome)이라고 한다. 이와 같은 상태가 바로 사용자의 육체가 약물(이 경우는 아편)에 대하여 의존된 상태를 유발한 경우이며 이를 중독성이라고 한다. 약물에 대한 중독성을 판단하는 기준으로는 미국 정신병학회 (American Psychiatric Association, APA)는 1952년부터 진단 및 대응 매뉴얼(Diagnostic and Statistical Manual of Mental Disorders, DSM)을 개발하였으며 WHO(세계보건기구)는 APA의 매뉴얼을 1974년 공인하여 International Statistical Classification of Disease and Related Health Problems (ICD)를 국제적으로 프로그램으로 운영하고 있다.

한편 습관성은 정신적인 측면에서의 개념이다. 즉 사용자의 정신이 어떤 약물에 의존되어 있다(psychic dependence)는 의미이다. 흔히 담배를 그 예의 하나로 든다. 담배(유효성분으로는 nicotine)를 상당기간 피운 사람이 담배를 피우는 일을 중단하면 그 사람의 생각은 온통 담배로 가득 차있게 된다. 따라서 흡연자의 정신이 담배에 의존되어 있는 상태를 말한다.

남용되고 있는 약물, 즉 마약류는 전반적으로 중독성과 습관성이 있다. 따라서 약물남용자가 이들 약물을 상당기간 주기적으로 그리고 또는 정기적으로 사용하다 보면 자의적으로는 중단하고 싶어도 중단을 할 수 없는 상태에 이르게 된다. 따라서 약물로부터 헤어나기 어려운 상태에 이르게 되고 결국 계속적인 복용의 상태에 이르는 것이다. 이때 사용하는 약물이 개별적으로 가지고 있는 독성이 또 다른 의학적 문제를 유발하게 된다(남용약물의 종류와 독성에 대하여서는 따로 다루겠다). 아울러 약물을 구입하기 위한 자금을 조달하기 위하여 여러 가지의 사회적 문제(절도, 강도 및 마약거래와 이에 따른 살인 등의 제문제)를 야기하게 된다. 나아가 약물에 중독된 상태에서는 정상적인 정신 상태가 아닌 상태에서 업무를 수행함으로써 업무수행 상에 있어서의 사고는 물론 예측이 불가능한 각종 사고를 일으키게 되어 심각한 사회문제가 되는 것이다.

혹자는 약물의 남용은 의학적 제문제의 유발, 사회적 제문제의 유발뿐만 아니라 국가의 존폐에도 심각한 영향을 미칠 수 있다고 주장한다. 즉 약물 남용자에 의한 엉뚱한 사고로 국가간의 전쟁의 발발을 염려하는 경우가 그것으로 핵무기를 다루는 사람이 약물에 취한 상태에서 일으킬 수 있는 상태를 염려하는 것이다. 또한 월남전에서의 미국의 패배를 금주령의 해제에서 찾고 있는 군사전문가들도 있다. 즉 금주령의 해제는 술과의 전쟁에서 진 것으로 월남전 당시 파병되었던 미국의 병사들 대부분이 술을 즐기고 있었으며 70-90%가 각종 향정신성 약물(대마초, 코카인 등의 마약류)을 남용하고 있었다는 것으로 이에 의한 전투력의 약화에 기인한 것으로 주장하고 있다.

결국 약물남용에 의하여 사용자 자신과 가정은 물론 그가 속한 사회, 나아가 국가를, 보다 넓게는 세계를 파멸로 이끌 수 있다는 것이 가장 심각하게 고려되어야 할 사실이다.

5. 남용되는 약물의 종류와 폐해

남용약물의 종류와 폐해에 대하여 살펴보기로 하자. 남용약물의 대표적 예는 마약류에서 찾는다. 마약류란 마약, 향정신성의약품, 대마 등을 총칭하며 세계보건기구(WHO)에서는 다음과 같이 정의하고 있다. 즉 "사용에 대한 욕구가 억제할 수 없을 정도로 강하고, 사용량이 증가하는 경향이 있으며, 금단현상 등이 나타나고, 개인에 한정되지 않고 사회에도 해를 끼치는 약물"로 정의하고 있다.

일반적으로 1960년대 이전에서부터 1970년대까지는 마리화나가, 1980년대에는 amphetamine 류(hiroppon, philopon)가 사회문제를 일으켜 왔다. 그 밖에도 수없이 많은 약물이 문제의 남용약물로 사용되고 있는 실정이다. 그러나 크게 분류하면 두 가지로 나눌 수 있다. 즉 중추신경계에 작용하는 약물은 크게 두 가지로 분류된다. 한 부류는 뇌의 기능을 활발하게 하여 흥분상태에 이르게 하는 약물로 중추신경 흥분제(각성제)라 한다. 다른 한 부류는 뇌의 기능을 억제하여 중추신경 억제제라고 한다. 각성제는 중추신경계에 작용하여 인체를 보다 활력 있게 해주는 약물로 의학적인 용도로는 우울증, 식욕조절 등의 치료에 사용되고 있으며 특유의 효과로는 맑은 정신의 유지, 자신감.만족감유도, 피로감 감소 등이 있다. 각성제에 속하는 약물로는 약한 각성제로 커피, 차 및 그 주성분인 caffeine이 있으며, 강한 각성제로 nicotine(담배의 중요성분), amphetamine(hiroppon), cocaine 등이 있고, 중추신경 억제제에 속하는 약물로는 아편, morphine, heroin, codeine과 같은 마약류를 비롯하여 술, 각종 수면제 및 신경안정제, 본드 등이 있다. 대개 각성제는 습관성을 가지고 있으며 억제제의 경우에는 중독성이 있는 것으로 알려지고 있다. 한편 일련의 약물들은 중추신경계에 흥분제로 작용하기도 하고 억제제로 작용하기도 하며 때로는 흥분과 억제의 작용을 동시에 일으키기도 한다. 이와 같은 변칙적인 작용을 나타내는 약물들을 환각제(hallucinogens)라고 한다. 환각제로는 LSD, mescarine, marihuana (대마의 중요성분) 등이 있다.

1) 마약(Narcotics)

마약(narcotics)이란 "무감각"을 의미하는 그리이스어의 "narkotikos"에서 유래한 말이며 그 의학적으로는 통증을 제거함으로써 그에 대한 두려움을 경감시키며 감각의 상실을 유도할 목적으로 사용된다. 마약은 법률적으로 마약법에 그 소속 약물, 관리, 사용시의 준수사항과 이에 대한 위반 시 처벌 등을 규정하고 있으며 우리나라에서는 마약법 제2조에 아편, 앵속 및 코카 잎과 그것에서 추출되는 알칼로이드(alkaloid)로서 대통령령이 정하는 것으로 이를 천연마약으로, 이와 유사한 작용을 가지고 있어 남용되거나 해독작용을 일으킬 우려가 있는 화학적 합성품을 합성마약으로 규정하고 있다.

1.1 아편(opiates), 몰핀(morphine), 헤로인(heroin)

마약의 원조인 아편은 식용 채소인 양귀비의 씨방에 상처를 줄 때 상처부위에 생기는 진액을 모아 건조한 것으로, 기원전 5000-4000년경 메소포타미아시절의 약품목록에 수록되어 있을 뿐만 아니라 그리이스, 고대 이집트, 로마시대의 의학서에도 양귀비즙을 진통제로 썼음을 기록하고 있을 정도로 오랜 역사를 지닌 약물이다. 아편은 6세기경에 마호메트교의 발전에 따라 인도를 거쳐 중국으로 퍼져갔고 마침내 많은 중독피해자가 발생하자 중국에서는 아편에 대한 수입, 판매, 흡연을 금하고 단속이 시작되었고 1839년 영국상인의 아편을 태워버리고 강제퇴거를 명령하여 아편전쟁을 유발하기도 한 문제의 약물이다. 1909년 상해에서 국제아편위원회(萬國禁煙會)가 개최되어 참석한 13개국의 대표들은 아편의 유해성을 국제적인 문제로 상정한 이후로 국제적으로 아편에 대한 대응책(상해선언)을 마련하기 시작하였다.

아편의 주성분은 몰핀으로 1805년 독일의 약학자 Sertuerner에 의하여 추출되어 강력한 진통작용과 止瀉(泄瀉멈춤)작용 때문에 지금도 사용되고 있다. 마약 중에서 중독자들이 가장 많은 헤로인은 1898년 바이엘사가 제조 발매하였으며 최면작용이 몰핀의 10배 이상이지만 부작용, 위해성이 다른 마약보다 강하고 금단증상이 심하기 때문에 1940년대부터 서구에서는 의학적 용도로는 사용이 금지되고 있지만 軍에서는 전시에 발생하는 총상환자들의 고통을 해소하기 위한 진통제로 morphine 주사제가 공급되고 있는 실정이다.

1.2 코카인 (Cocaine)

Cocaine이란 안데스 산맥의 고지대에서 자라는 코카 나무의 잎사귀에서 얻어지는 alkaloid이며 이 지방에 살고 있는 인디언들에 의하여 수세기 동안 사용되어 왔다. 그들은 황량한 산악지대에서 고된 결핍생활을 하면서 겪는 피로와 허기감으로부터 해방을 위하여 코카 나무의 잎새에 있는 중추신경흥분성분을 이용하였던 것이다.

Cocaine은 최초로 발견된 국소마취제였으며 순수 cocaine alkaloid는 1853년 처음으로 분리되었다. 이는 맛이 쓰고 이상한 마비효과를 있었을 뿐만 아니라 주사를 해도 피부는 주사바늘에 의한 아픔을 느끼지 못하는 신비한 효과를 가지고 있었다. Cocaine는 비엔나의 두 젊은 의사에 의하여 국소마취제로 처음 도입되었다. 그 의사 중 한 사람이 현대 정신분석학의 창시자인 Sigmund Freud 이다. 그는 1884년 cocaine의 생리적 효과에 대하여 최초로 상세히 연구하였는데, cocaine이 가지고 있는 중추신경계에 대한 작용에 깊은 감명을 받아서 이 약물을 morphine(아편의 중요성분) 의존증에 대한 치료제로 이용될 수 있으리라고 느꼈다. 해서 morphine 의존증 환자에게 투약을 시작하였다. 그는 일부 morphine 의존증 환자에 대하여 치료효과를 기대할 수 있었는지는 몰라도 그 자신이 cocaine의존자가 되었다. 즉 그는 최초의 현대적 의미의 cocaine 의존자를 만들어냈다. 그러나 요즈음 cocaine은 이와 같은 부작용 때문에 더 이상 국소마취제로도 사용되지 않는다. 보다 부작용이 적은 좋은 국소마취제들이 많이 개발되어 있기 때문이다.

Cocaine은 뇌에 직접 작용하여 차례로 아래로 확산되기 때문에 그 작용은 즉각적이다. 즉 코로 흡입하면(이를 snorting라 칭한다) 즉시 효과가 나타나서 수다스러워지고 안절부절못하게 되고 흥분이 된다. 다량에서는 심한 편집증을 일으키고 때로는 매우 치명적인 허탈감을 초래하기도 한다. 과량에서는 두통이 나고 맥박이 빨라질 뿐 아니라 호흡이 불규칙해지고 열이 나며 경련이 일어난다. 나아가서 호흡장애를 일으켜 사망에 이르게 된다. 뿐만 아니라 cocaine의 접촉부위는 이차적인 손상을 입기도 쉽다. 마취제이기 때문에 접촉부위에 이차적인 감염에 의한 손상이 오더라도 느끼지 못하는 것과 혈관수축작용에 의하여 해당부위의 혈관들이 수축하여 괴저와 천공을 일으키는데 기인한다.

Cocaine은 육체적인 내성은 유발하지 않으나 정신적 의존성은 지닌 것으로 알려져 있다. 즉 과량을 복용하자 않으면 사용을 중단하여도 금단현상은 나타나지 않으나 정신적으로 맛본 도취감을 계속 유지하기 위하여 또 사용을 중단하였을 때 나타나는 우울증을 피하려고 계속적인 사용을 필요로 하는 것이다. Cocaine의 경우 약효의 발현이 매우 빠르게 나타나나 지속시간 또한 매우 짧다. 따라서 위의 효과를 기대하기 위하여서는 한 시간에 3-5회에 해당하는 횟수로 복용하여야 한다. 즉 의존성이 그 만큼 크다고 할 수 있다.

2) 향정신성의약품

향정신성의약품은 LSD 및 이와 유사한 환각작용을 가지는 물질과 암페타민 및 이와 유사한 각성작용이 있는 물질 등으로 인간의 중추신경계에 작용하여 흥분 및 억제작용을 일으키는 것으로써 이를 오.남용하는경우에는신체적혹은정신적의존성을일으키거나일으킬우려가있는물질로법률적으로는향정신성의약품관리법으로다루고있다.

2.1 암페타민류

각성제 중에서 hiroppon으로 대표되는 amphetamine 계열의 약물은 대개 서구에서는 의사의 처방에 의하여 감기의 치료에(특히 비점막을 수축하여 일시적으로 코가 막히는 것을 방지해 주기 위하여) 사용하였다(현재에는 이런 목적으로는 보다 부작용이 적은 것이 사용되고 있다). 그러나 일부 청소년층에서 의사나 약사의 지시 없이 잠을 쫓기 위하여, 일부 운동선수들에 의하여 피로를 잊게 해주며 운동능력의 촉진을 위하여, 일부는 체중 조절을 위하여 이 약물을 사용하였고 최근에는 많은 사람들이 이 약물에 의존하고 있는 것으로 나타나 있다. 주의하여야 할(특히 운동선수들의 경우) 점은 각성제류가 가지는 효과 중에서 피로감을 억제해주는 효과에 의한 것이다. 육체적으로 피로감을 느낀다는 것은 인체가 휴식이 필요하다는 것을 알리는 신호인 것이다. 각성제는 피로를 제거해주는 것이 아니라 인체가 필요함을 알리는 신호를 없애버리는 것이다. 따라서 각성제의 복용 후에 하는 운동은 지나친 운동을 초래하게 되고 그렇게 되면 심부전에 걸릴 위험이 그만큼 높아 지는 것이다. 때문에 각국의 의학협회 및 올림픽위원회는 하나 같이 그런 목적으로 약물을 사용하는 것을 금지하고 있다.

최근 세계적인 축구선수인 아르헨티나의 마라도나가 복용한 약물이 이 계열에 속하는 약물인 에페드린이란 약물이었으며 자신은 물론 국가적 측면에서도 큰 손실을 초래한 사건으로 약물의 오.남용이나타내는또다른폐해의하나이다.

Amphetamine류의 남용에서 오는 영향은 낮은 용량에서는 인체에 지속적인 손상을 남기지 않는 경우가 흔하나 용량의 증가에 함께 위험도 눈에 띄게 증가하며 육체적, 정신적인 문제를 일으킨다. 약용량을 넘어선 양에서는 땀을 심하게 흘리게 되고, 민감해지며, 대체적으로 불면증을 수반하게 된다. 사용하는 약의 용량이 더욱 증가하는 경우 용량이 조금만 늘어도 과량이 되어 사망할 수 있는 것으로 나타나 있다. 결국

amphetamine 류의 남용에 관련된 위험은 복용빈도와 복용량에 비례한다. 더욱이 인체는 점차로 점점 내성을 지니게 되고 때문에 만족한 수준에 이르기 위하여서는 점점 많은 양을 복용하여야 되며 결국 한계량을 넘어 생명을 위협하는 수준에 이르는 것이다.

Amphetamine류가 인체에 미치는 영향에 대하여 [표 2]에 정리하였다.

[표 2] Physical & Psychological Effect of Amphetamine

<table>
<tr><th colspan="2">Physical Effect (신체적 영향)</th><th colspan="3">Psychological Effect (정신적 영향)</th></tr>
<tr><td rowspan="11">저용량</td><td>심박동증가</td><td rowspan="9">저용량</td><td>피로감 감소</td><td rowspan="4">약용량</td></tr>
<tr><td>혈압상승</td><td>자신감 증가</td></tr>
<tr><td>식욕저하</td><td>주의력 증가</td></tr>
<tr><td>호흡율 증가</td><td>활동력 증가, 수다</td></tr>
<tr><td>불면(不眠)</td><td>민감성 증가</td><td rowspan="7">과량</td></tr>
<tr><td>발한(發汗)</td><td>불안, 걱정</td></tr>
<tr><td>구갈(口渴)</td><td>불신감</td></tr>
<tr><td>근육 빈축(筋肉頻縮)</td><td>환각(幻覺)</td></tr>
<tr><td>경련(痙攣)</td><td>정신병</td></tr>
<tr><td>흉통(胸痛)</td><td rowspan="2">고용량</td><td>사망(과량으로)</td></tr>
<tr><td>불규치한 신박동</td><td>사망(과량으로)</td></tr>
</table>

Cocaine과 amphetamine 류의 차이점을 살펴보자. ① Cocaine 은 amphetamine 류와는 달리 오늘날 의학적으로는 거의 사용되지 않는다, ② Cocaine은 마약법으로 규제되지만 amphetamine류는 향정신성 의약품 관리법으로 규제된다, ③ Amphetamine류는 내성이 생기나 cocaine은 그렇지 않다[표 3].

[표 3] Comparison of commonly abused centrally acting drugs

Drug Category	Physical Dependence	Tolerance	Psychic Dependence
Opiates	○	○	–
Marihuana	–	–	○
Ethanol	○	○	–
Barbiturates	○	○	–
Amphetamines		○	○
Cocaine	–	–	○
Inhalants	–	?	○

2.2 LSD (Lysergic Acid Diethylamide)

호밀에 생기는 곰팡이의 일종인 맥각균에서 발견된 알칼로이드로, 1943년 스위스 산도스사의 화학자 Hoffman에 의하여 발견되었다. 한때 정신과 의학자 등에 의하여 연구되었으나 의학적 가치가 전혀 없는 것으로 나타났다. 오히려 환각제로 남용하는 젊은이가 늘어 그 피해가 큰 사회문제로 되었고, 1966년 유엔 마약위원회는 이를 엄격히 규제하는 법적 조치를 취하도록 각국 정부에 요청한 바 있다.

3) 대마–마리화나 (Marihuana)

대마는 대마관리법에 의하여 대마초와 그 수지 및 대마초 또는 그 수지를 원료로 하여 제조된 일체의 제품이라고 규정하고 있다.

대마초는 1753년 스웨덴의 식물학자 Linne에 의하여 Cannabis sativaL.로 분류된 인도 대마는 다양한 환경에서 서식하고 있는데, 강한 섬유질의 줄기는 로프나 직물을 만들기 위하여 오래 전부터 널리 사용되어 온 식물로 암, 수로 구별되어 있다. 인도 대마에서 유래한 약물이 마리화나로 잎, 자지, 씨를 갈아서 섞은 것 혹은 그 추출물로 4,500년 동안 인간에게 알려져 있고, 사용되고 있는 실정이며 그 주성분은 tetrahydrocannabinol(THC)이다. 한편 암 그루에서 얻은 樹脂는 hashish (hash)라 일컬어지는데 marihuana보다 8-10배 가량 강한 작용을 가진 것으로 알려져 있다.

Marihuana 는 사용시 졸음이 오며, 비정상적인 웃음을 웃거나 시 · 공간개념의 상실 등을 초래하며 hashish의 경우에는 환각상태나 정신착란 상태를 유발하는 것으로 알려져 있다. 일반적으로 marihuana는 내성이나 신체적 의존성은 없으나 정신적인 의존성은 상당한 것으로 알려지고 있다.

그 밖에도 수없이 많은 약물들이 남용이 되고 있는 실정이며 그 중에 일부에 대하여 [표 4]에 정리하였다.

[표 4] 남용약물의 종류와 특성개요

구분	종류	약리학적 분류	법적분류	의학적 용도	중독성	습관성	내성	신체적 증상 및 행동	해독(害毒)
마약	Opium(아편)	중추신경 억제제	마약법	진통제	유	유	유	중추신경억제로 인한 행복감과 도취감, 신체 조정력 상실, 동공축소, 눈물, 콧물, 오한(惡寒), 발한(發汗), 식욕부진, 졸리움, 수면, 멍청함, 체중감소 등	정신적 의존성(습관성), 신체적 의존성 (중독성), 내성, 금단현상, 감염, 농양, 호흡마비, 사망 (과량 사용시)
	Heroin			없음					
	Morphine			진통제					
	Codeine			진해제					
	Methadone			진통제					
	Demerol			진통제					

구분	종류	약리학적 분류	법적분류	의학적 용도	중독성	습관성	내성	신체적 증상 및 행동	해독(害毒)
환각제	LSD, DMT, DET, STP, Mescaline Phencyclidine	중추신경 흥분제 and/or 억제제	향정신성 의약품 관리법	없음	무	무	무	용량과 개인에 따라 다양함, 불안, 초조, 도취감, 감정억제, 동공산대(瞳孔散大), 착각, 망각, 환각, 자기왜곡, 오심, 예측 불가한 행동, 공황, 공포감, 정신병적 행동	신체적 의존성은 없으며 정신적 의존성의 잠재성. 일과성 및 영구 정신 이상, 예측 불가한 행동, 제제가 불가능한 행동, 자살, flashback syndrome
흥분제(각성제)	Benzedrine Dexedrine Mephedrine Hiroppon	중추신경 흥분제	향정신성 의약품 관리법	기면증 비만증	유	유	유	瞳孔散大, 식욕상실, 흥분, 多辯, 코 · 입술 구강 건조감, 호흡곤란, 과로, 불면증, 다량 정맥주사시 망상, 공격적 행동, 환각, 偏執症	고혈압, 심장마비, 뇌손상 가능, 영양장애, 극도의 피로감, 폐렴, 강한 정신적 및 신체적 의존성, 내성, 부주의한 행동, 혼수, 사망 (과량 사용시)
진정수면제	Barbiturates (Luminal, Membutal, Seconal 등)	중추신경 억제제	향정신성 의약품 관리법	진정제 수면제 항경련제	무	무	무	동공축소, 술 취한 행동, 말더듬, 思考散漫, 졸리움, 멍청함, 무의식(과량 복용시), 혼수, 사망	정신적 및 신체적 의존성, 오판과 조정력 상실, 금단증상, 신장 장애, 뇌손상, 간장 장애, 사망 (과량 복용시, 특히 술과 함께 복용시)

구분	종류	약리학적 분류	법적분류	의학적 용도	중독성	습관성	내성	신체적 증상 및 행동	해독(害毒)
신경안정제	Valium, Librium, Ativan 등	중추신경 억제제	향정신성 의약품 관리법	안정제 근이완제 수면제	유	유	유	중추신경억제제와 유사함, 평온, 즐거움과 안녕감, 감정억제, 정신적 침체감, 배뇨장애, 노여움, 긴장, 불안, 정신적 흥분, 언어장애	억제제와 유사(보다 약함), 정신적 및 신체적 의존성, 마약 수면제와 복용 시 상승작용, 시각장애, 현기증, 졸리움, 금단증상
흡입제		중추신경 억제제	향정신성 의약품 관리법	없음	–	유	유	술과 유사함, 동공축소, 혼수, 현기증, 도취감, 시각 및 청각 왜곡, 환각작용, 콧물, 눈물, 침, 근육조절 실패, 취한 행동, 성냄, 흥분, 무의식	정신적 의존성, 판단장애, 공격적 반사회적 행위, 간장장애, 골수장애, 뇌손상, 식욕감퇴, 체중저하, 사망
술		중추신경 억제제	독극물법	진정제 혈관확장제	유	유	유	음주량과 개인의 정서적 상태와 체질에 따라 크게 다름, 위통, 위염, 오심, 구토, 영양장애	정서적 및 신체적 의존성, 조정력 상실, 공격적 행위로 인한 위험
담배		중추신경 흥분제	없음	없음	무	유	유	분비증진, 혈압상승, 심박동수 증가, 호흡 증가(과량)	각종 호흡기계 암(폐암, 구강함, 후두암, 폐기종) 유발, 심장 및 혈관 질환, 공기오염

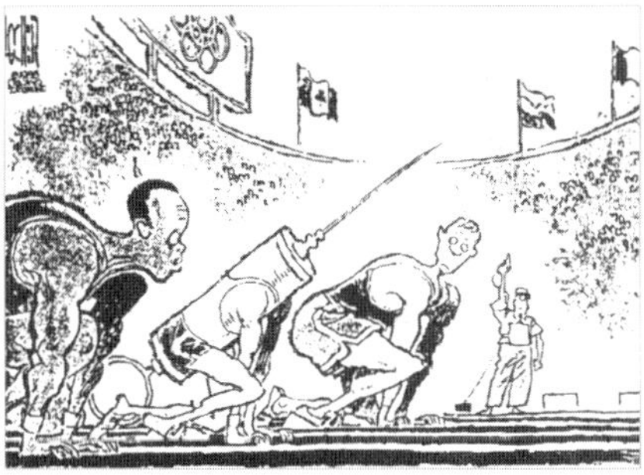

[그림 4] Ben Johnson 이 올림픽 100m 달리기에서 우승 후
금지약물 복용으로 금메달을 박탈당한 후 한 일간지의 삽화

6. 약물남용에 대한 대책

가장 좋은 방법은 예방이다. 즉 남용이 가능한 약물에 접근할 기회를 제공하지 않는 것이 가장 중요하다. 많은 조사와 연구에 의하면 부모와 친구의 영향이 상당히 큰 것을 알 수 있다. 우선 부모 내지는 가정에서의 영향이 크므로 가정적으로 문제가 될 소지를 제거하는 것이 중요하다 것은 다시 다룰 필요가 없을 것으로 생각할 만큼 누구나가 의식을 하고 있다.

우선 정상적인 가정생활과 정서적인 지지 및 그들 특히 청소년들의 특징성적인 독립성과 개체성의 추구를 존중하여 줌으로써 가능할 것이다. 간혹 시행되는 실험적인 약물의 사용에 대하여 큰 문제로 생각하기 보다는 호기심이나 청소년기적 행동에서의 가능성이 많으므로 주위에서 너무 과민 반응을 보이는 것도 문제의 해결적 측면에서는 이롭지 않다는 것이 일반적인 견해이다.

약물의 사용이 의심되거나 의심이 되지 않더라도 약물에 대한 부모,

가족은 태도를 분명히 할 필요가 있는데 미국 국립약물연구소에서는 다음과 같은 것을 추천한다.

① 자녀에게 약물사용에 대하여 진정으로 걱정을 하며 그들의 건강을 염려하고 이를 반대한다는 것을 확실히 전달해야 한다.

② 친구로부터의 약물사용에 대한 압력을 받을 수 있고 친구관계의 중요성을 부모로서는 이해를 하지만 약물사용의 행위는 허용할 수 없음을 충분히 알려야 한다.

③ 약물이나 흡연, 음주가 그들에게 건강상 어떤 영향을 미치는가에 대한 지식의 전달이 이루어져야 한다.

④ 약물사용에 대하여 냉소적이거나 비난적, 비판적인말로써 그들이거부되고자녀로서버려질것이라는인상을가지지않도록해야한다. 즉 훈계나 벌보다는 대화로써 그들을 이해하려는 태도를 취하는 것이 바람직하다.

친구의 경우에도 마찬가지로 생각된다. 주변에 약물사용에 빠질 위험이 있거나 빠져 있다고 생각되는 친구가 있을 때에는 앞의 기준에 의하여 대응하는 것이 바람직하다고 생각된다.

가장 주의하여야 할 것의 하나로 막상 자기의 주변에서 약물사용자가 나타나는 경우에는 "내 자식은 아니다, 내 동생은 아니다" 식의 회피의식 보다는 해결을 위한 적극적인 방법의 선택을 전문가와 상담하여야 한다는 것이 지적된다.

다음에 생각하여야 할 것은 사회에서의 문제이다. 일반적으로 앞에서도 지적하였듯이 약물남용의 만연현상은 그 시대의 탐탁지 못한 정치, 경제, 사회상에서 비롯된 국민의 도덕관과 윤리관의 퇴락에 의하여 나타난다. 따라서 한 나라의 지도자들이나 지도층을 형성하는 사람들이 국민을 위하여 과연 어떠한 일들을 해 왔는지 혹은 하고 있는지에 대하여 깊이 자성하여야 할 것이며 아울러 이 시점에서 약물의 남용방지를 위한 교육과 계몽, 치료와 재활에 관한 사업의 개발과 이에 대한 투자가 이루어 지도록 노력하여야 할 것이다.

이와 같은 노력의 일환으로 1992년 4월 22일 개국약사들이 중심이 되어 '한국 마약퇴치운동본부'가 결성된 바 있으며 의약계 종사자들을 중심으로 마약퇴치와 약물의 오남용 방지 운동의 폭을 넓혀나간 결과 현재 34개 보건 및 사회단체가 참여하는 범국민운동으로 점차 자리를 잡아가고 있다. 수행하고 있는 주요사업으로는 마약류의 남용방지를 위한 불법 마약의 공급을 차단하고 이의 확산을 막기 위하여 마약류 오 · 남용 예방을 위한 홍보자료 및 포스터 · 표어 · 팜플렛 등을 제작하여 유흥접객업소, 전자오락실 등에 배포하고 있으며 시청각 자료를 제작하여 전국과 지역 방송사를 통하여 예방활동의 폭을 넓혀가고 있다.

아울러 음성 정보 서비스 시스템(ARS)주1)을 설치 운영하여 누구든지 마약류에 대하여 궁금증이 있을 때 자동응답시스템을 이용하여 필요한 정보를 얻을 수 있게 되어 있다.

국제적으로는 마약류의 남용을 예방하기 위하여 1961년에 국제연합에서 마약에 관한 단일협약과 향정신성물질에 관한 협약에 따라 경제사회이사회 산하 마약위원회에서 국제적인 마약의 통제정책을 수립하고, 국제마약통제본부(United Nations Drug Control Programme)에서 이를 시행하고 있는 등 각국의 협력관계 구축 등을 위하여 노력하고 있다. 우리나라는 1991년에 경제사회이사회 소속 마약위원회의 이사국으로 선임되어 국위선양 및 마약류 사범 근절을 위한 국제적 통제정책 수립에 기여하고 있는 등 중추적 역할을 수행한 바 있다.

또한 『약물중독 청소년의 재활을 위한 중간시설(halfway house)』주2)

을 운영하기 위한 계획을 구체화하고 있어 이에 대한 결실이 마약퇴치 운동의 새로운 장을 열 것으로 생각된다.

뿐만 아니라 관련 법률의 제·개정을 통하여 보다 완벽한 제도적 받침에 의하여 마약 및 남용 약물의 비정상적인 유통의 방지책이 마련되어야 할 것이다.

나아가 마약 중독자들에 대한 감호 및 치료시설의 확보가 시급한 실정이며 마약중독이 일어나는 과정에 대한 명확한 이해를 위한 보다 체계적이며 과학적인 연구도 수행되어야 할 것이다. 또한, 구미 선진국에서처럼 마약중독을 치료할 수 있는 치료제(narcotic antagonist 등)의 개발에도 보다 많은 관심과 투자 및 연구가 이루어져야 할 것이다.

주1) 마약류 및 약물 남용 예방 상담센터 음성정보 서비스 ARS 서울 080-022-5115, 부산 080-522-5115, 인천 080-031-5115

주2) Halfway House : 중간시설로 번역되고 있으며 교정보호시설 및 치료시설에서 퇴원한 환자들의 재활을 돕기 위한 프로그램으로 재활과정에 있는 사람들이 사회의 모습을 띤 한 집단에서 생활하면서 재발방지를 위해 노력하며 사회적 기능을 향상시키고, 지역사회로의 복귀와 자활을 돕는 것을 목적으로 만들어 진 곳을 의미한다.